全国中等卫生职业教育规划教材

案例版™

供护理、助产等相关专业使用

老 年 护 理

主 编　史俊萍　秦勤爱

副主编　唐淑珍

编 者　（按姓氏汉语拼音排序）

刘 凯　刘 萍　刘新平

秦勤爱　史俊萍　唐淑珍

科学出版社

北 京

内 容 简 介

本书是全国卫生职业学校规划教材之一,全书共九章。内容重点介绍了老年护理概述、老年人健康保健、老年人健康评估、老年人心理卫生及心理护理、老年人常见疾病的护理及临终关怀等内容。充分体现了老年护理的特点,符合社会养老服务建设政策体系的要求;切合实际地阐述了老年护理的发展应以预防、康复、健康指导为基础护理手段,以社区、家庭护理为主要护理趋势。全书编写以典型案例作为引线,围绕案例提出问题、展开内容、解决问题、领会知识内涵,使学生"进入临床"学习。章、节后小结高度概括全章、节内容,提出重点、难点,帮助学生归纳总结,加深印象。章后目标检测力求既与护士执业资格考试衔接,又能考查学生临床实践能力。帮助学生对老年护理重点知识、常见知识的巩固和掌握。书中考点提示更使学生对书中重点内容一目了然,复习时做到有的放矢。本书确实是护理、涉外护理、助产等专业学生的首选教材。

图书在版编目(CIP)数据

老年护理 / 史俊萍,秦勤爱主编 . ——北京:科学出版社,2013.3
全国中等卫生职业教育规划教材
ISBN 978-7-03-036815-7

Ⅰ. 老… Ⅱ.①史… ②秦… Ⅲ. 老年医学-护理学-中等专业学校-教材 Ⅳ. R473

中国版本图书馆 CIP 数据核字(2013)第 037852 号

策划编辑:袁 琦 / 责任编辑:袁 琦 张 艳 / 责任校对:胡小洁
责任印制:肖 兴 / 封面设计:范璧合

科 学 出 版 社 出版
北京东黄城根北街 16 号
邮政编码:100717
http://www.sciencep.com

骏 杰 印 刷 厂 印刷
科学出版社发行 各地新华书店经销

*

2013 年 3 月第 一 版 开本:850×1168 1/16
2013 年 3 月第一次印刷 印张:8 3/4
字数:273 000

定价:**19.80 元**
(如有印装质量问题,我社负责调换)

前　言

　　21 世纪是人口老龄化快速发展的高峰期,我国面临重度人口老龄化和重度人口高龄化的突出问题,如何缓解由此带来的老年人生活和健康问题,实现健康老龄化和积极老龄化,真正提高老年人的生活质量和生命质量是摆在我们面前的首要问题。

　　为实现健康老龄化和积极老龄化的宏伟目标,适应社会老年事业发展的需要及职业教育改革的迫切需求,当务之急是要培养大批老年护理服务人才。为此,在全国中等卫生职业教育卫生部"十一五"规划教材编审委员会的组织下,我们组织了具有丰富老年护理临床教学经验及高度责任心的名师专家编写了本书。本书的编写特点是:紧跟教学改革的步伐,积极推进案例教学,紧扣护士执业资格考试大纲;在充分了解中职学生特点的基础上,力求做到内容精炼,浅显易懂,图文并茂,链接新颖,本书必将大大激发学生的学习兴趣;案例引导,重点突出,考点明确,给学生指明了学习方向,真正突出老年护理人才培养目标;尤其是新增加了目前针对老年人的一些典型疾病,如空巢老人、农村留守老人、失独老人等老年人心理精神疾病的护理内容;增加了老年人一直以来常见但又不被重视的前列腺炎、老年肥胖症、老年骨质疏松症等一些躯体疾病的护理内容,旨在引起老年人及其家属、老年照顾者的高度重视。另外,为了突出老年护理的特点,编者在书中力求与相关学科(如内科护理)内容避免重复、尽量突出老年人的特点。

　　本书在编写过程中得到了卫生部及科学出版社相关人士的大力支持,得到了各位编者老师所在单位的大力支持,得到了临床一线许多老年护理专家的大力支持,在此,我们每位编者对他们表示深深的谢意!

　　由于我们水平有限,时间仓促,在编写过程中各位老师虽然付出了努力与艰辛,但还是感觉有许多不尽如人意之处。问题与不足在所难免,恳请广大同仁提出宝贵意见或建议,也衷心希望同学们在学习过程中积极发现问题,以便于我们改进、更正、补充和提高。

编　者

2012 年 12 月

目　　录

第1章　老年护理概述 ……………………………………………………………………… (1)

第2章　老年人健康保健 …………………………………………………………………… (7)
　第1节　老年保健的概念及重点人群 …………………………………………………… (7)
　第2节　老年保健的原则、任务和策略 ………………………………………………… (8)
　第3节　老年保健的自我意识及行为促进 ……………………………………………… (10)

第3章　老年人健康评估 …………………………………………………………………… (16)
　第1节　老年人躯体评估 ………………………………………………………………… (16)
　第2节　老年人心理评估 ………………………………………………………………… (19)
　第3节　老年人社会评估 ………………………………………………………………… (24)
　第4节　老年人健康评估的注意事项 …………………………………………………… (26)
　第5节　老年人生活质量综合评估 ……………………………………………………… (27)

第4章　老年人心理卫生及心理护理 ……………………………………………………… (30)
　第1节　老年人心理特点及影响因素 …………………………………………………… (30)
　第2节　老年人常见心理问题及护理 …………………………………………………… (31)
　第3节　老年焦虑症患者的护理 ………………………………………………………… (33)
　第4节　老年抑郁症患者的护理 ………………………………………………………… (35)
　第5节　老年离退休综合征患者的护理 ………………………………………………… (37)
　第6节　阿尔茨海默病患者的护理 ……………………………………………………… (39)
　第7节　老年疑病性神经症患者的护理 ………………………………………………… (40)
　第8节　空巢综合征患者的护理 ………………………………………………………… (42)
　第9节　高楼住宅综合征患者的护理 …………………………………………………… (43)
　第10节　农村留守老人的护理 ………………………………………………………… (44)
　第11节　受虐老人的护理 ……………………………………………………………… (45)
　第12节　失独老人的护理 ……………………………………………………………… (47)

第5章　老年人日常生活护理 ……………………………………………………………… (49)
　第1节　老年人日常生活功能状态评估 ………………………………………………… (49)
　第2节　老年人常见安全问题及护理 …………………………………………………… (51)
　第3节　老年人饮食与健康的护理 ……………………………………………………… (53)
　第4节　老年人排泄护理 ………………………………………………………………… (57)
　第5节　老年人休息与活动护理 ………………………………………………………… (59)
　第6节　老年人清洁与舒适护理 ………………………………………………………… (62)
　第7节　老年人性生活护理与保健 ……………………………………………………… (65)
　第8节　沟通与交流 ……………………………………………………………………… (67)

第6章　老年人安全用药护理 ……………………………………………………………… (71)
　第1节　老年人用药特点 ………………………………………………………………… (71)
　第2节　老年人用药原则 ………………………………………………………………… (73)
　第3节　老年人用药护理 ………………………………………………………………… (74)

第7章　老年人常见健康问题及护理 ……………………………………………………… (80)
　第1节　老年人跌倒的预防和护理 ……………………………………………………… (80)
　第2节　疼痛护理 ………………………………………………………………………… (83)

第 3 节　老年视听障碍护理 ……………………………………………………………………… (86)

第 8 章　老年人常见疾病的护理 ……………………………………………………………… (90)

第 1 节　老年人各系统老化的改变 …………………………………………………………… (90)

第 2 节　老年慢性阻塞性肺疾病患者的护理 ………………………………………………… (92)

第 3 节　老年高血压患者的护理 ……………………………………………………………… (94)

第 4 节　老年冠心病患者的护理 ……………………………………………………………… (96)

第 5 节　老年尿路感染患者的护理 …………………………………………………………… (97)

第 6 节　老年前列腺增生患者的护理 ………………………………………………………… (99)

第 7 节　老年糖尿病患者的护理 ……………………………………………………………… (100)

第 8 节　老年肥胖症患者的护理 ……………………………………………………………… (102)

第 9 节　帕金森病患者的护理 ………………………………………………………………… (104)

第 10 节　老年脑梗死患者的护理 …………………………………………………………… (106)

第 11 节　老年骨质疏松症患者的护理 ……………………………………………………… (108)

第 12 节　老年颈椎病患者的护理 …………………………………………………………… (110)

第 9 章　临终关怀 …………………………………………………………………………… (115)

第 1 节　临终关怀的发展 ……………………………………………………………………… (115)

第 2 节　临终关怀的内涵 ……………………………………………………………………… (117)

第 3 节　临终患者和家属的护理 ……………………………………………………………… (119)

第 4 节　死亡教育 ……………………………………………………………………………… (123)

老年护理教学大纲 …………………………………………………………………………… (127)

目标检测参考答案 …………………………………………………………………………… (132)

参考文献 …………………………………………………………………………………… (133)

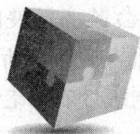

第1章 老年护理概述

全球人口老龄化正在加速发展,我国即将进入老龄化发展的高峰期,是世界人口老龄化发展最快的国家。目前,我国老年人口总数居世界第一,老年人口基数大,增长快,高龄化、空巢化、失能化日趋明显。老龄化带来的社会问题已成为当今世界众所瞩目的问题。其中,老年人健康护理服务需求大大增加,而老年护理人员严重短缺的问题尤为突出。因此,积极响应社会发展需要,尽快充实老年护理队伍,满足老年人健康服务需求,提供优质的老年护理服务,以提高老年人生活、生命质量,缓解老龄化带来的社会问题,已成为护理领域的重要课题。

一、老化与人口老龄化

生老病死是人类存在的自然规律,自然界的一切生物都是如此。

(一) 老化和人口老龄化的概念

1. 老化　是人类随着年龄的增长,而产生的一系列机体结构和功能上的退行性变化。老化是循序渐进的,影响衰老的因素很多,而每个人老化的进度并不相同,即使在同一人身上,各器官系统的衰老变化也不完全一致。

2. 人口老龄化　即人口老化,是指社会人口年龄结构中,老年人口在总人口中所占的比例不断上升的趋势。人口老龄化是人类生命科学的一种进步与发展,同时也给社会带来许多急需解决的问题。如衰老疾病导致的失能、半失能老人增加,养老机构的不完善,老年保健医疗的费用增加,老年护理人员严重短缺等。

考点提示:老化及人口老龄化的概念

(二) 人的寿命与老年人的年龄划分标准

1. 人的寿命　一般来讲,人的寿命可以分为三种:即预期期望寿命、最高寿命和健康期望寿命。

2. 老年人年龄划分标准　世界卫生组织(WHO)对老年人的年龄划分有两个标准:发达国家将 65 岁及以上的人群定义为老年人;发展中国家(特别是亚太地区)将 60 岁及以上人群定义为老年人。

随着社会的发展,人们生活水平和健康水平的不断提高,现代人生理、心理结构的变化,世界卫生组织(WHO)又将人的年龄界限作了新的划分:44 岁以下为青年人;45～59 岁为中年人;60～74 岁为年轻老人(the young old);75～89 岁为老老人(the old old);90 岁以上为非常老的老人(the very old)或长寿老人(the longevous)。

我国年龄划分界限是:45～59 岁为老年前期;60～89 岁为老年期;90 岁以上为长寿期。

> **链接**
> 我国关于年龄的民间说法:三十而立,四十而不惑,五十而知天命,六十花甲,七十古稀,八十九十为耄耋。

(三) 老龄化社会的划分标准

老年人口系数,又称老年人口比例,是指某国家或地区的总人口构成中,老年人口数占总人口数的比例。老年人口系数是评价一个国家(或地区)人口老龄化的重要指标。联合国国际人口学会编著的《人口学词典》对人口老龄化的定义是:当一个国家或地区 65 岁及以上人口达到或超过总人口的 7%(发达国家),或 60 岁及以上人口达到或超过总人口 10%(发展中国家)时,该国家(或地区)即成为老龄化国家(或地区),达到这个标准的社会即进入老龄化社会。自1980 年以来,我国老年人口每年平均增长速度为3%,1999 年 10 月我国老年人口系数为 10.09%,标志着我国已进入老年型人口国家之列。

考点提示:老龄化社会的划分标准

(四) 人口老龄化的趋势和特点

人口老龄化是世界人口发展的普遍趋势,是所有发达国家的共同现象,是科学与经济不断发展进步的标志。目前,在全世界 169 个国家和地区中,已有 48 个成为老年型人口国家或地区,其中欧洲 27 个、亚洲 4 个、大洋洲 2 个、美洲 14 个、非洲 1 个。

1. 老龄化社会的全球化　WHO 将 1987 年 7 月 11 日定为"第 50 亿人口日"以来,人口老龄化已经日益成为世界各国关注的重大人口问题。预计到 2050

年老年人将猛增到 20.08 亿,占世界人口总数的 22%,平均每年增长 9000 万。届时,人口老龄化问题最严重的三个国家是西班牙、意大利和日本。发展中国家高龄人口比例增长速度更加迅猛,到 2050 年 79% 的老年人将生活在发展中国家。与西方发达国家相比,中国是世界上老年人增长速度最快的国家,老年人口总数居世界第一。随着人口老龄化系数的不断增大,我国即将成为超老龄化社会(图 1-1)。

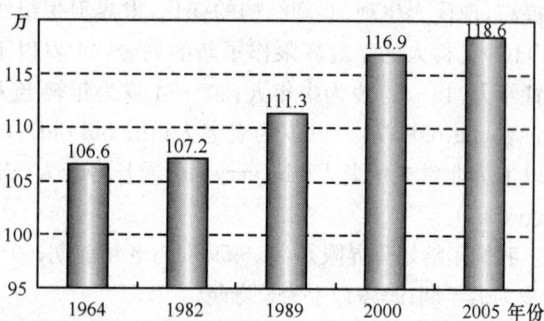

图 1-1　未来我国老龄化趋势预测

2. 人口平均预期寿命延长　人口平均预期寿命,即某一年龄人口平均还有可能活多少年。通常所说的预期寿命是指出生婴儿在今后一生中可能活的岁数。随着社会经济的发展及医疗水平的不断提高,世界人口平均寿命有了大幅度增长。目前,全世界平均寿命最长的国家是日本,为 80 岁,其中男性为 78 岁,女性为 83 岁(1998)。据人口调查资料显示,2010 年我国人口平均寿命为 74.83 岁。

3. 高龄老人和女性老人增长速度快　高龄老人是指年龄在 80 岁以上的老人。全世界高龄老人占老年人口的 16%,其中发达国家占 22%,发展中国家占 12%,预计到 2025 年,每 3 个老人中就有 1 个高龄老人。一般来说,女性寿命高于男性,由于男性老人死亡率高,使女性老人成为老年人口中的绝大多数(图 1-2)。

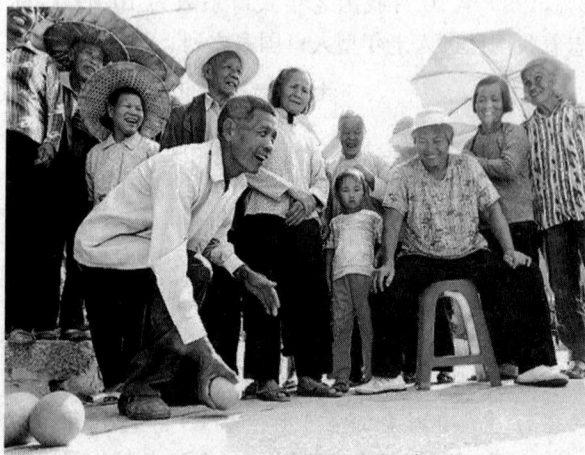

图 1-2　百岁老人比例悬殊男性仅一成

4. 老年人口总数农村高于城市　大多数国外老年人口正在由城市向农村蔓延,我国农村总人口远高于城市,在现行社会经济发展的特定背景下,大量青壮年人口由农村流入城市。所以,农村人口老龄化比城市更为严重。据统计农村老龄化比城市高 1.24%,这种状况将持续到 2040 年。由于城乡老年人经济收入存在较大的差异,农村老年人基本不能享受离退休金,大多居住在家庭,家庭赡养负担重,因此,农村老龄化问题更加突出。

5. 老年人婚姻稳定　由于历史原因,我国老年人大多未受过良好的教育,文盲、半文盲高达 68.28%,尤其农村女性文盲更是高达 80%。加之老年人受中国传统观念的影响,老年人婚姻关系相对稳定,离婚率低。

6. 人口发展与经济增长不一致　中国人口发展速度快于经济增长的步伐,改革开放 30 年,我国经济增长创造了一个世界奇迹,但是,中国人口增长步伐更是历史罕见。显然,和世界发达国家相比,我国进入人口老龄化社会的速度与国民经济发展速度存在较大的差距,我国人口的发展是未富先老。

(五) 中国人口老龄化面临的社会问题

人口老龄化的高速发展大大超前于社会经济发展,人口老龄化给中国的经济、社会、政治、文化等方面的发展带来了深远影响,庞大老年群体的养老、医疗、社会服务等方面的需求压力越来越大。

1. 社会负担加重　人口老龄化使劳动年龄人口比例降低,老年抚养系数(指老年人口数占劳动人口数的百分比,反映劳动者负担老年人的轻重程度)增高。1982 年老年抚养系数为 7.94%,2001 年老年抚养系数为 26.4%,预计到 2050 年老年抚养系数将达到 38.88%,这就意味着每 3 个劳动人口要养活一个 60 岁以上的老年人。随着老龄化的加速,劳动人口会逐渐减少,劳动力将严重不足。

2. 老年人医疗、保健、护理服务需求日益增加　老化使老年人体弱多病,尤其是慢性病发病率高,如心血管病、糖尿病、骨质疏松症、老年精神心理疾病等。有的老年人同时患有多种疾病,由疾病导致的伤残率明显高于其他人群,大多老年人处于带病生存状态。随着老龄化社会的进一步发展,80 岁以上高龄老人会逐渐增加,他们大多处于失能或半失能状态,更需要特殊照顾。所以,老年人对医疗、保健、护理和生活服务的需求大大超过其他人群。这种情况无疑给社会及家庭构成极大的负担,但同时也给老年护理事业发展带来了机遇和挑战,社会将需要大量的应用型、高素质的老年医疗、保健、护理人才。

3. 社会保障费用增加　人口老龄化导致离退

休、退职职工数增加,养老金、离退休金支出也随之连续猛增。2004 年,中国基本养老保险的支出总额达到 3502 亿元,比 2000 年增加了 65.5%,中央财政对基本养老保险的补贴支出攀升到 522 亿元。离休、退休、退职费用也呈现连年猛增的趋势。政府、企业、社会都已经感到养老保障方面的压力正在显著加大。老年人医疗卫生消费支出的压力也越来越大。据测算,老年人消费的医疗卫生资源一般是其他人群的 3~5 倍。2004 年,中国基本医疗保险基金支出达 862 亿元,占基金收入的 75.5%,比上年增长 31.6%,增长速度比基金收入增长 3.5%。基本医疗保险基金支出之所以高速增长,人口迅速老龄化是重要原因之一。

预计到 2030 年我国离退休、退职人员将相当于在职人员的 40% 以上,国家在经济发展相对缓慢、老年人所享有的各种社会福利和保障体系尚不完善的情况下,必将背负沉重的负担(图 1-3)。

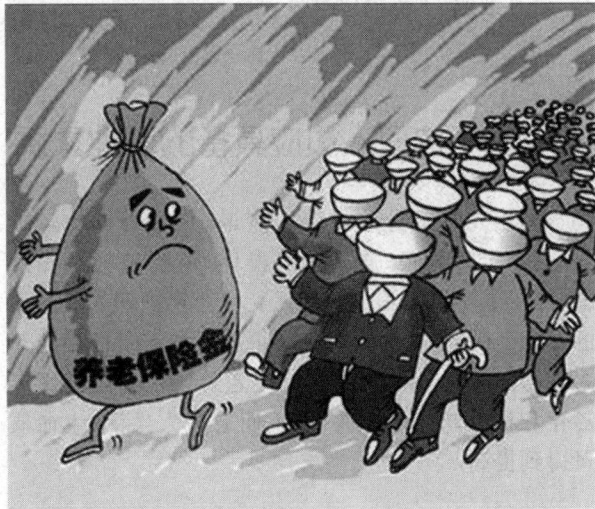

图 1-3 养老金危机

4. 养老模式有所改变 随着人口老龄化的快速发展,如何养老是每位老年人面临的迫切问题,现在传统养老模式被新的家庭模式打破。所谓传统的"中国式养老",是指结合我国的经济水平、基本国情及传统文化,养老模式大致有养儿防老、退休金养老、以房养老、理财养老等几种模式。而这种家庭养老功能正在逐渐减弱,家庭老龄化与家庭少子化必然使养老负担由家庭转向社会。

5. 失独老人增加面临更大困境 中国失独老人目前未有确切统计数据,但据人口专家推断:中国现有的 2.18 亿独生子女,会有 1009 万人在或将在 25 岁之前离世。这意味着不用太久之后的中国,将有 1000 万家庭成为失独家庭。随着我国失独老人比例增加,随之带来的社会问题也不断增多,失独老人将面临诸多困境。其中失独老人面临政策门槛,失独老

人入住养老机构难以办理担保签证,因无子女担保是他们难以逾越的一道政策门槛。随着近年来无担保老人群体逐渐增多,无法入住养老机构的情形日渐凸显。失独老人生病住院治疗,面临子女签字难,治病难的困境。因此养老、疾病、返贫等给失独老人带来许多精神负担和心理困惑(图 1-4)。

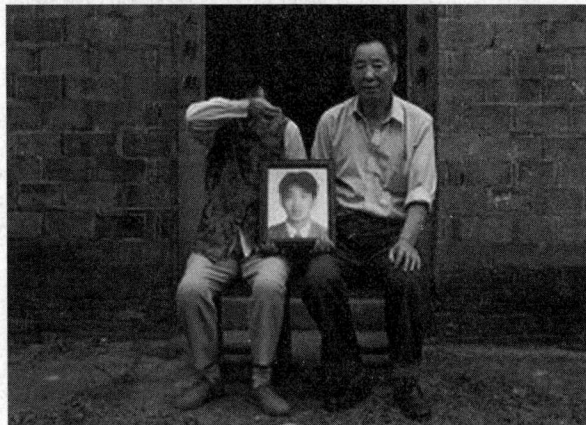

图 1-4 失独老人面临经济精神双重负担

二、老年护理的概念及范畴

(一)老年护理的概念

老年护理学是研究、诊断和处理老年人对自身现存和潜在健康问题的反应的学科。它是护理学的一个分支,与社会科学、自然科学相互渗透,以提高老年人生活、生命质量为目标的一门学科。

(二)老年护理的研究范畴

老年护理涉及的护理范畴包括评估老年人的健康和功能状态,制定护理计划,提供有效护理和其他卫生保健服务。老年护理强调保持、恢复和促进健康,预防和控制由急、慢性疾病引起的残疾,提高老年人的日常生活能力,实现老年机体的最佳功能,最大限度地提高老年人生活质量,使老年人快乐、舒适、有尊严的度过晚年生活,直至生命的终点。

三、老年护理的发展

(一)国外老年护理的发展

老年护理最早出现于美国。1900 年,老年护理作为一个独立的专业在美国被确定下来,至 1966 年,老年护理在美国已经比较成熟,并真正成为护理学科一个独立的分支。从此,老年护理专业开始有较快的发展。1970 年美国首次正式公布老年病护理执业标准,1975 年开始颁发老年护理专科证书,同年《老年护理杂志》诞生,"老年病护理分会"更名为"老年护理

分会"，服务范围也由老年患者扩大至老年人群。1993年，美国护士在拥有普通护士职业资格证的基础上，具备2年老年护理工作经验即可以参加证书考试，以取得老年护理职业资格证。因此，美国每年有成百上千的护士接受美国护理协会颁发的老年护理职业资格证书。

美国老年护理的发展对世界各国起到了积极的推动作用，许多国家将老年护理内容作为大学本科护理课程中重要组成部分，而且有老年护理专业的硕士学位和博士学位培养项目。

（二）中国老年护理的发展

我国老年护理发展相对缓慢，长期以来被列为内科护理的范围，严重影响了老年护理的正常发展，直至1977年老年护理才得到恢复和发展。自20世纪80年代以来，我国政府对老龄事业十分重视，先后发布了《关于加强老龄工作的决定》、《中国老龄事业发展"十五"计划纲要（2001～2005年）》等。一些综合性医院也积极响应，建立了老年病专科，有的城市还成立了老年护理中心、护理院，为社区内的高龄病残、孤寡老人提供上门医疗服务和家庭护理。20世纪90年代，我国高等护理教育发展迅速，老年护理陆续被全国多所护理高等院校列为必修课程，有关老年护理的专著、教材、科普读物相继出版，近年来有关老年护理员的培训考试工作一直在加强，这些都标志着我国老年护理事业将走向繁荣。

四、老年护理的特点

老年护理的重点是研究老年人的生理、心理和社会等因素对老年人健康的影响，通过老年护理的科学方法解决老年人的健康问题。

1. 注重安全护理　老化使老年人身体功能出现退行性变化，如机体免疫机能降低、视听觉功能减退、平衡功能下降、反应迟钝等，老年人适应外界环境的能力越来越差，因此，极容易发生跌倒、烫伤、交通事故等安全问题。老年护理人员首先应对健康老年人做好安全防护。

2. 采集病史要耐心细致　老年人视听觉功能、感觉功能、近期记忆减退，理解表达思维能力下降，所以不能全面、正确表达自身感受，很难获取有价值的病史资料，这就需要护理人员在采集病史时做到特别的耐心细致，以尽量获取准确的有关疾病信息，避免漏诊或误诊。

3. 老年人病情轻重与临床表现不一定相符　由于老化导致老年人感觉减退，各系统器官机能衰退，当临床疾病已经很严重时，临床症状却没有相应的表现。如有的老年人突发心肌梗死时并无心前区疼痛感；老年人肺炎时并无寒战、高热、咳嗽等表现，但很可能快速进入休克状态；有的老年人发生骨折时却不能感到疼痛；脏器穿孔时并不发生腹肌紧张等。因此，老年护理人员更要懂得老年人的特点，具有全面而细致的观察能力，正确分析临床症状，准确判断病情的轻重，以免造成不良的后果。

4. 多种慢性病并存　慢性病多、并发症多、疗程长是老年人患病的特点，60%～70%的老年人同时患有2种或2种以上的疾病。如老年人在患有糖尿病的同时还患有冠心病、高血压，在患有颈椎病的同时还患关节炎、骨质疏松症等。病程长、恢复慢也是老年人患病的特点。因为，老化致老年人抗病能力、组织细胞修复能力降低，一旦患病后短期内不易恢复，而病程长又会引发并发症，更加影响疾病治疗效果，如此造成恶性循环。因此，护理老年患者必须考虑周全，耐心细致，不可操之过急。

考点提示：老年护理的特点

五、老年护理人员应具备的职业素质

老年人由于身体机能的衰退，其身心都比较脆弱，大多疾病缠身，属于弱势群体，需要被呵护和照顾，给予老年人科学的护理无疑是老年护理人员应尽的责任。因此，作为一名老年护理人员有责任使老年人活得健康、快乐而有尊严，使老龄化社会向健康老龄化和积极老龄化发展，真正使老年人生活、生命质量得到提高。

（一）良好的职业道德

1. 尊老、爱老、敬老，具有奉献精神　老年人尤其是高龄老人的护理需求比较多，特别是对于日常生活照料、精神安慰和医疗保健三个基本方面的服务需求非常迫切。老年护理人员应尽职尽力为老年人服务，不管是在医院、社区、家庭，还是其他老年服务机构，都应表现出尊老、敬老、助老的良好态度，富有爱心，勇于奉献。

2. 热忱服务，一视同仁　护理人员应以"老年人"为本，不论其地位高低、富贵贫穷、病情轻重，均应以诚相待、一视同仁，体现公平公正的原则，始终具有诚心、爱心、细心、耐心的工作作风，尽量满足老人合理需求，保证他们的安全和舒适。

3. 高度负责，具有"慎独"精神　护理人员不仅应具备较高的专科护理知识水平，更重要的是具有强烈的责任心，在工作中要做到仔细、审慎、周密，千方百计地减轻和避免后遗症、并发症。绝不能因为工作中的疏忽而贻误了老年患者的治疗,严格履行岗位职责,认真恪守"慎独"精神,无论患者处于昏迷还是清醒状态,无论患者是否患有精神心理疾病,无论患者家属在与不在,都应自觉遵守工作职责。

(二) 具备老年护理执业标准

老年护理人员应有良好的业务素质,以过硬的老年护理技能达到积极老龄化和健康老龄化的最终护理目标。因此,护理人员必须通过学校教育、在职教育、继续教育和岗前培训等增加老年护理的知识和技能,为老年人提供规范的护理,工作中严格按老年护理标准要求自己。我国尚无老年护理执业标准,目前主要参照美国的老年护理执业标准,该标准是1967年由美国护理协会提出,1987年修改而成。它是根据护理程序制定的,强调增加老人的独立性及维持其最高程度的健康状态。

六、老年护理的目标及新世纪养老模式

(一) 老年护理的目标

1. 增强老年人自我照顾能力 老年护理人员要善于运用老年人自身资源,以健康教育为干预手段,采取不同的护理措施,尽量维护和保持老年人的自我照顾能力,提高和强化其自我护理能力,克服老年人的依赖心理。指导和协助老年人日常生活,增强其生活的信心,保持自尊,维护和促进健康。

2. 延缓病情恶化及机能衰退 通过三级预防策略,对老年人进行管理。避免和减少对健康有害因素,做到早发现、早诊断、早治疗、早康复;对疾病进行干预,防止病情恶化,避免和减少并发症的发生,防止伤残。

3. 提高老年人生活质量 护理的目标不仅仅是疾病的转归和寿命的延长,更重要的是维护和促进老年人在生理、心理和社会适应方面的完美状态,提高生活质量,实现积极老龄化和健康老龄化,真正体现生命的意义和价值。

4. 做好临终关怀 对待临终老人,护理工作者应从生理、心理和社会全方位为他们服务。对其进行综合评估分析,识别、预测并满足其需求,以确保老年人能够无痛、舒适地度过生命的最后时光。

(二) 养老模式

新的养老模式主要是家庭养老,其次是机构养老,社区养老是发展趋势。

1. 家庭养老 是由家庭及社会对居住在家中的老年人提供支持性服务的养老模式。发达国家养老模式以家庭养老为主,家庭养老也是我国老年人的主要养老模式。目前我国90%的老人为家庭养老(图1-5),其优点是:满足老年人意愿、自然而熟悉的生活环境。因此,积极调整社会政策,开展家庭养老服务培训,充分利用网络、电话等信息资源开展多元化智能家庭养老,为家庭养老老人提供生活、娱乐、保健等护理服务型人才,以强化家庭养老功能,具有极其重要意义。

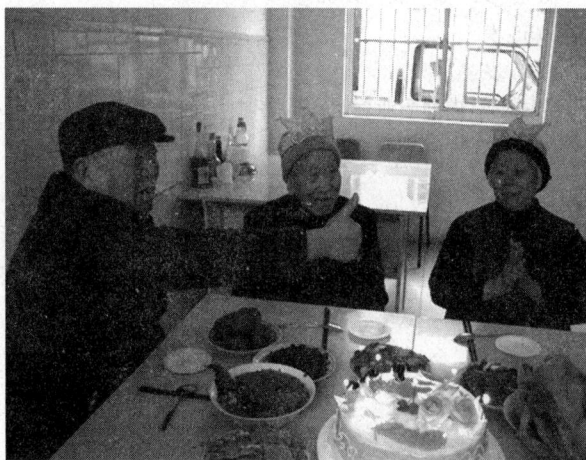

图1-5 居家养老新模式——爱心餐桌

2. 机构养老 是指将老年人安置在家庭以外的专门老年养护场所,主要适用于衰老、疾病、失独、失能等原因需要照顾和关爱的老人。目前,老年养护机构名目繁多,主要有老年公寓、养老院、日间护理院、临时托老所、临终关怀医院等。养老机构的基本功能是:满足老年人身心需要,保证老年人安全,为老年人提供一切生活、医疗护理服务。保持、恢复或稳定老年人健康状况,使老年人保持对社会的参与,建立良好而有益的生活方式,达到健康的最佳状态。

3. 社区养老 老年人居住在家庭,享受社区全方位服务(详见第2章第3节)。

考点提示:21世纪养老模式

小 结

21世纪是老年人口增长的高峰期,也是老年人口问题最突出的关键时刻。我国是世界人口大国,老年人口问题的到来,引发了许多经济、保险、医疗等问题,尤其是老年护理人员的严重短缺,老年服务设施严重不足等问题,需要大批高质量的老年护理人才,具备丰富的老年护理专业知识,为老年人提供优质服务,使老年人能够老有所养、老有所医、老有所乐,积极提高其生活质量和生命质量。老年护理的重点就是研究老年人身心状况和培养老年护理的专业人才,以促进老年护理事业的大力发展。

目标检测

A₁ 型题

1. 老年护理作为一门学科最早出现于（　　）
   A. 德国　　　　B. 法国
   C. 英国　　　　D. 美国
   E. 中国

2. 发达国家对老年人年龄划分标准为（　　）
   A. 55 岁　　　　B. 60 岁
   C. 65 岁　　　　D. 70 岁
   E. 75 岁

3. 美国老年护理职业标准提出的时间是（　　）
   A. 1984 年　　　　B. 1985 年
   C. 1967 年　　　　D. 1987 年
   E. 1990 年

4. 发展中国家老龄化社会的划分标准是（　　）
   A. 60 岁以上老年人口占 10%
   B. 60 岁以上老年人口占 7%
   C. 65 岁以上老年人口占 7%
   D. 65 岁以上老年人口占 10%
   E. 60 岁以上老年人口占 15%

5. 高龄老人是指年龄在（　　）
   A. 70 岁以上　　　　B. 80 岁以上
   C. 90 岁以上　　　　D. 95 岁以上
   E. 100 岁以上

（史俊萍）

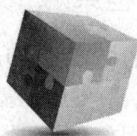

第2章 老年人健康保健

随着年龄的增长,老年人各器官功能逐渐衰退,老年人对自身健康和护理服务的需求越来越高,为提高我国老年人的生活质量,使老年人在老化过程中保持最佳功能,必须尽快发展和完善老年保健服务,从而实现我国老年人老有所医,老有所乐,生活质量得到真正提高。

案例 2-1

患者,女,76 岁。退休干部。老伴两年前去世,自己一人居住,子女在同城但不在一个小区。发现糖尿病 15 年多,一直口服降糖药。最近感冒后感觉心慌、气短,去医院检查,诊断又有冠心病,心功能减退,通过住院治疗症状控制后出院。

问题: 1. 你认为患者是老年保健的重点人群吗?

2. 你怎样让患者重视自我保健?

3. 你指导患者应该怎么自我保健?

第1节 老年保健的概念及重点人群

一、老年保健的概念

世界卫生组织(WHO)老年卫生规划项目认为,老年保健是在平等享有卫生资源的基础上,充分利用现有人力、物力,以促进和维护老年人健康为目的,发展老年保健事业,使老年人得到基本的医疗、护理、康复、保健等服务。

老年保健事业是以维持和促进老年人健康为目的,开展老年防病、治病、康复、生活方式指导及健身等一系列的保健活动。

老年保健组织对于老年健康生活和健康预期寿命有着重要意义。近年来,老年人的保健组织和机构在不断发展和健全,保健设施不断完善。在老年人保健中,护理人员发挥了较大作用,将"老有所养"、"老有所乐"贯彻落实在其中。

二、老年保健的新理念

国际老龄委联合提出 21 世纪全球养老新理念。

(一)养老的概念

从满足物质需求向满足精神需求方向发展。21世纪,随着物质条件的极大改善,养老的精神和文化健康目标会凸显出来,成为老年人的主要需求。

(二)养老的原则

从经验养生向科学养生发展。

(三)养老的目标

从追求生活质量向追求生命质量转化,养老的目标是动态的。如果说长寿是最初也是最古老的目标,健康则是现在的目标,而尊严则是 21 世纪老龄化社会的目标。

(四)养老的意义

从安身立命之本向情感心理依托转变。进入 21世纪,养老将彻底摆脱功利色彩,走向情感联络和心理依托的殿堂。

三、老年保健的重点人群

(一)高龄老年人

高龄老人是指 80 岁以上的老年人。人们的生活水平提高,治疗保障条件改善,高龄老年人人口数逐年增加。联合国预测,到 2025 年,中国 75 岁以上老年人占 65 岁以上老年人的比例从 10.8% 增加到 14.1%。而高龄老年人是脆弱人群,体弱多病,对医疗保健需求很大。

(二)独居老年人

随着现代社会发展,家庭越来越小型化。而且人们的生活观念发生根本性变化,原来"多子多女多福气"和"四世同堂"的家庭状况基本不复存在。老年人独自生活的居多,独居老人对医疗保健需求增多,如何为老年人提供健康服务,送医送药上门,解决老年人的医疗保健问题,减轻老年人的压力,是全社会都应关注的问题。

（三）丧偶老年人

女性丧偶概率大于男性,随增龄而增加。丧偶的老年人发生心理障碍的概率高于有配偶者,对于丧偶的老年人,身心健康受到一定影响,常常导致原疾病复发或抑郁症。

（四）新近出院的老年人

刚刚出院的老年人,因病情尚未完全康复,需要继续治疗和康复护理,若不能积极治疗,还会导致衰竭而死亡。因此,社区医护人员应到家庭随访和观察。

（五）精神障碍的老年人

常见于老年痴呆患者,包括脑血管性痴呆和老年性痴呆。重症老年痴呆,无自知力,并伴有严重营养障碍,加重病情。所以,医护人员和全社会都应关注痴呆老年人。

考点提示:老年保健的重点人群

第2节　老年保健的原则、任务和策略

为做好老年保健工作,世界很多国家都积极探索老年保健的发展策略和行动方案,老年保健原则是开展老年保健工作的行动准则,为完成老年保健工作提供依据和指导。

一、老年保健的原则

（一）全面性原则

世界卫生组织(WHO)1989年给健康的定义是"不仅仅是没有疾病,而且包括身体健康、心理健康、社会适应良好和道德健康"。

老年人健康包括身体健康、心理健康、社会适应良好和道德健康全方位的健康。所以老年保健应该是多层次、多维度、综合性的。应从老年人的疾病预防、治疗、康复、健康促进,保持良好的精神状态,提高适应社会能力,锻炼身体,提高生存质量等方面开展工作。

（二）区域化原则

为了使老年人能更方便、快捷地获得保健服务,应开展以区域为单位的保健,如目前我国城市以社区为基础的服务中心,其中包括老年保健设施、资源等。依据中国的文化积淀和习俗,老年人更乐意留在社区,以家庭为依托的保健,而不愿住各层次的老年保健机构。

（三）费用分担原则

随着生活水平的提高,人们越来越重视自身的健康,老年人也是如此,对健康的需求日益增加;老年人数增多也加大了对保健的需求,但是,我国是发展中国家,经济实力不足,财政支持有限。因此,老年保健费用的筹集成为越来越严重的问题。目前,老年保健的费用只能是三三制,即政府承担一部分、保险金补偿一部分、老年人自己承担一部分。这种"风险共担"的原则受到大多数人的接受。

（四）功能分化原则

功能分化原则是指在对老年健康多层次的认识基础上,对老年保健的各个层面,所开展的以老年人保健为目的的各类组织机构,如各层面的老年护理院,三级预防保健网,家庭病床,临终关怀医院等。老年保健功能分化是随着老年保健需求及我国的国情而产生的,在老年保健计划、组织、实施及评价方面都体现出来。

（五）联合国政策原则

1. 独立性原则

（1）老年人的收入可由家庭和社区支持,也可由自我储备而获得基本的生活保障。

（2）老年人应当有机会参与社会服务收取一定的报酬。

（3）老年人可以获得教育和培训机会。

（4）老年人有权利选择自己晚年生活方式和环境。

2. 参与性原则

（1）老年人可以参加社会活动,参与部分卫生法规之类的政策制定等,并与年轻人共同开发科研等工作,享受同等待遇。

（2）老年人可以积极参与社区服务,根据兴趣发挥自己的特长。

（3）老年人可以组织自己的协会或组织。

3. 保健与照顾原则

（1）老年人可以获得卫生保健服务,得到健康时期延长,生存质量提高。

（2）老年人可获得社区或家庭的照顾和保护。

（3）老年人应获得法律保护和法律服务。

（4）老年人应受到老年法的庇护,享有人权和自由,全社会都应该尊重老年人的尊严、信仰、利益、需求和隐私。

4. 自我实现与自我成就原则

（1）老年人应当追求发展自己的机会。

（2）老年人应当享受社会中的教育、文化、精神和文娱资源。

5. 尊严性原则

(1) 老年人应当生活在尊严和安全中。

(2) 老年人不受年龄、性别、种族和能力的社会歧视,并同样可以公正评价他们对社会的贡献。

二、老年保健的基本任务

据联合国预测,2025 年全世界将进入老年型社会。过多的老年人对社会经济的发展,生产建设以及医疗保健各方面将产生严重的影响。老年人是比较脆弱的群体,如果任其发展必然成为严重的社会负担。多病的长寿,生活不能自理的长寿是很痛苦的。相反,如果采取措施,实施保健,发挥他们身心健康的生活潜力,就可继续为人类作贡献。所以,应该加强老年保健工作,提倡健康的老龄化。

1. 维护老年人健康,以保持老年人组织器官的生理功能,提高老年人的预期健康寿命。

2. 探讨老年人心理特征,特别是老年人异常心理表现,做到早发现、早解决,促进身心健康。

3. 促进老年人健康指导和健康教育,给予老年人正确保健指导,延缓其衰老,达到延年益寿的目的。

4. 根据老年人机体退行性变化和病理改变特征给予适宜的治疗、护理,使其早日康复,并减少或减轻残障,提高老年患者的生活质量。

总之,老年人保健工作的目的主要不是延长人类寿命,而是运用老年医学知识开展老年病防治工作,指导老年人日常生活和健身锻炼,延长老年人的健康预期寿命,提高老年人的生存质量。因此,老年保健任务完成应依赖完整的老年医疗保健服务体系。

考点提示:老年保健的基本任务

> **链接**
>
> ### 健康老龄化
>
> 健康老龄化是指个人在进入老年期时在躯体、心理、智力、社会、经济五个方面的功能仍能保持良好状态。从广义上理解健康老龄化,应包括老年人个体健康、老年群体的整体健康和人文环境健康三个主要方面。一个国家或地区的老年人中若有较大的比例属于健康老龄化,老年人的作用能够充分发挥,老龄化的负面影响得到抑制或缓解,则其老龄化过程或现象就可算是健康的老龄化。

三、中国特色的老年保健策略

(一) 我国老年保健的概况

中国是目前世界上老年人口最多、人口老化速度最快的国家之一。我国政府对老年事业十分关注,在加强领导、人力配备、政策引导、机构发展、国内外交流、人才培养和科研方面,卫生部、民政部、国家科委以及各级政府都给予了关心和支持,全国成立了中国老龄问题委员会,建立了老年学和老年医学研究会,老年心理学、老年社会学应运而生,老年保健的观念也开始转变。为加速发展我国的老年保健事业,我们借鉴发达国家的经验,汲取他国的教训,积极探索具有中国特色的老年保健模式。目前我国开展的老年保健工作具体内容如下。

1. 医疗保健纳入三级预防保健网。

2. 社区卫生服务中心与家庭病房为老年人提供服务。

3. 举办各种院外或中间保健设施与服务项目。

(1) 老年公寓、敬老院:主要在各省、市、乡建立。根据收住对象情况,养老功能不一样。如老年公寓是提供给身边无子女照顾或不愿与子女一起生活的老年人,解决他们居住和生活照顾问题;敬老院多是收纳孤寡老人,吃住不收费用,且保医、保葬。

(2) 托老所:为社区老年服务机构之一,由集体或私人出资开办,有日托、全托、临时托。

(3) 大力开展多种形式的老年健康教育,广泛开展以老年自我保健、疾病防治为主的老年健康教育,使广大老年人掌握基本健康知识。

(4) 各种组织(如老龄委、街道办等)举办各种文化活动,鼓励老年人参加各种形式的文化体育活动,健身运动,以减少疾病,增强体质,延缓衰老。

(5) 加强科学研究,全国建立不同规模的老年医学研究所(室)40 多所,开展了一些有价值的调查研究。

(6) 加强对老年医学人才的培训,医学院校开设老年医学和老年护理学专业课程,培养专门从事老年医疗和护理工作的人才。

(二) 我国老年保健策略

由于我国老年人口数是世界上老年人口数量最大的国家,约占世界老年人口的 1/4,而我国"未富先老"与西方国家"先富未老"相比,国家的经济实力不能满足日益增长的老化需求。因此,我国老年保健及服务体系正面临着相当大的挑战。在现有的经济与法律基础上,针对老年人的特点和权益,制定出符合我国国情的老年保健策略,即"老有所养"、"老有所医"、"老有所乐"、"老有所学"、"老有所为",前三个提法关系到老年人的健康生存问题,后两个则关系到老年人的发展和成就。

1. 老有所医 大多数老年人随着增龄健康状况欠佳,疾病逐渐增多。"老有所医"关系着老年人的生活质量(健康生活质量是一个综合现象,包含了身体功能、心理能力、社会适应能力和一般性总体感觉四个方面；健康生活质量多采用功能或行为术语来说明，即应注重于具有某种状态的人，其行为能力如何，而不是临床诊断和实验室检查结果）。

我国目前医疗保障制度尚需完善，大部分老年人存在看病难的问题。主要是经济困难，难以支付昂贵的医疗费用。所以，解决老年人的医疗保障问题是尽快完善医疗保障制度。运用立法的手段，使老年人的医疗费用由国家、集体、个人分担，将大多数公民纳入该体系中，才会改变大多数老年人看病难的被动局面，真正实现"老有所医"。

2. 老有所养和老有所乐　老有所养和老有所乐是老年人的合法权益。老年人辛苦一生，晚年生活应该有保障，目前我国老年人丧失劳动能力后生活保障金基本上靠自己的退休金，或者儿女抚养及社会养老金支付。他们应该享受生活的乐趣。有条件的地区应给老年人提供条件，如社区娱乐场所等，使老年人正确、科学地参与，促进老年人身心健康，达到延年益寿的目的（图2-1）。

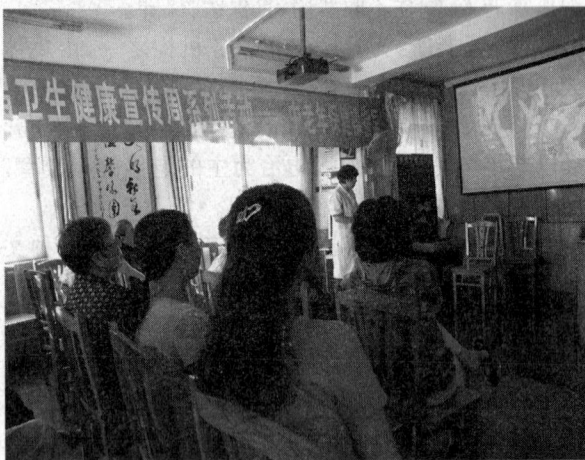

图 2-1　社区老年保健指导

3. 老有所学和老有所为——老年人的发展与成就　老年人的精力和体力逐年下降，但在智力方面无明显下降，老年人具有丰富的人生经历和广博的知识，仍然可以为社会做贡献。因此，老年人仍然可以继续发展。

（1）老有所学，全国各地相继开展老年大学：老年人可以根据爱好，学习不同的知识。如医疗保健、书法、绘画等。老年大学不但使老年人学到有用知识，也为老年人之间交往提供有利条件。通过老年大学学习，老年人的精神面貌有很大改观，生活变得充实而有意义，促进了身心的健康。

（2）老有所为，给老年人提供再发展和成就的平台：部分老年人退休不退岗，利用自己特长积极参与社会活动，如技术咨询服务、医疗保健服务、教育教学服务等。即使有些老年人未直接参加社会活动，做家务劳动，也是帮助子女解决劳动力困难问题，也是对社会的一种贡献。

考点提示：我国老年保健的策略

第3节　老年保健的自我意识及行为促进

现代医学认为影响健康的因素是多元的，必须充分发挥个人在自身健康上的作用，做好自我保健。

一、老年人自我保健的概述

（一）自我保健的概念

自我保健是指人们为保护自身健康所采取的综合性保护措施。世界卫生组织提示："自我保健是个人、家庭、邻里、亲友和同志自己进行的卫生活动。"实际上，自我保健是指健康或患慢性病，能自理或半自理的老年人，利用自己所掌握的医学知识和科学的养生保健方法，简单易行的康复治疗手段，依靠自己和家庭或社区资源对自己进行自我观察、诊断、预防、治疗和护理等活动，不断调整和恢复身心平衡，养成良好生活方式，直到增进健康，防病治病，提高生活质量，达到延长健康期望寿命的目标。

> **链接**
>
> **健康期望寿命**
>
> 健康期望寿命是以生活自理能力丧失率为基础计算获得。是指人们能维持良好的日常生活活动功能的年限。传统的平均期望寿命的终点是死亡，而健康期望寿命的终点是日常生活自理能力的丧失。

（二）自我保健的内涵

1. 主动学习　自己主动学习一些基本医学卫生知识，严格按照科学的方法规范自己的生活行为，并根据自己身体实际情况，选择适合自己健康的保健养生方法，持之以恒，不断提高自己的健康素质，以达到预防疾病的目的。

2. 自我检查　严密自我检测个人的健康情况，若有不适或异常感觉如头晕、头痛、心悸、胸闷、咳嗽、食欲不振、乏力、突然消瘦等，应及时就医检查，以求早诊断、早治疗。

3. 自我调整　在医生指导下，学会自我调整（工作、学习、生活、营养、运动、精神、用药等），自我治疗，使疾病得到及时、正确的诊治，早日康复。

（三）自我保健的意义

1. 做好预防　老年人为何特别强调自我保健，

是因为老年人各器官功能发生退行性改变,功能上也减退,如80岁人与30岁人相比,神经传导速度降低15％,心排血量减少30％,肺活量减少50％,肺最大通气量减少60％,肾功能下降50％以上。这些生理特征决定了老年人体质虚弱,容易患病,而且一旦得病,往往易发生连锁反应,如感冒可能会造成肺炎甚至呼吸衰竭、心力衰竭。因此,老年人在日常生活中应注意自我保健,做好预防。

2. 做到"三早" 老年疾病很多是慢性病、终身性疾病。如高血压、糖尿病、冠心病、脑血管病等。这就要求老年人学会自测:测血糖、尿糖、血压等。学会调整用药、膳食结构、生活方式、心理状态等,以达到自我预防、自我调适、自我治疗、自我康复等自我保健的目的。也可以使疾病得到早发现、早诊断、早治疗,以达到减轻病痛和延年益寿的目的。世界卫生组织研究长寿的专家指出:"人为的健康长寿,60％取决于自己(主要是科学的自我保健,正确的自我防治),遗传因素占15％,社会因素占10％,医疗条件占8％,气候环境占7％。"可见生命存亡主要掌握在自己手中,健康之路在老年人自己的脚下。

二、老年人自我保健的基本环节

自我保健的基本环节包括自我检测、自我诊断、自我治疗、自我预防和自我护理。

(一) 自我检测

自我检测是个体对自身的健康状况或疾病动态进行测评,并做出科学的评判。自我检测包括两部分内容,即自我观察和自我检查。自我观察与自我检查的目的在于了解自己的健康状况,及时发现异常或危险信号,早期发现疾病,及时治疗。因此,每位老年人都应学会自我检测的基本技能与方法,随时注意自身的变化。

1. 自我检测的自觉症状

(1) 一般情况变化:有无皮肤颜色、食欲、睡眠的变化,有无疲乏无力、性生活变化,大小便是否正常,监测体温、脉搏、呼吸、血压。

(2) 呼吸系统症状:有无咽喉疼痛、口腔异味、异物感、咳嗽、咯血、声音嘶哑、气促、呼吸困难等。

(3) 循环系统:有无心悸、胸闷、气短、胸痛等。

(4) 消化系统症状:有无恶心、呕吐、腹痛、腹胀、腹泻、便秘等。

(5) 泌尿生殖系统症状:有无尿频、尿急、尿痛、排尿困难、尿失禁、尿潴留等。

(6) 神经系统症状:有无头晕、头痛、视力障碍、肢体麻木等。

(7) 感觉系统症状:有无流涕、鼻出血、嗅觉减退、耳鸣、耳聋、耳痛等。

2. 自我检测时应掌握的技巧 老年人应学会体温、脉搏、呼吸、血压的检测方法,糖尿病的检测方法。

(二) 自我诊断

根据自我检测结果,包括化验单等资料,进行分析,对疾病做出初步的判断。判断时有以下三种情况。

1. 初步判断 老年人能初步判断结果正常与否,并做出简单的处理。如受凉出现流涕、咽喉痛、鼻塞、咳嗽、低热,自己判断为感冒,自行用药或调理即好。

2. 适时咨询 判断正常与否无把握时,需向医务人员咨询。如胃部疼痛不适,判断是否饮食不当或有器质性病变,需向医务人员咨询,方可得到满意的诊断。

3. 检查确认 有的症状发现后需到医院进一步检查方可确认。如头痛、头晕、上肢麻木是何种原因造成的,需去医院进一步检查方可确定诊断。

以上三种情况,老年人利用自己掌握的知识可以判断的,自己进行调理即可,但有些症状是自己不常见的,而且是不允许继续观察的,应及时到医院就诊,以免贻误诊断,影响治疗。因此,应该很好掌握自我诊断的尺度,否则会影响疾病的诊断和治疗。

(三) 自我治疗

自我治疗包括治疗和康复两部分。主要治疗小伤小病,自己能处理的。自我康复主要是针对慢性病康复期,采用非药物治疗法进行调理和功能锻炼,以增强体质,提高生活质量,促进机体早日康复。

自我治疗常用的方法:①药物治疗。如感冒时服用的药物,腹泻时服用的双黄连等,高血压、糖尿病常用的维持药物。②非药物治疗。主要采用的是物理疗法,如热、冷敷,自我按摩等,其他如饮食疗法,运动疗法,生活调理,精神疗法等。自我治疗应根据病情及身体状况而定。

(四) 自我预防

自我预防是无病防病,预防为主。对于一些存在高危因素的老年人(肥胖症、高脂血症、高尿酸血症、糖尿病、高血压家族史),预防更为重要。自我预防方法如下。

1. 养成良好的生活方式 老年人应做到起居有常、饮食有节、不吸烟、不饮酒、注意个人卫生。

2. 保持乐观豁达、大度的心态 老年病10％见于心身疾病,即有不良心理因素导致器官产生的生理病理反应。对不良心理因素应加强自我调控、自我解脱。

3. 合理膳食结构 全面均衡营养,合理膳食结构是保证长寿、预防疾病的基本要素。人的生活水平提高,膳食结构和热量供应已发生根本变化,因膳食结构不合理使一些疾病发病率大大提高,病死率也随之提高。

4. 适当运动　坚持运动,加强锻炼,达到祛病健身、预防疾病、健康长寿的目的。

5. 控制体重,防止肥胖　对防止高脂血症、糖尿病、心脑血管病具有重要的意义。

6. 保持大便通畅,防便秘　多吃蔬菜,多吃粗纤维,预防便秘,以免心脑血管病发生意外。

7. 定期进行健康普查　老年人感觉功能减退与年龄成正比,有些症状自己感觉不到,定期体检能做到早发现、早诊断、早治疗。

(五) 自我护理

自我护理是增强生活自理能力,进行自我健康维护的良好途径。根据自己的身心健康状况及疾病情况,进行自我护理,患病后力求早日康复,预防疾病发生、发展与传播,使身体更健康。自我护理主要从以下几个方面做起。

1. 规律生活　安排好生活起居,做到生活规律。

2. 情绪稳定　最好的心情是宁静,这样更有利于身心健康。

3. 环境适宜　保持居室内空气新鲜,阳光充足,温度、湿度适宜。创设干净清新的居住环境。

4. 个人卫生　保持个人良好卫生习惯,注意口腔和皮肤清洁、卫生。

5. 睡眠充足　睡前饮一杯牛奶,温水泡脚,有助于老年人的睡眠。

做好自我安全防护,活动时动作快慢适宜,防止摔跤。适当的户外活动,晒太阳。

考点提示:老年人自我保健的环节

三、提高自我保健意识和能力

增强自我保健意识,提高自我保健能力,是健康长寿的重要手段。因此,老年人应做好自我保健,必须具备自我保健能力,方可发挥自我保健作用。

(一) 思想重视

只有不断培养和提高自我保健意识和自觉性,才能保证自我保健的实施。

(二) 学习医学科普知识和养生保健知识

在医院或社区进行健康教育,如常见的人体解剖生理知识,老年人机体的退行性变化,主要脏器的生理病理改变,造成衰老及疾病的心理、环境因素,常见病、多发病的预防、治疗、护理原则等。

(三) 善于总结自己的经验、教训

老年人在日常生活与患病过程中,应不断探索,总结成功的养生保健经验及失败的教训,更好地提高自我保健的能力。

(四) 学习研究长寿老人的经验

老年人应善于借鉴、学习百岁老人的生活方式,养生方法,精神、心理状态,结合自身的实际情况,确定一套适合自己的养生方法,加以运用。并且提高自我保健能力。

(五) 自我保健贵在坚持

只要持之以恒,长期进行自我保健,就会不断提高自我保健能力,达到健身祛病、延年益寿的目的(图2-2~图2-3)。

链接

长 寿 歌

早睡早起多锻炼,走也舒坦,跑也舒坦。
膳食调好日三餐,素也香甜,荤也香甜。
常与老友聊聊天,古也交谈,今也交谈。
琴棋书画我都学,早也乐观,晚也乐观。
有害嗜好不沾边,烟也不抽,酒也不贪。
定期检查上医院,儿也心安,女也心安。
别把烦恼留心间,朝也安然,晚也安然。
广游名川和大山,远也走走,近也转转。
金钱地位不留恋,利也不恋,名也不贪。
社区活动多奉献,老也喜欢,少也喜欢。

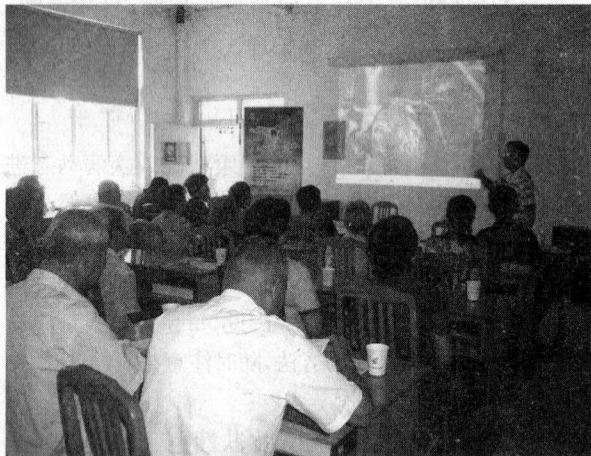

图 2-2　老年人学习疾病相关知识

四、老年人保健的行为促进

WHO 指出:"不良的生活方式和饮食习惯是诸多慢性疾病的罪魁祸首。"与健康有关的不良行为有吸烟、酗酒、赌博、不良用药行为、缺乏体育锻炼、紧张的行为类型(如 A 型行为)和不良的饮食习惯等。这些因素的长期累积,是老年人肿瘤、糖尿病、心脑血管病等慢性疾病高发的根本原因。所以,老年人保健的行为促进措施应从以下四方面进行。

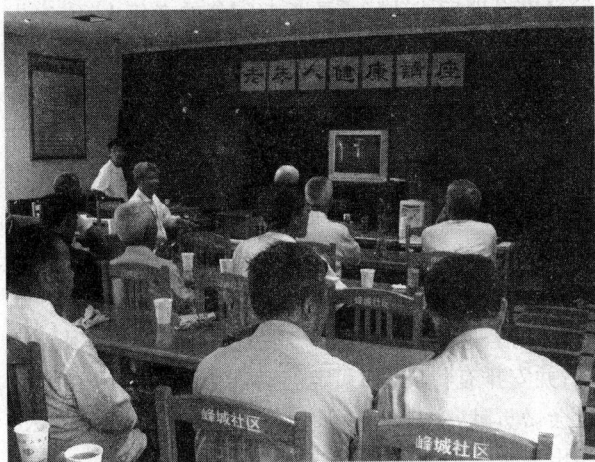
图 2-3 老年人健康讲座

(一) 树立健康信念,追求良好的生活方式

早在 1953 年世界卫生组织就旗帜鲜明地提出"健康是金子"的主题口号,旨在唤起人们热爱生活,像对待金子一样珍惜健康、善待生命、善待自己。对于老年人,最好的医生是自己,最好的药物是时间,最好的心态是宁静,最好的运动是步行。

(二) 营养的健康教育

民以食为天,健康的第一基石是合理的膳食。合理膳食总结为两句话,十个字,即"一、二、三、四、五;红、黄、绿、白、黑"。

1."一" 每日一袋鲜牛奶。按生理需要,我国成人每日需要摄取钙 800mg,但我国膳食普遍缺钙,一般在每日 500mg 左右。尤其是老年人缺钙所致的骨质疏松、骨折在我国十分普遍。防治的关键就是膳食补充。

2."二" 每日 250g 左右碳水化合物。

3."三" 每日 3～4 份高蛋白食品。一份高蛋白食品相当于 50g 瘦肉或 100g 豆腐,或一个大鸡蛋,或 25g 黄豆,或 100g 鸡、鸭、鹅肉,或 100g 鱼虾。其中以鱼虾、豆类最为理想。

4."四" 四句话:"有粗有细,不甜不咸,三四五顿,七八分饱。"2400 年前的"黄帝内经"已有"固咸者,脉弦也"的记载,意指嗜咸的人脉弦,即血压高。太咸的食物对健康诸多不利。我国膳食按咸淡区分大致分为四型:广东型,每日摄盐 6～7g;上海型,每日摄盐 8～9g;北京型,每日摄盐 14～15g;东北型,每日摄盐 18～19g。其中最理想的是广东型,接近世界卫生组织推荐的每日 5～6g。"三四五顿"指食物总量控制,少食多餐。仅仅少量多餐这一饮食习惯,就可以相当有效地预防糖尿病、高血脂、肥胖。在每日摄取量不变的情况下,早、中餐比例大,有利于降血脂、减体重,晚餐所占比例大则相反。

5."五" 每日 500g 蔬菜及水果。营养协会建议每日进食 400g 蔬菜及 100g 水果。

6."红" 红葡萄酒。每日饮 50～100ml 红葡萄酒能升高高密度脂蛋白胆固醇,减轻中老年人动脉粥样硬化。

7."黄" 黄色蔬菜。黄色蔬菜营养多,如胡萝卜、红薯、番茄、南瓜、玉米。这类蔬菜含有丰富的类胡萝卜素,能在体内转化成维生素 A。

8."绿" 绿茶及绿叶蔬菜。茶叶中除了有很多维生素、微量元素、咖啡因外,最主要的是含有茶多酚,具有较强的抗氧自由基作用、抗动脉粥样硬化作用和防癌作用。茶区人群肿瘤发病率就较低。绿茶对降血脂、降血黏度、改善心血管供血都有明显的益处。

9."白" 燕麦粉和燕麦片。每日服用 50g 优质燕麦,如煮粥做早饭,能使血胆固醇平均下降 39mg/dl,三酰甘油下降 76mg/dl。老年人服燕麦粥时,宜多放水。煮开后宜文火再煮约 10 分钟,此时若再加入牛奶,稍开即可食用,降血脂又补钙,一举两得。

10."黑" 黑木耳。1985 年北京心肺血管医疗研究中心经动物实验及临床观察证实:每日摄入 5～15g 黑木耳有明确的抗血小板聚集、抗凝、降胆固醇作用,其抗血小板聚集作用与小剂量阿司匹林相当。

(三) 适量锻炼和运动

运动是健康的第二基石。医学之父,古希腊名医希波克拉底指出:"阳光、空气、水和体育运动,这是生命和健康的源泉。"适度运动的要诀是"三、五、七"。掌握"三、五、七"的运动是很安全的。"三"指每次步行约 3 千米,时间在 30 分钟以上;"五"指每周要运动 5 次以上,只有规律性地运动才能有效;"七"指运动后心率加年龄约为 170,这样的运动量属中等。运动还有减肥和调节神经系统功能的作用。除跑步或步行外,太极拳对老年人也是很好的运动项目。中老年人一般不提倡举重、百米赛跑等无氧代谢的运动,而提倡以大肌群运动为特征的有氧代谢运动,如步行、慢跑、游泳、骑车、登山、球类、健身操、扭秧歌、跳舞等。

(四) 心理卫生教育

心理平衡是老年人健康长寿处方中第一重要的。保持心理平衡要做到三个"三"。

1. 三个正确 一是正确对待自己,人贵有自知之明,"知人者智,自知者明",明比智更难;二是正确对待他人,心中常有爱心;三是正确对待社会环境,及时地适应环境。

2. **三个快乐**　顺境时要助人为乐；知足常乐；逆境中要自得其乐，不能气馁。

3. **三个既要**　既要全心全意奉献社会，又要尽情享受健康人生；既要有事业心，在事业上力争一流，又要有平常心，在生活上甘于平淡；既要精益求精于专业知识，又要有多姿多彩的休闲爱好。

这样人的心境和情绪、认知和感觉就能有深度和广度，才能"不以物喜，不以己悲"，健康、快乐地生活。

考点提示：老年人保健的行为促进措施

案例2-2

某农村有一位孤寡老人，女，82岁，既往一直身体较健康，自己居住，生活基本自理，近一年多发现双眼白内障，视力几乎为零；而且认知能力有所下降，有痴呆的迹象。

问题： 1. 这位老人没有儿女，还能让她独自居住吗？
2. 应怎样安排老人的养老，使她有人照顾并能治疗疾病。

五、养老方式介绍

随着人口老龄化问题的日益严重，带来的养老问题的困扰越发突出。从经济、政治和文化传统来讲，寻找一种合适的养老方式是解决养老问题的一条出路。

养老方式是老年人同谁在一起、由谁供养和由谁提供服务。具体形式目前分为三类，即家庭养老、社会养老和社区养老。

（一）养老方式分类

1. **家庭养老**　是老年人同子孙后辈们一起生活，由子孙们赡养、照料的养老方式。

中国有尊重、关心、帮助老年人的优良社会风尚，数千年来都把敬老、爱老、养老作为传统美德世代相传，老年人不仅能在物质生活上享受优于家庭的人均生活水平，而且在精神上受到儿孙们的敬重、爱戴，享受天伦之乐。

2. **机构养老**　是老年人在养老院、老年公寓、敬老院、福利院、托老所、干休所等机构安度晚年。老人在这里可以享受全方位的服务，有专门的医务人员定期检查身体，有专门的工人打扫卫生，还有各种老年活动场所如健身房、阅览室、书画室等。在这里都是老年人，便于沟通交流，可以减少心理方面障碍。在中国，机构养老的老年人占老年人总数的1%，美国占10%。

目前由机构养老的老年人大部分是：①个人生活基本不能自理，无直系亲属供养的老人；②个人生活基本不能自理，子女不便照料或不能照料的老年人；③身患慢性病或残障需要长期疗养的老年人；④丧失劳动能力、自愿到养老机构过集体生活的老人等。

3. **社区养老**　是老年人居住在家庭，由社区提供全方位服务，如治疗、康复、护理、生活照顾等的养老方式。因更多老年人愿意在家庭居住，而且又能得到社区的全方位服务，所以社区服务机构及功能建设将顺应社会发展及老年人需求，逐渐加大。

社区服务的主要功能：①社区、村委会建立多功能老年活动中心，负责组织老年人的文、体和保健活动；并安排有特长、有一定劳动能力的老年人继续为社会做贡献，实现老有所为。②单独居住的老年人，当出现生活不能自理时，有三种方式养老：第一种为分散居住，家庭供养的服务方式，即老年人与子女一起居住，由子女或亲属供养、照料；或雇人到家庭服务，社区医疗服务到家。第二种为分散家庭居住，社会化生活服务方式，即社区养老。第三种为社会化集中养老方式，即进集体养老机构养老。

（二）养老内容

养老内容有多方面，主要有经济供养、居住形式和生活服务。

1. **经济供养方式**　目前是以家庭提供经济为主，社会提供为辅；现已开始向以社会提供为主，家庭提供为辅的方式过渡。国务院20世纪90年代开始部署农村社会养老保险制度的试点，民政部制定了《农村社会养老保险基本方案》。全国已有1500多个县（市）开展农村社会养老保险。老年人生活经济来源由家庭供养占3/4，社会供养者占1/4。

2. **居住方式**　是老年人同谁生活在一起，是养老方式的重要方面，它不仅直接决定老年人生活方式，而且与老年人经济供养方式关系密切。老年人居住方式分为社会集中居住和家庭分散居住两大类。

3. **生活服务方式**　老年人生活服务方式是在老年人的物质生活、文化生活、精神生活等方面提供必要的组织、指导、照料、护理及其他各种形式的帮助。人在步入老年后，生理功能逐渐衰退，多数人虽能从事一定的活动，但在日常生活中，有一些较重的家务劳动需要人帮忙；部分老年人生活虽然能自理，但患病时需要人照顾；有些人生活自理能力较弱，或生活基本不能自理。所以老年人仅有经济来源不行，需要家庭、社会提供各种服务，如生活、精神、文化服务、医疗保健方面的服务。总之，需要有丰富多彩的文化生活和精神慰藉，实际的生活照顾，生命健康的保障。

链接

积极老龄化

1999 年是国际老人年。在这一年的世界卫生日，世界卫生组织提出了"积极老龄化"的口号。"积极"一词不仅仅指身体活动能力或参加体力劳动，而且指不断参与社会、经济、文化、精神和公民事务。"积极老龄化"是指在老年时为了提高生活质量，使健康、参与和保障的机会尽可能获得最佳机会的过程，适用于个体和人群。"积极老龄化"的目的在于使所有年龄组的人们，包括那些体弱者、残疾和需要照料者，延长健康预期寿命和提高生活质量。世界卫生组织强调以生命全程观点看待老龄化，老年人不是一个均一的群体，而且随着增龄，个体差异有加大趋势。越来越多的研究表明，一些慢性疾病（如糖尿病和心脏病）的初始危险，在童年早期甚至更早就开始了。因此，在生命各个阶段进行干预，创建支持性的优良环境和促进健康的选择是很重要的。

小 结

老年保健是健康老龄化的必要前提，对老年人尤其是独居、高龄等重点人群，通过医院、社区等多渠道的健康教育，提高保健意识，学习保健知识，增强自我保健的能力，延长健康期望寿命，提高老年人晚年生活质量。在我国结合传统的养老观念，采取多形式的养老方式：家庭、社区、社会养老，家庭和国家的经济保障，使老年人尽可能达到：老有所医、老有所养、老有所乐、老有所学、老有所为。使老年人物质精神生活丰富多彩。

目标检测

A$_1$ 型题

1. 老年保健的重点人群不包括（　　　）
   - A. 新近出院的老年人
   - B. 高龄老年人
   - C. 自理的老年人
   - D. 独居老年人
   - E. 丧偶老年人

2. 老年人自我保健的环节有（　　　）
   - A. 自我检测
   - B. 自我诊断
   - C. 自我治疗及护理
   - D. 自我预防
   - E. 以上都是

3. 老年保健概念提出的国家或组织是（　　　）
   - A. WHO
   - B. 美国
   - C. 中国
   - D. 英国
   - E. 日本

（秦勤爱）

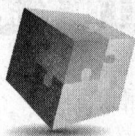

第3章 老年人健康评估

案例 3-1

患者,女,76 岁。跟丈夫在一所 4 层的公寓里共同生活了 35 年。他们有 2 个子女,都长大成人,均在外地工作。患者因脑卒中曾经住进过医院,轻度脑卒中的后果是她的右半边身体功能有一定的障碍,并且说话有些困难。尽管目前她的丈夫在护理她,为她准备所有餐饭,但是这不是长久之计。丈夫也有病,照顾妻子让他不堪重负。社区的工作人员介绍他们请求老年护理服务机构的帮助,老年护理中心的护士首先要对患者做一个全面的评估。

问题:护士需要评估有关患者的哪些方面?

世界卫生组织将健康定义为:健康不仅是指没有疾病和身体缺陷,还要有完整的生理、心理状况和良好的社会适应能力。这一定义揭示了人类健康的本质,指出了健康所涉及的若干方面。因此,全面评估老年人躯体、心理和社会状况是系统获取老年人健康资料的根本方法,是老年人获得优质服务、改善生活质量、适应老年生活、保持独立自主的第一步。健康评估的内容主要包括躯体健康、心理健康、社会功能以及综合反映这三方面功能的生活质量评估。

第1节 老年人躯体评估

老年人躯体健康的评估主要包括:健康史的采集、体格检查、功能状态的评估三个方面。

一、健康史的采集

健康史是关于老年人目前与既往的健康状况、影响因素以及老年人对自己健康状况的认识和反应等方面的主观资料。健康史的采集不仅是评估和进一步形成护理诊断的基础,还为制定和实施护理计划提供依据。

1. 一般资料　姓名、性别、年龄、婚姻状况、民族、职业、籍贯、文化程度、宗教信仰等。

2. 目前的健康状况　了解老年人目前最突出、最明显的症状,有无加重,治疗情况及恢复程度,同时询问近期的睡眠、排泄、性生活等有关情况。

3. 既往史　评估老年人的过去史,手术、外伤史,食物、药物过敏史,由于某些老年病的发生起始于青壮年期,因此对疾病的判断应结合多方面资料,并且详细追问老年人的既往疾病史,如有无冠心病、脑血管疾病等。

4. 家族史　了解家族中有无遗传性疾病,家人的死亡年龄及死亡原因。还需了解家庭成员尤其是老伴对其关心照顾情况等。

5. 活动能力　为了解可能的疾病危险因素,应询问老年人的日常生活能力、生活(行为)方式和兴趣爱好,如生活能否自理,有无吸烟、酗酒等。

6. 营养状态　询问老年人的食欲、食物数量、餐次、是否有摄食障碍,以及对健康和营养状况的自我检测等。

考点提示:对老年人健康史采集时,如何收集资料

二、体格检查

(一) 生命体征

老年人可有以下特点:

1. 体温　基础体温比年轻人稍低,如有感染,常无发热表现,若老年人午后体温比清晨高 1℃以上,应视为发热。

2. 脉率　脉率接近正常成年人,但要注意不规则性,测定时间不应少于 30 秒。

3. 呼吸　呼吸次数比正常成人稍增多,评估时注意呼吸方式与节律、有无呼吸困难。

4. 血压　高血压和直立性低血压在老年人较为多见。平卧 10 分钟后测定血压,然后直立 1、3、5 分钟后各测定血压一次,如直立时任何一次收缩压比卧位时降低≥10mmHg,称为直立性低血压。

(二) 营养状况

评估老年人每日活动量、饮食状况以及有无饮食限制。测量身高、体重,并采用体重指数作为老年人体重状况的判定指标。老年人由于椎间盘萎缩,椎体高度变低,脊柱缩短,导致身高降低,40～60 岁男性平均身高降低 2.3cm,女性降低 2.7cm;老年人体重较中青年减低,我国 40～60 岁男性平均体重降低 3.3kg,女性降低 4.1kg;60～80 男性平均体重降低

4.8kg,女性降低 3.7kg。

(三) 智力、意识状态

评估老年人对周围环境的认识和自身所处状况的识别能力,有助于判断有无颅内病变及代谢性疾病。通过评估老年人的记忆力和定向力,有助于早期阿尔茨海默病的诊断。

(四) 体表

1. 皮肤 评估老年人皮肤的颜色、温度、湿度,皮肤的完整性与特殊感觉;卧床不起的老年人全面检查易发生破损的部位,观察有无压疮。

2. 头发 头发稀少,白发或秃发。

3. 指甲 指甲变黄、厚、硬,灰甲在足趾部更明显。

(五) 头面部

1. 眼睛与视力 评估老年人有无视力损伤,如暗适应、色觉、辨色能力障碍等,是否有老视、青光眼、白内障等。

2. 耳与听力 评估老年人有无老年性聋,甚至听力丧失。检查耳部时,应注意取下助听器,可通过询问、控制音量、手表的滴答声以及耳语来检查听力。

3. 鼻与嗅觉 评估老年人有无嗅觉减退,或对气味的分辨力减退。

4. 口腔 评估口腔黏膜的颜色,有无干燥,是否有经久不愈的黏膜白斑,牙齿的颜色,有无缺失等。

(六) 颈部

颈部检查包括颈部活动范围、颈静脉充盈度及颈部血管杂音、甲状腺等。一般人由于脑膜刺激征出现的颈部强直,在老年人则应同时考虑脑血管病、颈椎病、颈部肌肉损伤、帕金森病等。颈部血管杂音可以是颈动脉粥样硬化狭窄所致,也可以是心脏杂音传向颈部所致。

(七) 胸部

1. 乳房 触诊有无肿块,要高度警惕乳腺癌。男性如有乳房发育,可考虑由于体内激素改变或是药物的副作用。

2. 胸、肺部 视诊、听诊及叩诊同成年人体检。老年人尤其是患有慢性支气管炎者,常呈桶状胸改变,肺部叩诊常为过清音。

3. 心前区 检查心尖搏动位置、心界是否增大,有无杂音。

(八) 腹部

腹壁肌肉松弛,触诊较容易。由于肺扩张,膈肌下降致肋缘下可触及肝脏。随着年龄的增长,膀胱容量减少,很难触诊到膨胀的膀胱。注意腹部有无压痛,有无肿块,听诊肠鸣音有无亢进或减弱。

(九) 脊柱与四肢

老年人肌张力下降,腰脊变平,导致颈部脊柱和头部前倾。椎间盘退行性改变使脊柱后凸。由于关节炎及类似的损害,致使部分关节活动范围受限。评估四肢时,应检查各关节及其活动范围、水肿及动脉搏动情况等,注意有无疼痛、畸形、运动障碍;下肢皮肤溃疡、足冷痛、坏疽以及脚趾循环不良等,常提示下肢动脉供血不足。

(十) 神经反射

随着年龄的增长,神经的传导速度变慢,对刺激反应的时间延长。老年人精神活动能力下降,如记忆力减退、易疲劳、注意力不易集中、反应变慢、动作不协调等。

考点提示:老年人生命体征的特点

三、功能状态的评估

━━❀ **案例 3-1(续)** ❀━━

如何评估患者的自理能力?

功能状态的评估,即评估老年人处理日常生活的能力。老年人的自理功能状态常与健康水平改变有关,并在很大程度上影响着老年人的生活质量。护理人员定期对老年人的功能状态进行客观地评估,对维持和促进老年人的自立性有重要的指导作用。

(一) 功能状态评估的内容

老年人的功能状态受年龄、视力、躯体疾病、运动功能等因素的影响。因此,对老年人的评估要全面结合身体健康、心理健康及社会健康状态进行评估。功能状态的评估包括日常生活活动功能、功能性日常生活活动功能、高级日常生活活动功能三个层次。

1. 日常生活活动功能 日常生活活动功能是老年人最基本的自理能力,是老年人自我照顾、从事每天必需的日常生活的能力。如衣(穿脱衣、鞋、帽,修饰打扮)、食(进餐)、行(行走、变换体位、上下楼)、个人卫生(洗漱、沐浴、如厕、控制大小便),这一层次的功能受限,将影响老年人基本生活需要的满足。日常生活活动功能不仅是评估老年人功能状态的指标,也是评估老年人是否需要补偿服务或评估老年人死亡率的指标。

2. 功能性日常生活活动功能　功能性日常生活活动功能是老年人在家中或寓所内进行自我护理活动的能力，包括购物、家庭清洁和整理、使用电话、做饭、洗衣服、旅游等，这一层次的功能提示老年人是否能独立生活并具备良好的日常生活能力。

3. 高级日常生活活动功能　反映老年人的智能能动性和社会角色功能，包括主动参与社交、娱乐活动、职业等。随着老年期生理变化或疾病的困扰，这种能力可能会逐渐丧失。高级日常生活活动功能的缺失，要比基本日常生活活动功能和功能性日常生活活动功能的缺失出现得早，一旦出现，则预示着更严重的功能下降。

（二）常用的评估工具

在医院、社区、康复中心等开展老年护理时，有以下标准化的评估量表可供护理人员使用。

1. 日常生活活动能力量表　该量表由美国的Lawton和Brody于1969年制定（表3-1）。主要通过14项日常生活状态来评定被试者的日常生活能力。该量表项目细致，简明易懂，便于询问，即使是非专业人员也容易掌握。采用计分法评定，便于记录和统计。

（1）评定说明：评定时按表格逐项询问，如被试者因故不能回答或不能正确回答（如痴呆或失语），则可根据家属、护理人员等知情人的观察评定。量表共有14项，包括两部分内容：一是躯体生活自理量表，共6项：如厕、吃饭、穿衣、梳洗、行走和洗澡；二是工具性日常生活能力量表，共8项：打电话、购物、做饭、做家务、洗衣服、使用交通工具、服药和理财。评分标准分为4级：1＝自己完全可以做；2＝有些困难；3＝需要帮助；4＝自己完全不能做。

（2）评定标准：评定结果可按总分、量表分和单项分进行分析。总分低于16分，为完全正常，大于16分有不同程度的功能下降，最高64分。单项分1分为正常，2～4分为功能下降。凡有2项或2项以上≥3，或总分≥22，为功能有明显障碍。

2. Lawton功能性日常生活能力量表　该量表由美国的Lawton等人制定（表3-2）。此量表将功能性日常生活能力分为7个方面，通过与被测者、家属、护理人员等知情人的交谈或被测者自填问卷，采取计分法评定被测者的功能性日常生活能力。总分值的范围0～14分，分值越高，被评估者的功能性日常生活能力越强。

表3-1　日常生活活动能力量表（ADL）（圈上最合适的情况）

躯体生活自理量表		工具性日常生活能力量表	
项目	评分	项目	评分
吃饭	1　2　3　4	购物	1　2　3　4
如厕	1　2　3　4	做饭	1　2　3　4
穿衣	1　2　3　4	做家务	1　2　3　4
梳洗	1　2　3　4	洗衣服	1　2　3　4
行走	1　2　3　4	使用交通工具	1　2　3　4
洗澡	1　2　3　4	理财	1　2　3　4
		服药	1　2　3　4
		打电话	1　2　3　4

表3-2　功能性日常生活能力量表

评定项目	功能状态	分值
你能自己做饭吗	无需帮助	2
	需要一些帮助	1
	完全不能自己做饭	0
你能自己做家务吗	无需帮助	2
	需要一些帮助	1
	完全不能自己做家务	0
你能自己服药吗	无需帮助（准时服药、剂量准确）	2
	需要一些帮助（需要备药或提醒服药）	1
	完全不能自己服药	0
你能去超过步行距离的地方吗	无需帮助	2
	需要一些帮助	1

评定项目	功能状态	分值
	除非做特别安排,否则完全不能旅行	0
你能去购物吗	无需帮助	2
	需要一些帮助	1
	完全不能出去购物	0
你能自己理财吗	无需帮助	2
	需要一些帮助	1
	完全不能自己理财	0
你能打电话吗	无需帮助	2
	需要一些帮助	1
	完全不能自己打电话	0

考点提示:老年人功能状态的评估方法

第2节 老年人心理评估

伴随机体生理功能的衰退,老年人的心理功能也发生着改变,同时,老年人可能面临退休、丧偶、生活困难、疾病等诸多生活事件,其心理不适应现象也日益增多。因此,正确评估老年人的心理健康状况,对维护和促进老年人的身心健康、有的放矢地进行心理健康指导具有重要的作用。老年人的心理健康具体从人格、认知能力、情绪和情感等方面进行评估。

一、老年人人格的评估

人格,是指一个人比较稳定的、影响其整个行为并使之与他人有所区别的心理特征的总和。人格评估的目的是测定老年人目前的精神状态和有无精神障碍等问题。老年人人格评定的方法可用投射法和问卷法,护理人员在评估时应结合老年人日常生活的行为状况、习惯、生活经历等资料进行综合评价。

1. 投射法 投射法是让被试者通过一定的媒介,建立起自己的想象世界,在无拘束的情景中,显露出其个性特征的一种个性测试方法。测试中的媒介,可以是一些没有规则的线条,也可以是一些有意义的图片,也可以是一些有头没尾的句子,也可是一个故事的开头,让被试者来编故事的结尾。通过不同的回答和反应,可以了解老年人的自我功能、人格特点、自我认识等。投射技术包括罗夏墨迹测验、逆境对话测验、语句完成测验等。

2. 问卷法 问卷法主要指自陈式人格问卷和人格检查表,具有内容明确、容易回答、计分简便、应用广泛的特点。常用的评估工具包括艾森克人格问卷、明尼苏达多项人格测验和卡特尔16因素人格测验(16PF)。

二、认知状态的评估

认知反映了个体的思维能力,是认识、理解、判断、推理事物的过程,并通过个体的行为和语言表达出来。认知状态的评估对判断老年人的独立生活能力和生活质量有重要的作用。护士可以通过观察访谈和心理测试两种方法来评估老年人的认知状态。

(一) 观察与访谈法

1. 记忆力 通过交流了解其对过去和近期内一些事情的记忆情况。

2. 想象力 出一个与自己有关的题目,是否能根据要求设想出符合现实生活的梦境。

3. 判断力 出一些常识性问题,请老年人回答,观察其判断能力。

4. 观察力 让老年人仔细观察日常生活片段并说出大致内容,判断正误。

5. 思维和表达能力 叙述一些有关联的事情,让老人思考并应答,观察其综合分析及语言表达能力是否正常。

(二) 心理测试法

目前,最普及的测试方法是简易智力状态检查和简易操作智力状态检查。

1. 简易精神状态量表 由Folsten于1975年编制(表3-3),是最具影响力的认知缺损筛选工具之一。其方法简便,易于掌握,主要用于筛查有认知缺损的老年人,适用于社区和人群调查。评定方法:评定者直接询问被评估者,一次检查需要5~10分钟。回答或操作正确记"1分",错误记"0分",全部答对总分为30分,正常与不正常的分界值与受教育程度有关:文盲组(未受教育)17分,小学组(受教育年限≤6年)20

分,中学及以上学历组(受教育年限>6年)24分。总分在分界值以下认为有认知功能缺陷。

表3-3 简易精神状态量表

项目	正确	错误
1. 时间定向		
现在是:		
哪一年?	1	0
哪一季节?	1	0
几月份?	1	0
几号?	1	0
星期几?	1	0
2. 地点定向		
我们在:		
哪个国家?	1	0
哪个城市?	1	0
什么地址?	1	0
哪个医院?	1	0
第几层楼?	1	0
3. 表达		
复述以下3个物体的名称(由检查者先连续说出)		
手表	1	0
钢笔	1	0
眼镜	1	0
4. 注意力和计算能力		
计算:		
93-7=?	1	0
86-7=?	1	0
79-7=?	1	0
72-7=?	1	0
5. 记忆力		
回忆刚才复述过的3个物体名称		
手表	1	0
钢笔	1	0
眼镜	1	0
6. 语言		
说出所示物体名称		
帽子(评估者手指帽子)	1	0
毛巾(评估者手指毛巾)	1	0
7. 复述"四十只石狮子"	1	0
8. 朗读卡片上的句子		
"闭上您的眼睛"	1	0
9. 按卡片所写的做		
用右手拿一张纸	1	0

续表

项目	正确	错误
两手将它对折	1	0
然后放在大腿上	1	0
10. 说一个完整有意义的句子(要有主语、谓语,且有一定意义)	1	0
11. 模仿画出下图(两个五边形交叉形成一个四边形)	1	0

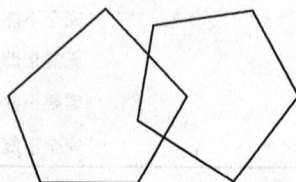

2. 简易操作智力状态问卷 由Pfeiffer于1975年编制,共10个问题。操作简易,花费时间少。评估内容包括定向、短期记忆、长期记忆和注意力。如:"今天星期几"、"今天几号"、"你在哪儿出生"、"你家的电话号码是多少"、"你今年几岁"、"您的家庭住址是什么"、"计算20减3并一直减下去"等。此问卷比较注重定向力的测验,对于记忆力和注意力方面的测量项目少,适用于评定老年人认知状态改变前后的比较。

三、情绪与情感评估

情绪与健康的关系十分密切,是判断身心健康的重要标志。情绪评估常包括焦虑和抑郁两个方面的评估。

> **案例3-2**
>
> 患者,男,60岁。大学教师,最近刚退休,其妻已去世10年,两个儿子均在外地工作。自退休以来,患者不常外出,一个人在家,主要看报纸和新闻,老朋友来访时发现其莫名其妙的焦虑、烦躁、紧张。
>
> 问题:1. 应从哪些方面评估他的问题?
> 　　　2. 评估方法有哪些?
> 　　　3. 常用哪些测验量表?

(一)焦虑

焦虑被界定为有强烈的内部不适感、畏惧、唯恐要发生什么糟糕的事,同时伴有呼吸过快、高度紧张、头痛或颤抖等躯体症状,是人们对环境中一些即将面临的、可能会造成危险的重大事件,或者预示要做出重大努力的情况进行适应时,心理上出现的一种紧张和不愉快的期待情绪。焦虑常常表现为紧张、不安、急躁、过于忧虑、失眠、情绪易激动等,但又说不出具体明确的焦虑对象。常用评估焦虑的方法有三种：

1. 观察与访谈 评估者观察老年人的言行举止，有无焦虑的表现。也可询问老年人，有无紧张、不安等焦虑的症状。

2. 焦虑可视化标尺技术 被评估者在可视化标尺上标明自己的焦虑程度(图3-1)。

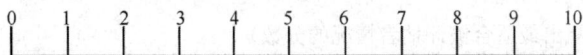

图 3-1 焦虑可视化标尺

3. 心理测量 通过心理测量量表评估老年人的焦虑程度，常用的量表有汉密尔顿焦虑量表(表3-4)。它是由 Hamilton 于 1959 年编制，是精神科临床中常用的量表之一。本量表包括 14 个反映焦虑症状的项目，主要涉及躯体性焦虑和精神性焦虑两大类因子结构。

表 3-4 汉密尔顿焦虑量表(HAMA)

项目	主要表现
焦虑心境	担心、担忧，感到有最坏的事情将要发生，容易激惹
紧张	紧张感、易疲劳、不能放松，情绪反应，易哭、颤抖，感到不安
害怕	害怕黑暗、陌生人、一人独处、动物、乘车或旅行及人多的场合
失眠	难以入睡、易醒、睡的不深、多梦、梦魇、夜惊、醒后感疲倦
认知功能	记忆、注意障碍、注意力不能集中，记忆力差
抑郁心境	丧失兴趣、对以往爱好缺乏快感、抑郁、早醒、昼重夜轻
肌肉系统症状	肌肉酸痛、活动不灵活、肌肉或肢体抽动、牙齿打颤、声音发抖
感觉系统症状	视物模糊、发冷发热、软弱无力感、浑身刺痛
心血管系统症状	心动过速、心悸、胸痛、血管跳动感、晕倒感、心搏脱漏
呼吸系统症状	胸闷、窒息感、叹息、呼吸困难
胃肠道症状	吞咽困难、嗳气、消化不良(进食后腹痛、胃部烧灼感、腹胀、恶心、胃部饱感)、肠动感、肠鸣音、腹泻、体重减轻、便秘
生殖泌尿系统症状	尿意频数、尿急、停经、性冷淡、过早射精、勃起不能、阳痿
自主神经系统症状	口干、潮红、苍白、易出汗、易起"鸡皮疙瘩"、紧张性头痛、毛发竖起
会谈时行为表现	一般表现：紧张、不能松弛、忐忑不安、咬手指、紧紧握拳、摸弄手帕、面肌抽动、不停动足 手发抖、皱眉、表情僵硬、肌张力高、叹息样呼吸、面色苍白 生理表现：吞咽、打嗝、安静时心率快、呼吸快(20次/分以上)、腱反射亢进、震颤、瞳孔放大、眼睑跳动、易出汗、眼球突出

(1) 评定方法：HAMA 应由 2 名经过训练的评定员进行联合检查，一般采用交谈和观察的方式，待检查结束后，2 名评定员独立评分。在评估心理或药物干预前后焦虑症状的改善情况时，首先在入组时评定当时的情况，然后在干预 2～6 周后再次评定来比较焦虑症状严重程度和症状谱的变化。

(2) 评分标准：HAMA 的得分为总分和因子分。总分即所有项目评分的算术和，为 0～56 分。HAMA 有两个因子，每个因子所包含的所有项目得分总和即因子分。躯体性焦虑因子：由肌肉系统症状、感觉系统症状、心血管系统症状、呼吸系统症状、胃肠道症状、生殖泌尿系统症状和自主神经系统症状 7 项组成。精神性焦虑：由焦虑心境、紧张、害怕、失眠、认知功能、抑郁心境以及会谈时行为表现 7 项组成。HAMA 所有项目采用 0～4 分的 5 级评分法，各级的标准为：0＝无症状；1＝轻度；2＝中度，有症状，但不影响生活和劳动；3＝重度，已影响生活和劳动；4＝极重，严重影响生活。

(3) 结果分析：HAMA 总分能较好地反映焦虑症状的严重程度。总分可以用来评价焦虑和抑郁障碍患者焦虑症状的严重程度和对各种药物、心理干预效果的评估。按照我国量表协作组提供的资料，总分超过 29 分，可能为严重焦虑；超过 21 分，肯定有明显焦虑；超过 14 分，肯定有焦虑；超过 7 分，可能有焦虑；小于 7 分，没有焦虑症状。一般来说，HAMA 总分高于 14 分，提示被评估者具有临床意义的焦虑症状。通过对 HAMA 躯体性和精神性两大类因子分析，不仅可以具体反映患者的精神病理学，也可反映靶症状群的治疗结果。

(二) 抑郁

案例 3-3

患者，女，79 岁。自老伴去世后，情绪一直很低落，近来对自己原本非常喜欢的舞蹈也失去了兴趣、感觉活着没有意义，每天都有失眠的表现。

问题：1. 该老人发生了什么方面的问题？
2. 你可以用什么方法对老人的问题进行评估？

抑郁是个体失去某种其重视或追求的东西时产生的情绪状态，其特征是情绪低落、悲哀、自责、性欲减退等表现。常用评估抑郁的方法有以下三种。

1. 访谈与观察 通过询问、观察、综合判断老年人有无抑郁情绪存在，如在和抑郁老人面谈的时候，常会感觉老人不在意自己的生活，或者不能打起精神参加任何活动，也可能会在回答许多问题时说"我不知道"，不大会尽力去想答案等。

2. 抑郁可视化标尺技术 请被评估者在可视化标尺相应位点上标明其抑郁程度(图3-2)。

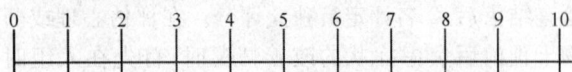

```
0   1   2   3   4   5   6   7   8   9   10
|---|---|---|---|---|---|---|---|---|---|
```

图3-2 抑郁可视化标尺

3. 心理测验 常用于评估抑郁的量表有汉密尔顿抑郁量表(表3-5)。汉密尔顿抑郁量表由 Hamilton 于 1960 年编制,是临床上评定抑郁状态时应用最为普遍的量表。本量表有 17 项、21 项和 24 项等 3 种版本,这里选用的是 24 项版本。这些项目包括抑郁所涉及的各种症状,并可归纳为 7 类因子结构。

表3-5 汉密尔顿抑郁量表(HAMD)(圈出最适合被评估者情况的分数)

项目	分数
1. 抑郁情绪	0 没有
	1 只在问到时才诉述
	2 在访谈中自发地表达
	3 不用言语也可以从表情、姿势、声音或欲哭中流露出这种情绪
	4 患者的自发言语和非语言表情动作几乎完全表现为这种情绪
2. 有罪感	0 没有
	1 责备自己,感到自己已连累他人
	2 认为自己犯了罪,或反复思考以往的过失和错误
	3 认为目前的疾病,是对自己错误的惩罚,或有罪恶妄想
	4 罪恶妄想伴有指责或威胁性幻觉
3. 自杀	0 没有
	1 觉得活着没有意义
	2 希望自己已经死去,或常想到与死有关的事
	3 消极观念、自杀念头
	4 有严重自杀行为
4. 入睡困难	0 没有
	1 主诉有入睡困难,上床半小时后仍不能入睡,要注意平时患者入睡的时间
	2 主诉每晚均有入睡困难
5. 睡眠不深	0 没有
	1 睡眠浅,多噩梦
	2 晚12点钟以前曾醒来,不包括上厕所
6. 早醒	0 没有
	1 有早醒,比平时早醒1小时,但能重新入睡,应排除平时的习惯
	2 早醒后无法重新入睡
7. 工作和兴趣(旁人的评价)	0 没有
	1 提问时才诉述
	2 自发地直接或间接表达对活动、工作或学习失去兴趣,如感到没精打采,犹豫不决,不能坚持或需强迫自己去工作或活动
	3 活动时间减少或成效下降,住院患者每天参加病房劳动或娱乐不满3小时
	4 因目前的疾病而停止工作,住院者不参加任何活动或者没有他人帮助便不能完成病室日常事务
8. 阻滞(最好是专业人士观察:指思维和言语缓慢,注意力难以集中,主动性减退)	0 没有
	1 精神检查中发现轻度阻滞
	2 精神检查中发现明显阻滞
	3 精神检查进行困难
	4 完全不能回答问题,木僵

续表

项目	分数
9. 激越	0 没有
	1 检查时有些心神不定
	2 明显心神不定或小动作多
	3 不能静坐,检查中曾起立
	4 搓手、咬手指、扯头发、咬嘴唇
10. 精神性焦虑	0 没有
	1 问及才诉述
	2 自发地表达
	3 表情和言谈流露出明显忧虑
	4 明显惊恐
11. 躯体性焦虑(专业人士观察:口干、腹胀、腹泻、打呃、腹绞痛、心悸、头痛、过度换气和叹气,以及尿频和出汗)	0 没有
	1 轻度
	2 中度,有肯定的上述症状
	3 重度,上述症状严重,影响生活或需要处理
	4 严重影响生活和活动
12. 胃肠道症状	0 没有
	1 食欲减退,但不需他人鼓励便自行进食
	2 进食需他人催促或请求,需要应用泻药或助消化药
13. 全身症状(四肢、背部或颈部沉重感,背痛、头痛、肌肉疼痛,全身乏力或疲倦,性欲减退,月经紊乱等)	0 没有
	1 轻度
	2 中度
	3 重度
	4 极重度
14. 性症状	0 没有
	1 轻度
	2 重度
	3 其他:不能肯定
15. 疑病	0 没有
	1 对身体过分关注
	2 反复考虑健康问题
	3 有疑病妄想
	4 伴幻觉的疑病妄想
16. 体重减轻(按病史评定)	0 没有
	1 患者诉述可能有体重减轻
	2 肯定体重减轻。按体重记录评定:①一周内体重减轻超过 0.5 千克;②一周内体重减轻超过 1 千克
17. 自知力	0 知道自己有病,表现为抑郁
	1 知道自己有病,但归咎为伙食太差、环境问题、工作过忙、病毒感染或需要休息
	2 完全否认有病
18. 日夜变化(如果症状在早晨或傍晚加重,先指出是哪一种,然后按其变化程度评分,早晨变化评早晨,傍晚变化评傍晚)	0 早晨傍晚无区别
	1 早晨轻度加重
	2 傍晚轻度加重
	3 早晨严重加重
	4 傍晚严重加重

续表

项目	分数
19. 人格解体或现实解体(指非真实感 或虚无妄想)	0 没有
	1 问及才诉述
	2 自然诉述
	3 有虚无妄想
	4 伴幻觉的虚无妄想
20. 偏执症状	0 没有
	1 有猜疑
	2 有牵连观念
	3 有关系妄想或被害妄想
	4 伴幻觉的关系妄想或被害妄想
21. 强迫症状(旁人的评价:指强迫思维 和强迫行为)	0 没有
	1 问及才诉述
	2 自发诉述
22. 绝望感	0 没有
	1 有时怀疑"情况是否会好转",但解释后能接受
	2 持续感到"没有希望",但解释后能接受
	3 对未来感到灰心、悲观和失望,解释后不能解除
	4 自动地反复诉述"我的病好不了啦"诸如此类的情况
23. 能力减退感	0 没有
	1 仅于提问时方引出主观体验
	2 患者主动表示有能力减退感
	3 需鼓励、指导和安慰才能完成病室日常事务或个人卫生
	4 穿衣、梳洗、进食、铺床或个人卫生均需他人协助
24. 自卑感	0 没有
	1 仅在询问时诉述有自卑感,"我不如他人"
	2 自动地诉述有自卑感
	3 患者主动诉述,"我一无是处"或"低人一等",与评2分者只是程度上的差别
	4 自卑感达妄想的程度,例如"我是废物"或类似情况

(1)评定方法:一般采用交谈和观察的方式,由两名经过训练的评定员对被评定者进行联合检查,待检查结束后,两名评定员独立评分。在评估心理或药物干预前后抑郁症状的改善情况时,首先在入组时评定当时或入组前一周的情况,然后在干预2~6周后再次评定来比较抑郁症状严重程度和症状谱的变化。

(2)评分标准:HAMD大部分项目采用0~4分的5级评分法:0=无,1=轻度,2=中度,3=重度,4=很重。少数项目评分为0~2分的3级评分法:0=无,1=轻~中度,2=重度。按照Davis JM的界限划分标准,总分>35分可能为严重抑郁;总分>20分,可能是轻或中度抑郁;总分<8分,没有抑郁。

考点提示:老年人情绪与情感的评估方法

第3节　老年人社会评估

案例3-4

患者,女,67岁。生有一子,因住房紧张,老两口与儿子、儿媳住在一起。患者性格倔强,与儿媳相处不睦,患者有高血压史,两天前与儿媳发生摩擦后突然脑卒中,住院治疗。

问题:护士在对其进行评估时除生理和心理状态之外,还需评估哪些内容?

要全面认识和衡量老年人的健康水平,除生理、心理评估外,还应评估其社会状态。社会健康评估应对老年人的社会健康状况和社会功能进行评定,具体包括角色功能、所处环境、文化背景、家庭状况等。

一、角色功能的评估

角色是对一个人与另一个人的关系或者是与社会设置的关系厘定的成套的期望行为形态。角色理论假定,人生有一系列顺序排列的角色,老年人是否能调整好自己的角色以安度晚年,取决于他们从青年和中年时的角色过渡到与老年有关角色的能力。中年时角色可能是父母、工作人员、配偶,对老年人来说,这些角色可能要改变为与年老有关的角色,诸如祖父母、退休人员和丧偶者。老年人会丧失一些中年的角色,得到一些新角色。一个人的自尊和社会身份深深地与这些社会角色维系在一起。当老年人能够从过去的一套角色过渡到与年龄规范匹配的角色时,就能有成功的老年。当人们不能做到这一转换,或者不能找到新角色替代老角色时,就会对年老不满。若能与社会中的其他人调整出新角色,便可以预测出老年人能成功地适应老年生活。具体可通过开放式问询、观察等方法从以下三个方面进行评估。

1. 角色的承担

(1) 一般角色:了解老年人过去的职业、离退休年份和现在有无工作,有助于防范由退休所带来的不良影响,也可以确定目前的角色是否适应。

(2) 家庭角色:老年人离开工作岗位后,家庭成了主要的生活场所,并且大部分家庭有了第三代,老年人由父母的位置上升到祖父母的位置,增加了老年人的家庭角色;老年期又是丧偶的主要阶段,若老伴去世,则要失去一些角色。另外,性生活的评估,可以了解老年人的夫妻角色功能,有助于判断老年人社会角色及家庭角色型态。

(3) 社会角色:社会关系型态的评估,可提供有关自我概念和社会支持资源的信息。收集老年人每日活动的资料,对其社会活动进行评价,如果被评估者对每日活动不能明确表述,提示社会角色缺失或是不能融合到社会生活中去。

2. 角色的感知 询问老年人是否了解自己的角色权利和义务,让老年人描述对自己角色的感知和对其所承担角色的期待,年老对自己生活方式、人际关系方面的影响。

3. 角色的满意度 让老年人描述对自己承担的角色是否满意以及与自己的角色期望是否相符,观察有无角色适应不良的身心行为反应,如头痛、头晕、疲乏、睡眠障碍、焦虑、抑郁、忽略自己等表现。

二、家庭评估

家庭是由婚姻、血缘或收养而产生的亲属间共同生活的一个群体。对于老年人来说,家庭是其主要的、甚至是唯一的生活环境,融洽的家庭关系、良好的家庭环境有助于老年人的身心健康。全面系统的家庭评估有助于了解家庭对老年人健康的影响、对老年人的照顾程度等,从而制定有效地促进老年人健康的护理方法。

> **链接**
>
> **我国常见的家庭类型**
>
> 1. 核心家庭:是指由已婚夫妇和未婚子女或收养子女两代组成的家庭。核心家庭已成为我国主要的家庭类型。
>
> 2. 主干家庭:又称直系家庭。主干家庭是指由父母、有孩子的已婚子女三代人所组成的家庭。在我国,主干家庭曾为主要家庭类型,但随着社会的发展,此家庭类型已不再占主导地位。
>
> 3. 联合家庭:指包括父母、已婚子女、未婚子女、孙子女、曾孙子女等几代居住在一起的家庭。
>
> 4. 单亲家庭:是指由离异、丧偶或未婚的单身父亲或母亲及其子女或领养子女组成的家庭。
>
> 5. 重组家庭:指夫妇双方至少有一人已经历过一次婚姻,并可有一个或多个前次婚姻的子女及夫妇重组后的共同子女。
>
> 6. 丁克家庭:是指由夫妇两人组成的无子女家庭。目前,丁克家庭的数量在我国逐渐增多。

(一) 家庭评估的内容

1. 家庭成员基本资料 主要包括老年人家庭成员的姓名、性别、年龄、受教育程度、职业和健康状况。

2. 家庭结构评估 包括家庭类型、家庭角色、家庭权力中心、家庭的感情氛围、沟通方式、家庭健康价值观等。

3. 家庭功能评估

(1) 情感支持功能:即家庭危机时的应对能力、凝聚力、家庭全体向上的协同力。

(2) 保健功能:即家庭成员对健康知识的了解程度、对老年人的照顾能力、照顾水平等。

(3) 经济功能:家庭的主要经济来源、消费观点、用于医药保健方面的费用等。

(二) 家庭评估方法

1. 问询 是对家庭成员基本资料、家庭结构等资料采集的常用方法。

2. 量表评估 问卷评估经常用于家庭功能的评估。常用评估表为 APGAR 家庭功能评估量表(表3-6)。量表包括:适应度(A, adaptation);合作度(P, partnership);成长度(G, growth);情感度(A, affection);亲密度(R, resolve)。量表根据相关评估项目出现的频度记分,"经常"记2分,"有时"记1分,"很少"记0分。总分7~10分为家庭功能无障碍,总分4~6分为家庭功能轻度障碍,总分0~3分为家庭功能严重障碍。

表 3-6　APGAR 家庭功能评估量表　　　　　　　　　　　续表

项目	经常	有时	很少
当我遇到困难时,可以从家人处得到满意的帮助			
补充说明:			
我很满意家人与我讨论各种事情以及分担问题的方式			
补充说明:			
当我希望从事新的活动或发展时,家人能接受并给予支持			
补充说明:			
我很满意家人对我表达情感的方式和对我的愤度、悲伤等情绪反应			
补充说明:			
我很满意家人与我共度美好时光的方式			
补充说明:			

三、环境评估

环境是人类生存空间中任何一种客观存在,是人类赖以生存与发展的社会和物质条件的综合体。人类的健康离不开生存的环境,环境对健康产生直接的影响。通过评估老年人的生活环境,去除妨碍他们生活、行为的不利因素,帮助老年人建立一个安全、方便、适用、舒适、美观的生活环境,有助于提高老年人的生活质量。

(一) 物理环境

物理环境是指一切存在于机体外环境的物理因素的总和,包括生活环境、住房条件、社区的特殊资源等,可以通过询问和家访的形式进行环境评估,其中重点评估内容为居家安全环境,见表 3-7。

表 3-7　老年人居家安全查验单

运用本查验单查看老年人家中可能存在的安全隐患。每个问题用"是"或"否"来回答。完成以后核对单子,对需要注意的项目采取行动,消除隐患。

1. 房间的光线是否充足	是	否
2. 房间的温湿度是否合适	是	否
3. 灯具、外接物品以及电话线是否放置在无人走动的地方	是	否
4. 电源插座是否状态良好,是否有磨损或爆裂声	是	否
5. 地板和地毯是否防滑	是	否
6. 紧急呼叫号码是否张贴在电话上或贴在电话附近	是	否
7. 煤气、炉火、煤油炉是否恰当地放置在空气流通的地方	是	否
8. 电热器是否放置在不会被撞翻的地方	是	否
9. 各房间之间的所有门厅、过道和其他人来人往的地方是否有充足的照明	是	否
10. 房屋的出口和通道是否畅通	是	否
11. 浴缸和淋浴的地方是否安放了防滑垫	是	否
12. 浴室门是否内外均可打开	是	否
13. 卫生间的便器是否为坐便器	是	否
14. 便器旁边是否有扶手	是	否
15. 药物是否放在原来装它的容器中并有清楚的标志	是	否
16. 楼梯是否安装了扶手	是	否
17. 楼梯间的照明是否充足以防跌滑	是	否

(二) 社会环境

社会环境不但影响疾病的发生,而且对疾病的治疗和康复影响很大。因此,社会政治制度、经济环境与家庭收入、个人受教育程度、职业、生活水平、宗教、文化信念、风俗习惯、生活方式、人际关系等社会因素也是影响健康的重要因素。

1. 社会制度　不同的社会制度对健康的影响不同,评估社会制度对健康的影响,主要是评估社会制度下的劳动卫生条件、生活水平、医疗卫生保健制度、医疗保险制度等对老年人健康的影响。

2. 经济状况　经济状况对人体健康有直接影响,经济评估主要是评估经济来源、经济收入、居住条件、卫生条件、有无经济困难、是否有能力支付医药费等。

3. 生活方式　不同的生活方式对老年人的健康状况影响不同。生活方式的评估主要包括饮食习惯、卫生习惯、休息睡眠状态、娱乐休闲方式等,重点评估有无吸烟、酗酒、不良饮食习惯等。

4. 人际关系　人际关系对老年人的身心健康更具重要性,人际关系主要评估朋友、家人、邻居、社区与老年人的关系是否和睦、对老年人是否尊重、家人对老年人的关心照顾是否周到。

5. 文化背景　不同的文化背景也会影响人的健康。文化背景主要评估其文化程度、对疾病的认识程度等。

第4节　老年人健康评估的注意事项

老年人由于生理功能的衰退,感官功能的缺损以及认知功能的改变,接受信息和沟通能力均有所下降,因此护理人员收集老年人的健康资料时,应了解老年人身心变化的特点,遵循以老年人为中心的原则,正确应用沟通技巧,做出准确的判断。

一、评估时常见的问题

(一) 记忆不确切

老年人随着年龄的增长,记忆功能逐渐减退。多数老年人对发病时间、发病经过比较模糊,有时次序颠倒,重点不突出。

(二) 反应迟钝,表述不清

由于老年人常有老年性耳聋,认知功能障碍,使其对所提问题反应迟钝,回答问题常不具体、不准确,甚至答非所问。

(三) 主诉与症状不相符

老年人常因同时患有多种疾病和社会、心理问题等因素,容易出现主诉多、重叠,且与症状不相符合的现象。

(四) 其他

有些老年人可能会隐瞒症状,如恐惧某些检查和治疗措施、担心费用问题等。部分老年人由于脑功能受损或认知障碍,也会夸大疾病事实。

二、健康评估的注意事项

(一) 选择合适的环境和时间

选择安静、舒适,光线柔和、温湿度适宜的评估环境,老年人与成年人相比容易受凉,在体格检查时应注意调节室内温度,一般要求室温在 22～24℃;对于伴有听力下降的老年人,要与其面对面,使其能看清护理人员的表情及口型。要选择一个老人不疲倦或感觉尚好的时候做评估,如对于有某种器质性脑损伤的老人,早晨和傍晚可能是一天中比较迷糊的时候,如果要准确了解老人的健康史,那么这两个时间段就不是做评估的适宜时间;由于老年人动作较迟缓,一次完成健康评估需要较长时间,为避免老年人劳累,必要时可分时分段进行。

(二) 建立良好的护患关系

采集前,应首先向老年人作自我介绍,并说明采集目的。交谈时,语速要慢,语音要清晰,要有适当的停顿和重复。在询问时,应让老年人有充足的时间回忆过去发生的事件,避免催促,仔细倾听,显示出对老年人回答的关心和兴趣,并表示理解、认可和同情。

(三) 选择得当的方法

根据评估的要求,选择合适的体位。有条件者可准备检查床,床的高度应低于普通病床,易于起降。对老年人进行痛觉、温觉检查时,由于老年期一些触、感觉功能减退或消失,需要较强的刺激才能引出,故应注意刺激强度适当,不要损伤老年人。

(四) 使用必要的辅助工具

对于某些语言表达障碍而思维功能正常的老年人,可采用文字或图画等书面形式沟通,必要时可向家属或照顾者了解详细情况。

(五) 注意恰当的非语言沟通

在采集过程中,始终保持与老年人的目光接触,并使用必要的手势和良好的肢体语言等。触摸是重要的交流手段,可传递"我关心您、支持您、照顾您"的信息,但要注意文化的差异。

考点提示:健康评估注意事项

第5节 老年人生活质量综合评估

随着医学模式的转变,老年保健的目标不是追求延长生命,而是趋向于提高生命质量,达到健康老龄化。由此而来,新的健康评价指标——生活质量的评价被广泛地应用于老年护理领域。中国老年医学会对生活质量的定义为:60 岁或 65 岁以上的老年人群身体、精神、家庭和生活满意的程度和老年人对生活的全面评价。

一、老年人生活质量的评估内容

评价某个人或某群体的生活质量,是要通过对他或他们生活中的一些内容测定才能反映出来。评估时要以老年人的体验为基础进行评价,不仅要评定受试者生活的客观状态,同时还要注意其主观评价。有学者认为生活质量的评估应包括生理、功能、心理、社会、精神五个方面。结合我国广大学者的研究,老年人生活质量测定的内容主要包括:健康状况、日常生活功能、家庭状况、社会交往、经济状况、心理健康状况、体格检查、实验室检查。

二、老年人生活质量的测评工具

(一) 生活满意度指数

该量表是老年研究中的一个重要指标,用以测量老年人的心理、生理、心情、兴趣主观完美状态评估的一致性，它是生活质量的重要标志之一，与人们的心身健康状况密切相关。量表利用 20 项问题反映生活的满意程度，总分越高，对生活的满意程度越高。具体分级如下：总分在 31～35 分：对生活特别满意；26～30 分：非常满意；21～25 分：大体满意；20 分：无所谓满意不满意；15～19 分：不大满意；10～14 分：不满意；5～9 分：特别不满意。见表 3-8。

表 3-8　生活满意指数(LSIA)

项目	同意	不同意
1. 当我老了以后发现事情似乎要比原先想象得好	2	0
2. 与我所认识的多数人相比，我更好地把握了生活中的机遇	2	0
3. 现在是我一生中最沉闷的时期	0	2
4. 我现在和年轻时一样幸福	2	0
5. 我的生活原本应该更好些	0	2
6. 现在是我一生中最美好的时光	2	0
7. 我所做的事多半是令人厌烦和单调乏味的	0	2
8. 我估计最近能遇到一些有趣的和令人愉快的事	2	0
9. 我现在做的事和以前做的事一样有趣	2	0
10. 我感到老了，有些累了	0	2
11. 我感到自己确实上了年纪，但我并不为此而烦恼	2	0
12. 回首往事，我相当满足	2	0
13. 即使能改变自己的过去，我也不愿有所改变	2	0
14. 与其他同龄人相比，我曾做出过较多愚蠢的决定	0	2
15. 与其他同龄人相比，我的外表较年轻	2	0
16. 我已经为一个月甚至一年后该做的事制订了计划	2	0
17. 回首往事，我有许多想得到的东西均未得到	0	2
18. 与其他人相比，我惨遭失败的次数太多了	0	2
19. 我在生活中得到了相当多我所期望的东西	2	0
20. 不管人们怎样说，许多普通人是越过越糟，而不是越过越好了	0	2

（二）老年人生活质量调查表

该量表由中华医学会老年医学分会流行病学组制订，内容包括健康状况、生活习惯、日常生活功能、家庭和睦、居住条件、经济收入、营养状况、心理卫生、生活满意度、体能检查等方面，每个方面良为 3 分，中为 2 分，差为 1 分，总评分 30～33 分为良，22～29 分为中，11～21 分为差（表 3-9）。

表 3-9　老年人生活质量调查表

项目	得分
身体健康	
1. 疾病症状	
(1) 无明显病痛	3 分
(2) 间或有病痛	2 分
(3) 经常有病痛	1 分
2. 慢性疾病	
(1) 无重要慢性病	3 分
(2) 有，但不影响生活	2 分
(3) 有，影响生活功能	1 分
3. 畸形残疾	
(1) 无	3 分
(2) 有（轻、中度驼背），不影响生活	2 分
(3) 畸形或因病致残，丧失部分生活能力	1 分
4. 日常生活功能	
(1) 能适当劳动、爬山、参加体育活动，生活完全自理	3 分
(2) 做饭、管理钱财、料理家务、上楼、外出坐车等有时需人帮助	2 分
(3) 丧失独立生活能力	1 分
本项共计得分：	
心理健康	
5. 情绪、性格	
(1) 情绪稳定，性格开朗，生活满足	3 分
(2) 有时易激动、紧张、忧郁	2 分
(3) 经常忧郁、焦虑、压抑、情绪消沉	1 分
6. 智力	
(1) 思维能力、注意力、记忆力都较好	3 分
(2) 智力有些下降，注意力不集中，遇事易忘，但不影响生活	2 分
(3) 智力明显下降，说话无重点，思路不清晰，健忘、呆板	1 分
7. 生活满意度	
(1) 夫妻、子女、生活条件、医疗保健、人际关系等都基本满意	3 分
(2) 某些方面不够满意	2 分
(3) 生活满意度差，到处看不惯，自感孤独苦闷	1 分
本项共计得分：	
社会适应	
8. 人际关系	
(1) 夫妻、子女、亲戚朋友之间关系融洽	3 分
(2) 某些方面虽有矛盾，仍互相往来，相处尚可	2 分
(3) 家庭矛盾多，亲朋往来少，孤独	1 分
9. 社会活动	
(1) 积极参加社会活动，在社团中任职，关心国家集体大事	3 分

续表

项目	得分
(2) 经常参加社会活动,有社会交往	2分
(3) 不参加社会活动,生活孤独	1分
	本项共计得分:

环境适应

10.生活方式

(1) 生活方式合理,无烟、酒嗜好	3分
(2) 生活方式基本合理,已戒烟,酒不过量	2分
(3) 生活无规律,嗜烟、酗酒	1分

11.环境条件

(1) 居住环境、经济收入、医疗保障较好,社会服务日臻完善	3分
(2) 居住环境不尽如人意,有基本生活保障	2分
(3) 住房、经济收入、医疗费用等造成生活困难	1分
	本项共计得分:

共计得分:

小 结

全面、综合性地评估老人的生理、心理和社会生活功能是帮助老人获得专业护理服务和资源、改善生活质量的第一步。良好的评估技巧要求护理人员拥有扎实的理论基础和耐心的态度。通过评估,得出老人在身体、心理、精神、社会生活、日常生活能力和居家环境方面的功能状况,最终决定对老年人未来的护理干预措施和目标。

目标检测

A₁ 型题

1. 下列不属于老年人健康史评估内容的是(　　)
   A. 现病史　　　　B. 家族史
   C. 外伤史　　　　D. 有无过敏史
   E. 有无心脑血管疾病的危险因素

2. 下列哪项不属于老年人生命体征的特点(　　)
   A. 老年人脉率接近正常成年人
   B. 老年人基础体温比青年人高
   C. 老年人血压增高
   D. 呼吸次数比正常成人稍增多
   E. 老年人基础体温比青年人低

3. 老年人躯体健康的评估不包括(　　)
   A. 健康史的采集
   B. 身体评估
   C. 功能状态的评估
   D. 社会功能的评估

E. 辅助检查

4. 老年人午后体温若比清晨高多少以上,则视为发热(　　)
   A. 1℃　　　　　　B. 2℃
   C. 3℃　　　　　　D. 4℃
   E. 5℃

5. 下列哪项不属于社会环境的因素(　　)
   A. 经济　　　　　　B. 生活方式
   C. 社会制度　　　　D. 娱乐文化
   E. 人际关系

6. 观察老年人的皮肤弹性情况和干燥情况主要是为了解(　　)
   A. 皮肤感染　　　　B. 失水状态
   C. 老人体重　　　　D. 浅静脉充盈度
   E. 循环血量

7. APGAR 家庭功能评估量表包括家庭功能的(　　)
   A. 适应度　　　　　B. 合作度
   C. 成长度　　　　　D. 情感度和亲密度
   E. 以上均包括

8. 家庭评估不包括(　　)
   A. 家庭成员基本资料
   B. 家庭类型
   C. 家庭关系
   D. 家庭背景
   E. 家庭压力

9. 社会环境中对老年人的健康以及患者角色适应影响最大的因素是(　　)
   A. 经济　　　　　　B. 生活方式
   C. 社会关系　　　　D. 文化
   E. 教育

10. 角色评估的内容主要包括(　　)
    A. 个体和文化背景
    B. 个体有无角色适应不良
    C. 个体所承担的角色恰当否
    D. 角色改变对人际关系的影响
    E. 以上均是

A₂ 型题

11. 患者,男,68 岁。近 1 个月来感到不明原因紧张不安、心烦意乱、失眠、注意力难以集中、脾气暴躁,容易与他人发生冲突。对其评估可使用(　　)
    A. 汉密尔顿焦虑量表
    B. 汉密尔顿抑郁量表
    C. BARTHEL 指数评定表
    D. Pfeffer 功能活动问卷
    E. 家庭环境量表

(刘　萍)

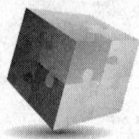

第4章 老年人心理卫生及心理护理

随着我国人口老龄化进程的加快,如何提高老年人的生命质量和健康水平,已逐步引起全社会的重视。而老年人的心理健康是老年人健康的一个重要方面,将直接关系着老年人晚年生活的幸福度。因此,正确掌握老年人的心理活动特点,深入了解老年人常见的心理问题,采取有的放矢的心理护理,维护和促进老年人的心理健康是老年期护理的重要内容。

第1节 老年人心理特点及影响因素

一、老年人的心理特点

进入老年期,人的心理功能会伴随生理功能的减退而出现老化,同时面临退休、丧偶等生活事件,老年人常会出现一些特殊的心理变化,包括感知觉、智力、情感、人格特征等方面。

(一)老年人的感知觉特点

感知觉是个体发展最早、也是衰退最早的心理机能,老年人的心理变化是从感知觉渐变开始的。各感知器官老化、功能衰退,导致老年人的视、听、嗅、味等感觉功能下降,其中视觉、听觉最明显,其次是味觉、痛觉等,引起反应迟钝、行为迟缓、注意力不集中、易跌倒等,容易使老年人产生悲观、孤独、冷漠、猜疑等心理。

(二)老年人的记忆特点

老年人初级记忆较次级记忆为好。初级记忆是人们对于刚刚看过或听过的,当时还在脑子里留有印象的事物的记忆;次级记忆是对于已经看过或听过了一段时间的事物,经过复述或其他方式加工编码,由短时储存转入长时储存,进入记忆仓库,需要时加以提取。次级记忆随年老而减退明显多于初级记忆,年龄差异较大。老年人再认能力明显比回忆能力好,表现在能认出熟人但叫不出名字。老年人意义记忆比机械记忆减退缓慢,对有逻辑联系和有意义的内容,尤其是一些重要的事情或与自己的专业、先前的经验和知识有关的内容,记忆保持较好;相反,老年人对于需要死记硬背、无关联的内容很难记住,机械记忆减

退较多,出现减退较早,40多岁已开始减退,六七十岁减退已很明显。

(三)老年人的智力特点

智力是指认识、理解客观事物并运用知识、经验等解决问题的能力,包括记忆、观察、想象、思维、判断等。按照心理功能上的差异,智力分为晶态智力和液态智力两个方面。液态智力主要和神经的生理结构和功能有关,例如,注意力、反应速度和思维敏捷度等。成年后,这些能力随增龄而减退较快,出现较早,40岁已开始下降,60~70岁下降明显。而晶态智力主要是后天获得的,它与知识、文化和经验的积累有关,例如,知识、词汇和理解力等。成年后,这些能力非但不随增龄而减退,反而有所提高,直到七八十岁才出现减退。所以不应笼统地说智力随年老而减退。晶态智力可以弥补液态智力的减退,而使老年人的智力基本保持正常。

(四)老年人的情感与意志特点

一般情况下,老年人情绪状态比较稳定,对于普通刺激趋于冷漠,喜怒哀乐不易于言表或对事物的反应强度降低。但是,老年人的情绪一旦被激发,恢复平静需要较长的时间。由于老年期中枢神经系统内发生的生理变化以及体内稳态的调整能力下降,老年人的情绪体验比较持久和强烈。另外,由于各种"丧失感"的产生,如身心健康的丧失,经济上独立的丧失,与家庭、社会关系的丧失,生存目的的丧失等,老年人比较容易产生消极的情绪,这些丧失感也成为老年人发生负性情绪体验的最重要的激发条件。

(五)老年人的人格特点

人格是一个人的整个精神面貌,是具有一定倾向性的、独特性的、稳定性的心理特征的总和。老年人的个性是他们中年人格的延续,老年人仍具有他们青年和中年时期的人格特征。但是,老年人人格的变化又是必然的,随着年老与退休,老年人的社交活动迅速减少,他们不愿主动与人接触,变得内向和孤独。年老过程中所出现的变化,各种欲望和要求的日趋减少,体力和精神能量的日益减退,使老年人变得被动和退缩。很多老年人尊重传统,反对改革,反对激进,不愿接受新的事物,做事求稳妥,显得保守古板。

二、老年人心理变化的影响因素

（一）各种生理功能的减退

随着年龄的增加，各种生理功能减退，如神经组织，尤其是脑细胞逐渐萎缩，导致精神活动减弱，反应迟钝，视力、听力下降，记忆力减退。由于骨骼和肌肉系统功能减退，运动能力也随之降低。

（二）营养状况的改变

营养不良会造成智力功能下降，食道和胃的生理老化会使老年人比年轻人更快地感觉到"饱了"，这会造成营养素的缺乏。当营养不足时，常可出现精神不振、乏力、对外界事物不感兴趣，甚至发生抑郁及其他精神症状。

（三）疾病的影响

脑动脉粥样硬化等疾病会使脑组织供血不足，使脑功能减退，记忆力减退加重，从而影响老年人的心理状态，晚期甚至会发生老年性痴呆等。脑梗死等慢性疾病，常可使老年人卧床不起，生活不能自理，以致产生悲观、孤独等心理状态。

（四）经济状况的影响

目前我国老年人的经济收入一般都低于在职人员，加上医疗服务费用的逐渐上升，老年人的经济来源缺乏独立可靠的保障。农村老年人的经济来源主要靠自己的劳动和儿女供给，直接影响了老年人的营养、生活条件和医疗卫生服务的享受，从而影响身心的健康。

（五）社会地位和人际关系的变化

老年人，尤其是退休后，主要活动场所由工作场所转为家庭，家庭成员间的关系，如子女对老年人的态度，代沟产生的矛盾等，对老年人的心理会产生影响。此外，随着其社会地位的改变，特别是政治地位的下降、权力的丧失等，可使一些老年人发生种种心理上的变化，如孤独感、自卑、抑郁、烦躁、消极等。

链接

健康老年人的十条标准

1. 躯体无明显畸形，无明显驼背等。
2. 无偏瘫、老年痴呆及其他神经系统疾病，神经系统检查基本正常。
3. 心脏基本正常，无高血压、冠心病（心绞痛、冠状动脉供血不足、陈旧性心肌梗死）及其他器质性心脏病。
4. 无慢性肺部疾病，无明显肺功能不全。
5. 无肝肾疾病、内分泌代谢疾病、恶性肿瘤及影响生活功能的严重器质性疾病。
6. 有一定的视听功能。
7. 无精神障碍，性格健全，情绪稳定。
8. 能恰当地对待家庭和社会人际关系。
9. 能适应环境，具有一定的社会交往能力。
10. 具有一定的学习、记忆能力。

第2节　老年人常见心理问题及护理

进入老年期，人的各种生理调节功能都逐渐进入衰退阶段，承受心理负担和压力的能力都有所降低。有关资料表明，当生活中遇到各种事件和挫折，如丧偶、子女离家工作、自身年老体弱、社会地位下降等问题，85％的老年人存在着不同程度的心理问题，27％的人有明显的焦虑、忧郁等心理障碍，0.34％的人则有一定的精神分裂症状存在，0.75％的人患有老年痴呆症。

一、老年人常见的心理问题

（一）失落感

失落感，指的是原来属于自己的某种重要的东西，被一种有形的或无形的力量强行剥夺后的一种情感体验或是某件事情失败或无法办成的感觉。老年人由于社会角色的改变，心理上会产生一种失落感，从而表现出两种情绪：有的沉默寡语，情绪低落；有的急躁易怒，对周围的事物看不惯，为一点小事而发脾气。

（二）孤独感

这是最常见的一种老年人心理异常。老年人独居"空巢"，极易产生孤独、被遗弃的心理。有些老人即使与子女生活在一起，若子女不孝顺或不关心，也会使老人感到孤独。此外，若老伴病逝，时间一长则容易产生"与世隔绝"、"孤立无援"的心境。

（三）焦虑感

随着年龄的增长，老年人躯体各器官功能减退，易患许多慢性疾病，由于对身体健康问题的担忧，唯恐自己得了不治之症，给家人带来烦恼，给自己带来痛苦而焦虑，紧张不安，甚至夜不能寐，食欲不振，心理上会产生忧虑感或恐惧感，从而表现出冷漠或急躁的情绪，常伴有睡眠差、噩梦与夜惊现象。

（四）抑郁感

由于离退休后，社会角色转变，老年人一时难以适应，认为自己对社会、对家庭没有贡献了，成了社会、家庭的负担，而导致抑郁；有的老年人丧偶后，一个人独自生活，子女都忙于自己的事务，对老人缺乏关心、照顾，老人长期生活在孤独与寂寞、单调等待之中，久而久之，便觉得生活毫无意义而导致抑郁，甚至有轻生的念头。也有的长期生活在躯体疾病的折磨之中感到生活没有希望而采取自杀行为。

考点提示：老年人常见心理问题

二、老年人常见的心理护理诊断和护理措施

护理人员在全面了解老年人身心健康的基础上，按照整体护理的基本程序，对老年人的心理问题做出护理诊断，依据不同的护理目标，与老年人及其支持系统（社区、家庭成员）一起有步骤、有计划地制定一系列护理计划和实施方法，最大限度地满足老年人的需要，提高老年人的生命质量。

（一）社交障碍

社交障碍表现为恐惧、被遗弃感、被拒绝感、无安全感、表情悲伤和目光呆滞等。

1. 相关因素

（1）机体衰老：由于老年人年老体弱多病的限制，加上机体功能衰退，投入社会交往的精力减弱。

（2）角色紊乱：社会地位、社会角色、身份、性别与兴趣爱好的差异。

（3）孤独：老年人缺乏参与社交活动的环境，社会-文化不协调，缺乏依靠的亲属或朋友。

（4）思维过程改变：与老人神经系统衰退有关。

2. 护理措施

（1）建立健全多形式的老年人文化团体，组织老年人参与一些有益的文化、娱乐活动，丰富老年人的精神生活，使老年人"老有所学，老有所乐"。

（2）从老年人的角度着想，充分理解他们的情感，抚慰病痛，满足需求。鼓励老年人及家庭成员面对压力时积极寻找应对技巧，主动寻求帮助。

（3）在老年人身体条件许可的情况下，扩大其社交范围，鼓励老年人参加一些力所能及的劳动和文体活动，培养多种业余爱好。

（二）思维过程改变

思维过程改变表现为智力功能和认知技能衰退，日常生活能力的减退。

1. 相关因素

（1）机体老化：与老年期大脑、神经系统、感觉器官和运动器官的生理结构和功能的衰老性变化有关。

（2）性格内向：与长期独居，不参与社交，处于封闭的心理状态有关。

（3）人格心理偏差：与过度依存人格的自主障碍有关。

（4）睡眠型态紊乱：与失眠和过度思考有关。

2. 护理措施

（1）积极开展老年人心理知识普及，通过多种途径向老年人介绍卫生保健知识，必需的营养常识，运动的原则、种类、时间、强度，老年期疾病的防治等知识，并根据老年人的兴趣、爱好，积极开展老年教育，采用多种方式，建议有关方面开办各种类型的学习班，以保持老年人原有的思维能力与创造力。

（2）对于日常生活能力减退的老人，要建立稳定、简单、明了及固定的生活日程，如个人的生活用品、桌、椅等要固定放置，并采取适当的安全保护措施。并鼓励老年人运用其尚存的感觉，并尽量强调其完好的知觉，帮助其减少挫折感。

（3）多与老人沟通，谈话时，语调要温和，慢而清楚，语句要简短，不要一次给予太多的指示，必要时可多次重复。

（4）避免独居，可选择与家人或他人共同居住，改变现状，以积极的态度对待生活。帮助老人保持适当的活动，如参加怀旧性的社会集体活动，参加音乐治疗等，同时建议家属也参与此类活动。

（三）记忆衰退

记忆衰退表现为不能继续学习，有遗忘经历，尤其是近期记忆力减退。

1. 相关因素

（1）神经老化：老年人中枢神经系统生理性或病理性衰退。

（2）反应迟钝：生活节奏突然变缓，大脑适应性思考速度下降。

（3）孤独：老年人离退休后远离社会生活群体，活动范围缩小，甚至产生与世隔绝感。

2. 护理措施

（1）教育老年人注意脑的保健，保证有充足的睡眠，有利于脑的代谢和脑功能的恢复。

（2）指导老年人合理用脑，注意学习与运动相结合，促使智力发挥，加强记忆。

（3）注意智力活动和感知活动的合理锻炼，延缓神经系统的衰老。

（四）自尊紊乱

自尊紊乱表现为老年人认为已失去活着的价值，一旦受到困难或挫折，缺乏承受力；或认为随着人老了，各种权力、地位与待遇已失去，不会再受到社会与他人的认可与尊重。

1. 相关因素

（1）机体老化：机体各器官功能的老年性变化，生活能力下降。

（2）调节能力障碍：受疾病影响，部分或完全丧失生活自理能力与适应环境的能力。

（3）角色认知障碍：由于文化素质、价值观、信仰等不同的影响，离退休后，老人对角色的改变不适应。

（4）沟通障碍：人际关系不协调，失去家庭的帮助。

2. 护理措施

（1）为老年人创造一个良好、健康的社会心理环境。如经常与老年人沟通，耐心听取并尊重老年人的意见；礼貌待人，主动和老年人打招呼，积极想办法解决老年人提出的问题。

（2）帮助老年人认识、评价自己存在的价值，增强老年人的自我概念，降低老化心态，呈现老年人对生命的正向态度。

（3）对生活不能自理的老年人，要注意保护，在不影响健康的前提下，尽量尊重他们原来的生活习惯，使老年人尊重的需求得到满足。

（五）角色紊乱

角色紊乱表现为角色变换、角色否认、角色冲突及缺乏角色的相关知识。

1. 相关因素

（1）机体衰退：老年退行性改变与疾病困扰。

（2）个人应对障碍：与离退休的不适应有关。

2. 护理措施

（1）向老年人耐心介绍角色过渡与转换的必然性，指导老年人合理使用应对技巧，培养老年人新的兴趣，建立新的生活方式，并逐步适应离退休后的新角色。

（2）对于丧偶的老人，应协调多方关系，教育子女理解老年人，并积极寻觅新伴侣，建立新家庭，享受晚年幸福。

（3）多与老年人进行心理沟通，遇事主动与其商量，尊重其成就感和权威感。并指导其进行适当的活动和保持良好的心态，延缓退行性改变。

（六）语言沟通障碍

语言沟通障碍表现为孤独感、淡漠感；有时有多疑、抑郁等心理反应，甚至无故发怒等。

1. 相关因素

（1）机体衰退：老年人听力和视力障碍，知觉障碍。

（2）缺乏交流能力：大脑语言中枢受损，不能正确地表达自己的思想。

（3）角色认知障碍：由于生活和社会环境的变迁，加上生活方式的改变，老年人对自己的位置产生了错觉。

2. 护理措施

（1）掌握诱导老年人说话的技巧，诱导老人，尤其是知觉障碍或抑郁的老人说话，护士的态度必须诚恳，注意力集中在老人的面部和讲话的内容，用"唔"等简短的词，表示认同，适时地给予鼓励和安慰性语言，暖人肺腑。

（2）除了语言的情感性之外，恰当采用非语言交流的方式加强与老年人沟通，如触摸、手势、眼神、面部表情等，正确理解和帮助表达老年人的需求。

（3）正确选用助听器和眼镜，改善老年人的沟通。由简单到复杂的方式反复进行语言训练，注意其发音、节奏及语言的清晰度。必要时咨询语言治疗专家。

（七）焦虑

详见本章第3节。

（八）抑郁

详见本章第4节。

考点提示：老年人常见心理问题的护理措施

第3节　老年焦虑症患者的护理

案例4-1

患者，男，61岁。因头晕、出汗、心跳加速、失眠、烦闷就医。三个月前心爱的孙子出国留学，没有了孙子的陪伴，患者整天闷闷不乐，经常头晕、出汗、心跳加速、心烦意乱、注意力不集中，时而焦虑不安、脾气暴躁，同时伴有胸闷气短，入睡困难。

问题：1. 根据患者的表现，判断他出现了什么问题？

2. 护士应采取哪些护理措施帮助患者？

一、概　　述

面对身体疾病、经济上的忧虑和孤独带来的伤痛，许多老人都会出现焦虑行为。然而当老人有持续6个月以上的深深的恐惧感，同时伴有头痛、肠胃不适、发抖、疲倦和失眠等严重的躯体症状时，就要考虑其是否患有焦虑症。焦虑症是以焦虑、紧张、恐惧为主要表现的情绪障碍，伴有自主神经系统症状和运动不安等症状，并非由于实际的威胁所致，且其紧张惊恐与现实情况很不相称。有10%的老年人，主要是妇女，会有严重的焦虑行为，但是完全发展成焦虑症的人不到老年人口的3%，焦虑症被称为是老年人"常见的症状、不常见的综合征"。

二、护理评估

（一）患老年焦虑症的危险因素

焦虑症与家族遗传有一定的关系，但是家庭环境的影响也不容忽视，儿童通过观察父母和兄弟姐妹学会应对压力，并可能开始效仿体察到家人的焦虑。而心理、社会因素是发病的主要因素。个性多疑敏感、消极处事、刻板严肃、犹豫不决的老年人，是焦虑症的好发人群。另外，生活中的不幸事件是诱发焦虑症状的重要诱因。据调查，在低收入且受教育少的人群中，焦虑症的发病率较高，除经济因素外，躯体多病、离退休后人际关系的变化、社会支持系统方面的无助感等，都是常见的诱因。

（二）临床表现

焦虑症根据其发作的缓急和持续时间分为急性焦虑和慢性焦虑两大类。

1. 急性焦虑　又称为急性惊恐发作。典型的表现是在没有任何征兆的情况下突然感到强烈的恐惧和害怕，伴有激动、大怒、哭泣等情绪失控表现和心悸、气促、血压升高、潮热等躯体症状。恐慌可能会持续几分钟到一个小时。当症状消退的时候，老人一般会明显好转，但是恐慌的突然袭来具有严重的打击作用，其结果是老人可能会重新组织自己的生活，避免去公共场所，60%的老人而后发展成广场恐惧症。

2. 慢性焦虑　又称为广泛性焦虑症。主要表现为经常或持续的、无明确对象或固定内容的紧张不安，或对现实生活中的某些问题过度的忧虑和担心，他们可能担心钱、健康、工作或家人，这种担心与现实很不相称，但使患者感到难以忍受，但又无法摆脱；常伴有肌肉紧张、消化不良等躯体症状。情绪易激动和易怒会成为常态，严重妨碍社会关系和日常生活。

（三）辅助检查

采用焦虑量表测量焦虑的程度（见第3章表3-4）。心电图、X线胸部摄片等帮助诊断可能引起焦虑的基础疾病。

三、护理诊断

1. 焦虑　与对老年期衰老性改变不适应，健康状况改变，负性生活事件有关。

2. 个人应对无效　与焦虑、无力应对压力情境有关。

3. 睡眠型态紊乱　与焦虑引起生理、心理反应有关。

4. 部分自理缺陷　与紧张恐惧、不能料理日常生活、诸多的躯体不适有关。

四、护理措施

（一）帮助老人降低现存的焦虑水平

1. 评估焦虑程度　观察并记录焦虑的行为与语言表现，全面评估焦虑类型、程度以及可能引起焦虑的原因，了解目前正在使用的控制焦虑的应对技巧。

2. 接受和认同老人的感受　充分理解老年人的焦虑状态，鼓励老人表达自己的情绪和不愉快的感受；协助老年人认识存在的焦虑，让其对疾病具有一定的自知力，以便主动采取调整行为。

3. 减轻紧张情绪　应用各种心理学治疗方法，如系统脱敏法、放松疗法等，进行针对性指导和学习；也可做气功、听音乐、静坐等来分散老年人的注意力，减轻其紧张度。

4. 加强社会支持　护理人员要协助分析老年人可能存在的家庭困扰，确认正向的人际关系，并寻求解决方法，如家庭治疗或夫妻治疗等；还可鼓励老人发展新的支持系统，如加入群众互助团体、参加社区活动等，帮助老年人尽快适应新生活、新角色。

（二）生活护理

部分自理缺陷者，护理人员应为其制定日常生活计划，并督促、检查执行情况，必要时协助完成。老人如有食欲减退、体重下降等情况，护理人员要鼓励其进食，帮助选择易消化、富有营养和色香味可口的事物。对于睡眠障碍的患者，应在白天鼓励老年人多起床活动，安排丰富的文娱生活，夜晚应保证睡眠环境安静、少刺激，必要时可指导患者放松。

（三）药物治疗的护理

老年焦虑症患者以心理疏导为主，严重者需采用药物治疗。常用的药物有阿普唑仑、三唑仑、地西泮、奥沙西泮、氯硝西泮和丁螺环酮。但是用药后注意评估药物的效果和观察不良反应，抗焦虑药物最大的缺点是长期服用时,易产生耐受性和依赖性,突然停药可产生戒断症状。

五、健康指导

器官功能的衰退,可能造成身体残障和活动能力降低的各种躯体疾病,也是影响老年人心理活动的主要因素。老年期应及时做健康检查,对疾病早发现、早治疗,尽量减轻疾病对身心健康的损害。

考点提示:老年焦虑症患者的表现及护理措施

第4节　老年抑郁症患者的护理

案例4-2

患者,男,66岁。因服大量安眠药自杀而被家属紧急送入医院,幸好抢救及时,没有生命危险。患者一年前退休,有强烈的失落感,经常表现出忧愁、精神不振,觉得生活没有意思,感觉被社会抛弃了。以前患者很喜欢打麻将,后来对麻将也没有什么兴趣,整天沉默不语,举止也变得迟缓。

问题:1. 患者入院后除了治疗安眠药中毒之外,还应该关注其哪方面的问题?

2. 应该如何帮助患者恢复心理健康?

一、概　述

老年期抑郁症泛指发生于老年期(≥60岁)这一特定人群的抑郁症,多指60岁以后首次发病的原发性抑郁,以持久的抑郁心境为基础,表现为情绪低落、思维迟缓、意志活动减退和繁多的躯体不适症状为主,且不能归同于躯体疾病和脑器质病变。抑郁症是老年期常见的精神障碍,据世界卫生组织统计,抑郁症老年人占老年人口的7%~10%,而且随着人均寿命的延长和老年性疾病发病率逐渐增高,老年抑郁症的患病率也相应增高,严重危害老年人的身心健康。

二、护理评估

(一) 患老年抑郁症的危险因素

抑郁症有家族遗传倾向,直系亲属,如父母或兄弟姐妹有抑郁症的老人,更有可能在人生的某个时候出现抑郁症。从性别上来讲,女性患抑郁症的确诊人数高于男性。躯体疾病增加了老年人患抑郁症的风险,而老人抑郁的时候免疫系统会受到抑制,增加了患严重疾病的可能性,形成恶性循环。而心理、社会

因素是患老年抑郁症的常见诱因,据调查,失去配偶、伴侣、兄弟姐妹或最要好的朋友等生命中重要的人与老年人患抑郁症有非常强的相关度,独居又缺乏社会支持系统的老人,患抑郁症的风险也比较高。

(二) 临床表现

1. **早期症状**　多数患者在抑郁症未明确之前有数月的躯体症状,如头痛、头晕、乏力、全身部位的不适、失眠、便秘、喉部堵塞感等。

2. **典型症状**　情绪低落、兴趣缺乏、乐趣丧失是抑郁发作的核心症状,若老年人具有持续两周以上的抑郁、悲观、焦虑情绪,伴有下述9项症状中的任何4项以上者,都可能是老年抑郁症。这9项症状包括:

(1) 对日常生活丧失兴趣,无愉快感。

(2) 精力明显减退,无原因的持续疲乏感。

(3) 动作明显缓慢,焦虑不安,易发脾气。

(4) 自我评价过低、自责或有内疚感,严重感到自己犯下了不可饶恕的罪行。

(5) 思维迟缓或自觉思维能力明显下降。

(6) 反复出现自杀观念或行为。

(7) 失眠或睡眠过多。

(8) 食欲不振或体重减轻。

(9) 性欲明显减退。

3. **老年期抑郁症特点**　老年抑郁患者不仅存在以上症状,还具有下述特点:

(1) 迟滞性:即抑郁症的行为阻滞。通常是以随意运动缺乏和缓慢为特点,影响躯体及肢体活动,并发面部表情减少、言语阻滞。多数老年抑郁症患者表现为闷闷不乐、愁眉不展、兴趣索然、思维迟缓,对提问常不立即答复,患者大部分时间处于缄默状态,行为迟缓。重则双目凝视,情感淡漠,无欲状,对外界动向无动于衷。

(2) 激越性:即焦虑激动。据研究,激越性抑郁症随年龄而增加,最常见于老年人。焦虑激越往往是比较严重的抑郁症的继发症状,也可能成为患者的主要症状。表现为焦虑、恐惧、终日担心自己和家庭将遭遇不幸、大祸临头,搓手顿足、坐卧不安、惶惶不可终日。轻者喋喋不休诉其体验及"悲惨境遇",寻求安全的人物或地点,重者则勒颈、触电、撕衣服、揪头发、满地翻滚、焦虑万分,以至企图自杀。

(3) 疑病性:即疑病症状。表现为以自主神经症状为主的躯体症状。大约1/3的老年患者以疑病为抑郁症的首发症状。疑病内容常涉及消化系统症状和心血管病症,对于如便秘、胸腹部不适等症状的后果过分悲观,对医师的解释及客观检查的阴性结果持怀疑态度。

(4) 妄想性:有学者曾比较了60岁以前和60岁

以后发病者妄想的出现率,发现 60 岁以后起病的抑郁症比前者有较丰富的妄想症状,认为妄想性抑郁症倾向于老年人。在妄想状态中,以疑病妄想和虚无妄想最为典型,其次为被害妄想、关系妄想、贫穷妄想、罪恶妄想。

(5) 隐匿性:即躯体症状化。许多否认抑郁的老年患者表现为各种躯体症状,主要为躯体多部位的疼痛及内脏功能性障碍的表现,如腹部不适、便秘、胸部闷胀等。而情绪障碍很容易被家人所忽视,直到发现老人有自杀企图或行为时方到精神科就诊。因此,在临床实践中对有各种躯体诉述(尤其各种疼痛),查不出相应的阳性体征,或是有持续的疑病症状的老年患者,应考虑隐匿性抑郁症。

(6) 抑郁症性假性痴呆:抑郁症性假性痴呆即可逆性的认知功能障碍,常表现为淡漠、思维迟缓、计算力减退、理解力和判断力减退等。抑郁症性假性痴呆常见于老年人,这种认知障碍经过抗抑郁药治疗可以改善。但必须注意,某些器质性的、不可逆性痴呆也可以抑郁为早期表现,需加以鉴别。

(7) 自杀倾向:老年期抑郁症自杀的危险比其他年龄组大得多,自杀往往发生在伴有躯体疾病的情况下,且成功率高。重度抑郁障碍的老年人,易出现自杀观念与行为,表现为晨重暮轻的特点,凌晨是抑郁症患者发生自杀的最危险时期,需加强巡视。

(三) 辅助检查

采用抑郁量表测量抑郁的程度(见第 3 章表 3-5)。

三、护理诊断

1. 睡眠型态紊乱 　与抑郁导致的睡眠障碍有关。

2. 应对无效 　与丧失生活兴趣、消极悲观、无力解决问题有关。

3. 营养失调:低于机体需要量 　与抑郁导致食欲缺乏有关。

4. 有自伤、自杀的危险 　与极度的忧郁、悲观、无助、绝望、自责有关。

四、护理措施

(一) 心理支持

1. 善于观察、有效沟通 　在感情上支持患者,耐心倾听老人诉说内心的感受,从老人微小的情绪变化上发现其心理矛盾冲突,并有针对性地进行心理说服、解释、劝慰、鼓励。

2. 加强社会支持 　患者有强烈的无助感,所以亲人、朋友的关怀体贴和减少不良的心理刺激是十分必要的。要鼓励患者主动对亲人、朋友敞开心扉,向他们诉说自己的痛苦,以得到感情上的支持。

3. 阻断负性思考,减轻心理压力 　帮助老年人正确认识和对待导致抑郁的不良生活事件,努力为其创造社会交往的机会,鼓励老年人参加集体活动,在与他人和病友的接触中互相关怀,建立友谊,逐步提高老年人健康的人际交往能力,并从中获得成就感和满足感。

(二) 日常生活护理

1. 提供良好的生活环境 　提供设施安全、光线明亮、空气流通、整洁舒适的治疗休养环境。墙壁以明快色彩为主,并且挂壁画、摆放适量的鲜花,以利于调动积极良好的情绪,焕发对生活的热爱。

2. 改善睡眠状态 　指导老年人建立规律的生活习惯,适量运动,早睡早起,同时为老年人创造安静、舒适的休息环境,必要时遵医嘱给予安眠药。

3. 加强营养 　抑郁症老人由于缺乏食欲,易出现营养不良,故保证合理膳食及营养的摄入很重要。多吃高蛋白、富含维生素食品,如牛奶、鸡蛋、瘦肉、水果、蔬菜等。

4. 加强自理能力 　老年抑郁症患者日常生活自理能力下降,护理人员应督促、鼓励老人完成日常自理,养成良好的习惯。对于重度抑郁、木僵等生活完全不能自理者,要悉心照料,做好老年人的清洁卫生工作。

(三) 安全护理

1. 加强安全检查 　要加强对房间的安全检查,严格做好药品及危险物品的保管工作。一切危险物品如刀剪、绳索、药物等均不能带入病房,杜绝不安全因素。

2. 加强巡视,预防自杀 　严重抑郁的老年患者,易出现自杀观念与行为,常计划周密,行动隐蔽。吃药时,应仔细检查口腔,防止藏药或蓄积后一次性吞服。凌晨是抑郁症患者发生自杀的最危险时期,要加强巡视,密切观察,对于有强烈自杀企图者,要全天专人看护,必要时给予约束。

(四) 药物护理

坚持服药,注意观察可能出现的不良反应,严格掌握使用抗抑郁药的适应证和禁忌证。不可随意增减药物、中途停药等,有情况可向医生反映。三环类和四环类抗抑郁药对心血管系统和消化系统等的不良反应明显,应慎重使用。5-羟色胺再摄取抑制剂疗效接近三环类抗抑郁制剂,且不良反应轻,耐受性好。此外,用药时要注意观察各种药物的相互作用、不良反应,警惕药物中毒。

五、健康指导

对患者和家属讲解有关抑郁症的知识和病情的观察,并进行心理指导、服药指导和家庭护理指导,使患者养成按时作息、按时服药、劳逸结合、生活规律的良好习惯,发现问题及时和医院联系。

第5节 老年离退休综合征患者的护理

案例4-3

患者,女,退休不久。最近心情很烦闷,本以为忙了半辈子,这下可清闲了,能好好享受一下退休生活,可是在家刚休息两个多月,就出了状况。首先,感觉心情郁闷,在家里做完家务,就无所事事,看电视也静不下心,家人劝说多出去走一走,却不愿意动弹,好像一下子和外面的社会拉开了距离;其次,还没退休的老伴认为她在家,不把他照顾好是说不过去的,好像就该天天围着老伴转,老两口经常吵架。患者觉得非常委屈,她开始失眠,感觉心悸,有时候全身软弱无力、燥热,也找不到原因。

问题:1. 患者发生了哪种适应障碍?
   2. 如何帮助患者适应新的生活?

一、概 述

离退休综合征是指老年人由于离退休后不能适应新的社会角色、生活环境和生活方式的变化而出现焦虑、抑郁、悲哀、恐惧等消极情绪,由此产生偏离常态行为的一种适应障碍。据报告,因离退休引起情绪失落感的老人占75%,它往往发生在老年人离退休后的上半年,大多数人过了1年后,就慢慢适应了离退休生活。少数转化为严重的抑郁症,应依据抑郁症患者的治疗原则(见本章第4节)治疗(图4-1)。

二、护理评估

(一)患离退休综合征的危险因素

1. 老年人离退休前后生活境遇反差过大 由紧张变为松弛、规律变为无绪、充实变为失落,如果没有充分的思想准备,则常感到烦躁与不安。

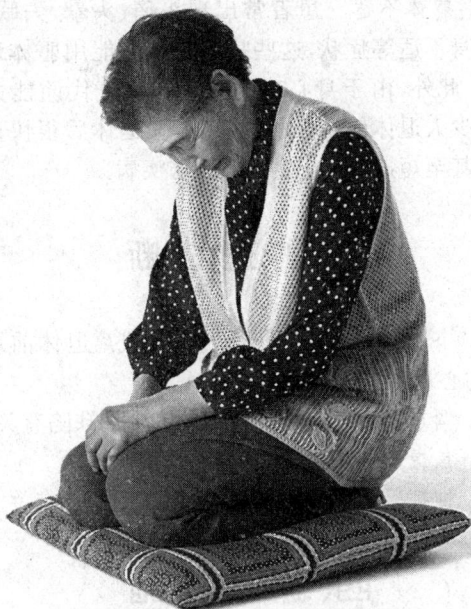

图 4-1 离退休综合征老人

2. 老年人不同的性格类型与离退休综合征的发生有紧密的联系 外向性格的人比较乐观、开朗,乐于与他人交往,对新情况适应快,一般会很快适应退休生活;而内向性格的人则相反,容易发生适应障碍。

3. 性别差异 从性别角度来区分,男性比女性更难调整退休后的心理落差感,中国长期的"男主外,女主内"思想,导致大部分女性在退休前就给予家庭更多的时间,所以更易适应退休后的生活。

4. 职业差异 从职业角度来看,离退休前如果是拥有实权的领导干部易患离退休综合征,因为这些人要经历从前呼后拥到形单影只、从门庭若市到门可罗雀的巨大的心理落差,让其难以适应。还有对工作投入的精力越多的人,越难接受退休后的生活,比如技术性较强的工作者,退休后更容易出现多种心理障碍。

(二)临床表现

患者在明确离退休综合征之前无明显的心理不适和躯体症状。

1. 情绪忧郁,焦虑紧张 患者心神不定,喜怒多变,脆弱敏感,难以自制自控。做事缺乏耐心,对周围事物不满不快;严重者产生高度紧张、恐惧感,伴有出汗、心慌等症状。

2. 情绪低落,抑郁消沉 患者愁眉苦脸,整天怨天尤人,悲观厌世,对外界事物缺乏兴趣。体力和精力减退明显,自卑心理严重,甚至产生"日落西山、面临末日"的心理变化,看到老朋友、老同学、亲朋好友或病或死,相继离去,大有"兔死狐悲"之感。

3. 躯体不适　患者常出现头痛、头晕、失眠、乏力、全身不适等症状,这些症状往往不能用躯体疾病解释。此外,由于身心功能障碍和免疫代谢能力下降,不少人退休前身体状况较好,一退休后很快重病缠身,甚至短期内死于癌症或心脑疾病。

三、护理诊断

1. 个人应对无效　与适应不良或离退休前缺乏足够的心理准备等有关。

2. 调节障碍　与适应能力差或个性缺陷有关。

3. 焦虑　与生活境遇反差过大有关。

4. 抑郁　与自信心下降,自卑心理严重有关。

四、护理措施

(一) 离退休前做好充分的心理准备

离退休不仅仅是退休手续的办理,而是要做好充分的思想准备,要在情感上、行动上接受即将到来的现实,以积极乐观的心态对待离退休。具体地说就是在离退休前逐渐淡化职业意识,减少职业活动,转移个人的生活重心,增添新的生活内容,初步确定与自己的文化经济背景、生活阅历、性格特点和身体条件等相适应的离退休生活模式,为离退休生活早做准备,周密安排。另外,离退休人员可以寻求有关组织和亲朋好友的帮助、咨询和指导,以更好地完成角色转变,适应离退休生活。

(二) 帮助离退休老年人保持充实的生活

充实地过好离退休生活,既能缩小个人离退休后出现的心理反差,也有利于从中寻找和建立新的"个人支持点",恢复和维持心理上的平衡。同时,这也是老年期心理保健的一条主要原则,就目前实际情况看,通过以下途径可以做到这一点。

1. 老有所为,继续贡献余热　如果离退休之前是专业技术人员或技术工人,则可以受聘回到原来单位或去新的工作单位从事力所能及的专业技术工作,既为社会贡献余热,又满足了自己的心理需求,同时也获得了一定的物质收入,从而提高自己的生活质量。如果离退休之前是党政机关工作的行政干部,则可以从事个人感兴趣的社会劳动或公益服务活动,如参加社会治安、交通安全、社区居委会、市场管理等社会服务工作,这样既有益于社会,也有助于个人的身心健康。如果退休之前是普通的工作人员,且没有什么特别的专长,则可以从事力所能及的家务活动,如

承担家庭炊事、采购、清洗理家、抚育幼孙等,既增进家庭和睦又减轻子女负担,也能使自己享受天伦之乐,可谓一举数得。

2. 培养健康的兴趣爱好　健康的兴趣爱好能使离退休老人生活充实,精神愉快,能增长知识,促进思维能力,陶冶情操,改善人际关系,增加社会交往,有利于消除许多不良的心理因素。离退休老人的兴趣爱好可以有很多,如养花、集邮、垂钓、书画、摄影、看电影、电视,欣赏音乐、戏剧,读报纸、杂志,下棋,打牌,开展适当的体育活动等。离退休老人可以根据自己的实际情况,因人而异,各显其能,培养其中的一种或几种兴趣爱好(图 4-2)。

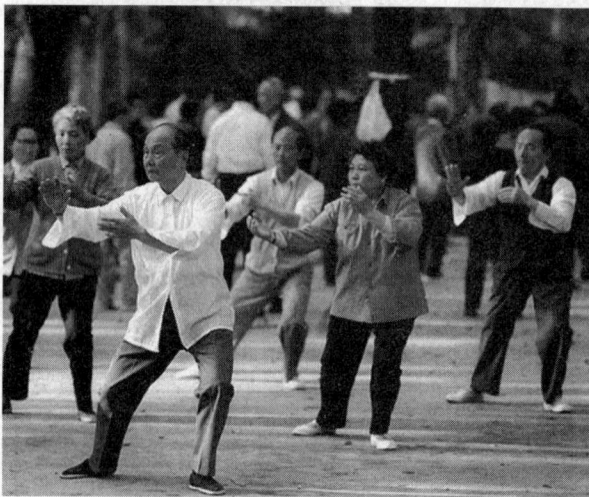

图 4-2　培养多种兴趣爱好,远离离退休综合征

(三) 重新认识和调整家庭成员关系,营造良好的社会支持系统

离退休后的主要生活环境是家庭,家庭关系的调整有助于其角色的适应。

1. 重新审视夫妻关系　对夫妻生活进行必要的调整,是一件很有意义的事情。如果每一对刚刚离退休的夫妻,能以不同的方式恢复年轻时的情爱吸引和依恋,这种"青春恋情"的复苏,一定会有助于离退休初期的情绪稳定及生活适应。

2. 重新调整与其他家庭成员的关系　在调整夫妻关系的同时,还要主动调整自己和其他家庭成员的关系,如主动调整自己和子女、儿媳、女婿间的关系,在老有所为、老有所乐的同时多关心下一代,多关心亲戚朋友,建立良好的亲情、友情环境,就是营造良好的社会支持系统,既能向亲友表达长者的慈爱与关怀,又能在自己遭遇困难和心理挫折时赢得更多的支持和帮助,始终保持和社会的密切联系与和谐状态。

五、健 康 指 导

某些老年人,具有容易发生离退休综合征的性格特点或者职业特点,在离退休之际,应该预见到其可能发生这种适应障碍,使他们平稳地渡过这一特殊时期。当老年人出现情绪或者行为上的改变时,也应及时地通过采取各种方式帮助他们,使其安享晚年。

第 6 节 阿尔茨海默病患者的护理

案例 4-4

患者,男,75 岁。4 年前无明显诱因逐渐出现丢三落四,东西放下即忘,睡眠少的状况。近 1 年忘事更严重,出门常迷路,回不了家。近半年开始忘记原本熟练的剪纸手艺。一年来病情加重,不认识女儿,指着自己的家说是别人的。有时外出见到地上的废物如铁条、废纸等均装入衣袋中。不会穿衣,常将双手插入一个衣袖中,或将衣服反穿。不知主动进食,或光吃饭,或光吃菜,有时饭吃完了不知去盛。常呆立呆望,不言不语,待人冷淡。入院前 3 天无目的外出走失,被家人找回送入院。发病以来,无易怒或欣快表现,无大小便失禁。既往身体健康,无冶游史。家族中无精神病史。

问题:根据该患者表现应采取哪些护理措施?

一、概 述

阿尔茨海默病(Alzhimer's disease, AD)即所谓的老年痴呆症。是一种进行性发展的致死性神经退行性疾病,临床表现为认知和记忆功能不断恶化,日常生活能力进行性减退,并有各种神经精神症状和行为障碍。2011 年公布的调查结果显示,全球有约 3650 万人患有阿尔茨海默病,每 7 秒就有 1 个人患上此病,平均生存期只有 5.9 年,是威胁老人健康的"四大杀手"之一。在中国 65 岁以上的老人患病率高达 6.6% 以上,年龄每增加 5 岁,患病率增长 1 倍,3 个 85 岁以上的老人中就有一个患阿尔茨海默病(2011)。AD 的病因未明,可能与遗传、感染、免疫功能障碍、铝中毒、神经递质改变、环境因素等有关。目前尚无有效治疗方法,对症药物治疗可能延缓病程进展。其预后不良,最终常因营养不良、压疮、肺炎等并发症或衰竭死亡,AD 将成为21 世纪威胁人类健康的最严重疾病之一(图 4-3)。

二、护理评估

(一) AD 的发展阶段

AD 起病隐匿,呈不可逆缓慢发展,常不能追溯到

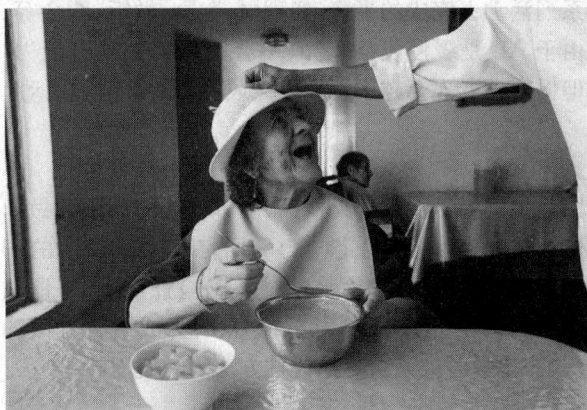

图 4-3 阿尔茨海默病老人

准确的起病日期和特殊症状。凡隐匿起病,进行性发展,出现智能缺损,或伴有短程记忆缺损的证据,抽象概括能力或判断力明显减退,或有失语、失认等高级皮质功能的其他障碍,可诊断该病。根据老人功能日渐受损的情况可将 AD 分为三个阶段。

第一阶段(2～4 年):丧失近期记忆为首发症状,老人记不住刚刚发生的事和谈话,或在熟悉的环境中迷失,也可能会一再重复词语、句子或有重复性动作。老人可能会意识到自己忘事,也可能意识不到,如果意识到这一点,老人可能会采取弥补措施,写记事单或便条提醒自己。在这一阶段,老人的人格会出现微弱的变化,如社会退缩或易激惹。

第二阶段(2～12 年):这一阶段身心功能的衰退会更为明显。老人出现明显的记忆力丧失,特点是不能记住任何新信息或学习新技能。老人变得不安宁,会毫无目的的闲逛,下午或晚上尤其严重。此外,老人的口头沟通能力严重受损,虽然能够讲话,但往往不知所云,或难以找到合适的词来表达自己的想法。有的老人还会出现片段的妄想、幻视、幻听或者过度的情绪反应。

第三阶段(1～3 年):老人已认不出家人,甚至镜中的自己;也可能完全失去沟通、行走或坐立的能力;大小便的完全失禁是常见现象。缺乏身体活动加上长期卧床可能会导致压疮、肺炎、泌尿系感染或昏迷,成为 AD 老人最常见的死亡原因。在这一阶段,老人的日常生活完全依赖他人照料,直到老人去世。

(二) 功能评估

阿尔茨海默病的特点是老人逐渐丧失基本的日常生活能力(ADL)和功能性日常生活能力(IADL)。在没有其他慢性病的情况下,一直到发病的晚期阶段,AD 老人一般不会丧失基本的自我照料能力,如吃饭、穿衣或上厕所等。但在工具性日常生活能力中,最明显的是老人做不了需要记忆的事情或需要通过

系列活动去完成的事情,如理财、购物、做饭、约会等。由于 AD 是缓慢发病,老人不会突然丧失现有能力,但慢慢地老人会越来越难以完成熟悉的事情和活动。

(三) 心理状况评估

护理人员在跟老人谈话,了解以往的病史和做功能评估时,对老人的定向力和回忆能力有总体的印象。必要时可通过"简易精神状态检查量表"来评估老人的认知功能,但是由于视力、听力或语言方面的影响,检查时应该与其他评估方法同时使用。

三、护理诊断

1. 记忆受损　　与记忆力进行性减退有关。
2. 个人应对无效　　与丧失生活能力,无力解决问题有关。
3. 思维过程改变　　与阿尔茨海默病引起智力丧失有关。

四、护理措施

治疗护理的总体目标是能最大限度地保持记忆力和沟通能力,提高日常生活自理能力,能较好地发挥残存功能,家庭能应对和照顾痴呆老人,使老人的生活质量得以提高。

(一) 一般护理

1. 合理饮食　　护士应鼓励老人进食,选择低盐、低脂、低热量、易消化、富有营养的食物,保证充足的饮水,以维持体内环境的稳定。戒烟限酒。避免使用铝制炊具及少吃油条、粉丝等。
2. 日常生活指导　　保持良好的个人卫生习惯,耐心引导或协助老人定期沐浴、更衣、洗发,对于晚期完全失去自理能力的患者,应合理照顾老人,预防肺炎、压疮等并发症,对睡眠障碍的患者,夜间除保证环境安静、减少刺激外,还应指导其放松,并建立规律的作息时间。保持周围环境的安全,提示患者远离可能的危险。

(二) 智力锻炼

1. 逻辑联想、思维灵活性训练　　寻找一些有益于智力锻炼的玩具。
2. 分析综合能力训练　　让患者对一些图片、实物、单词作归纳和分类。
3. 理解和表达能力训练　　给患者讲述一些事情,讲完后可以提出一些问题让患者回答。
4. 社会适应能力训练　　尽可能地让患者多了解

外部信息,鼓励与他人的接触交流。根据病情和文化程度,可教他们记一些数字,由简单到复杂反复进行训练,亦可利用玩扑克牌、玩智力拼图、练书法等,以帮助患者扩大思维和增强记忆。
5. 生活训练　　指导患者做些力所能及的家务如扫地、擦桌子、整理床铺等,以达到生活能够自理。

(三) 合理用药

1. 常用的药物　　胆碱酯酶抑制剂:多奈哌齐、利斯的明、石杉碱甲;抗氧化剂:司来吉兰、银杏提取物、褪黑素等;脑细胞代谢激活剂:吡拉西坦、茴拉西坦、萘非西坦等;美金刚。
2. 用药护理　　患者常忘记吃药、吃错药,或忘了已经服过药又过量服用。所以,患者服药时必须有人在旁陪伴,帮助患者将药全部服下,以免遗忘或错服。患者常常不承认自己有病,或者常因幻觉、多疑而认为家人给的是毒药,所以他们常常拒绝服药。这就需要家人耐心说服,向患者解释,可以将药研碎拌在饭中吃下,对拒绝服药的患者,一定要看着患者把药吃下,让患者张开嘴,看看是否咽下,防止患者在无人看管后将药吐掉。对伴有抑郁症、幻觉和自杀倾向的患者,家人一定要把药品管理好,放到患者拿不到或找不到的地方。

五、健康指导

对家属及患者进行 AD 知识教育,发放 AD 患者保健手册和进行必要的技能训练。指导家属关心、关怀孤寡、独居的高龄老人,可以请人陪伴,每日可以下棋、读报、聊天、体育锻炼等,有条件的可以通过社区将老年人集中活动。

考点提示:阿尔茨海默病患者的表现及护理措施

第 7 节　老年疑病性神经症患者的护理

～～～ 案例 4-5 ～～～

患者,男,69 岁。退休前是教师,其邻居患肺癌,病重期间患者经常去看望,目睹了癌症患者的痛苦。邻居去世时,亲人们痛哭的凄惨情景令谨小慎微的患者十分恐惧。以后,因紧张、失眠、胸闷、不时感肺部不适。为此恐慌不已,认为自己也患了肺癌。多次就医检查,均被告之未患任何疾病,患者却不信,怀疑医生和家人串通欺骗自己,长期情绪低沉、郁闷不乐、食欲不振、体重锐减。

问题:根据该患者的临床表现应采取哪些护理措施?

一、概　述

老年疑病性神经症（疑病症）是以怀疑自己患病为主要特征的一种神经性的人格障碍。老年疑病性神经症如果不能得到及时缓解和治疗，在心理上就有可能从怀疑自己有病发展为对疾病的恐惧，甚至是对死亡的恐惧，即所谓的"老年恐惧症"，这对老年人的身心健康将会产生更严重的后果。

二、护理评估

（一）患老年疑病性神经症的危险因素

性格内向孤僻、敏感多疑、固执死板、谨小慎微的人容易产生疑病症。患者往往有较强的自恋倾向，过度关心自己的身体，对周围的事物和环境却不感兴趣，有心理学家认为，疑病其实是自恋的另一种形式。外界的一些不良刺激也会加剧老年人的疑病倾向。例如，耳闻目睹自己社交范围内的老朋友或老同事患病或死亡，有疑病倾向的老人便往往会联想到自己，因而变得忧心忡忡。在求医过程中，也会产生一些刺激，如医生的诊断失误或治疗不当，或者医务人员不恰当的言语、态度和行为都可能促使老年人疑病观念的产生。

（二）临床表现

1. 对自己的身体过分关注　疑病症患者常对一般人并不注意的活动，或对身体某处的一点不舒适的感觉，如轻微疼痛、腹胀等具有很高的觉察力，并对鼻腔分泌物、淋巴结肿大、咳嗽等特别关注，并以此为依据推断自己有病。

2. 描述不清的疼痛　疼痛是本病最常见的表现，有大部分患者有疾病症状，常见部位为头部、下腰部。老人对这种疼痛描述不清，有时甚至诉为全身疼痛，但查无实据，患者常四处求医，毫无结果，最后才到心理科。

3. 疑病观念　患者确信自己得了某种实际上并不存在的疾病，其推理并没有违反逻辑的地方，尽管根据并不充分。特别是具有一定文化素质的老人，凡自己患了一种病，哪怕出现一种症状，便对照医学书籍或科普文章进行比较分析。由于对医学的一知半解，通常是越比越像，表现出高度的敏感、关切和紧张，而患者不能接受医生或家人的解释，不相信诊断。总认为自己患了严重疾病，甚至是不治之症，从而整天焦虑不安，情绪忧郁。

4. 躯体症状　表现多样而广泛，涉及身体许多不同区域，如口腔内有一种特殊味道，或出现恶心、反酸时，就担心自己有高血压或心脏病。有些患者疑有五官不正，特别是鼻子、耳朵以及乳房形状异样等。

三、护理诊断

1. 精神困扰　与过度关注自身健康有关。
2. 焦虑　与担心身体状况及无力解决有关。
3. 睡眠型态紊乱　与疑病、焦虑、沮丧、悲观有关。

四、护理措施

1. 心理护理　消除老年人的疑病情绪，主要应采取心理治疗方法。从患者的内心深处和老年人的生理特征入手，运用关怀、同情而又通俗易懂的言语来说明精神与疾病的关系，实事求是地向患者解释病情，使其恐惧心理逐渐弱化，从而解开郁结在心中的疑虑。要培养患者乐观的情绪，以积极的态度对待生活。只有稳定的情绪，才能增进健康。倘若消极悲观，精神委靡不振，成天无病呻吟，结果弄假成真，可能闹出大病来。同时，引导患者正确地理解医学知识，不要盲目地照搬照套，自我取意。必要时可到医院做些检查，排除顾虑，有助于患者消除疑病情绪。另外，还要鼓励老年人积极参加体育锻炼和集体娱乐活动，培养自己多方面的爱好，寻求丰富多彩的生活乐趣和活动领域，逐渐淡化疑病情绪。

2. 正确评价自我健康状况　老年人自我健康评价普遍欠佳。由于老年人对健康状况的消极评价，对疾病过分忧虑，对其心理健康十分不利。因此，老年人应正确评价自身健康状况，对健康保持积极乐观的态度。

3. 用药护理　除心理护理之外，可以辅助以药物治疗，常用的药物有抗抑郁药和抗焦虑药，但是用量不宜过大，时间不宜过长。

考点提示：老年疑病性神经症患者的表现及护理措施

五、健康指导

由于某些性格因素或者周围亲朋患病的影响，疑病症老人在出现身体不适时，往往放大疾病的严重程度，整日惶恐不安。此时，要鼓励老年人积极参加体育锻炼和集体娱乐活动，寻求丰富多彩的生活乐趣，使其逐渐淡化疑病情绪。同时，要开导老年人实事求是，正确评价自身健康状况，对健康保持积极乐观的态度，提高生活质量。

第8节 空巢综合征患者的护理

案例 4-6

患者，女，退休职工。去年，儿子和女儿相继离家，儿子出国读研究生，女儿出嫁到另一个城市。按理说完成了社会工作和养育子女的义务，老两口应该轻松愉快地安享晚年，可自从子女离家后，患者便郁郁寡欢，成天闭门发呆，愁眉不展，不同亲友往来，连丈夫找她说话，她也不理睬，拉她出去参加老年活动，她也不去，时常抱怨人情冷淡，自己孤苦伶仃，活着没意思。而后脾气变得喜怒无常，有时很暴躁，有时却独自垂泪。丈夫很着急。

问题：1. 患者怎么了？
　　　2. 你应该如何采取护理措施？

一、概　　述

"老年空巢家庭"是指达到退休年龄，身边又无子女共同生活的老年人家庭，其中包括单身老年人的家庭和夫妇两人的家庭。据专家预测，50年后我国老人家庭的"空巢"率将达到90%（2010），空巢家庭将成为老年家庭的主要形式。而空巢综合征是指老年人生活在"空巢"环境下，由于人际关系疏远而产生被分离、舍弃的感觉，常出现孤独、空虚、寂寞、伤感、精神委靡、情绪低落等一系列心理失调症状，这种症状属于"适应障碍"，是老年人群的一种心理危机（图4-4）。

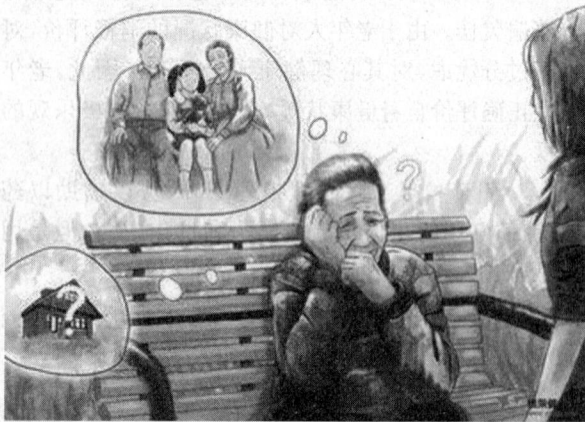

图 4-4　空巢老人

链接

"空巢"一说最初起源于一则童话：在一片茂密的山林里，栖息着很多小鸟，它们有的在翩翩起舞，有的在歌唱，然而在这片山林里，却有一对老鸟趴在窝中，它们心中感叹着：孩子们的翅膀硬了，都飞走了，剩下我们两个老的好凄凉，好孤单……

二、护理评估

（一）患空巢综合征的危险因素

1. 传统观念冲击　部分老年人有"养儿防老"的传统思想，对儿女的情感依赖性强，正需要儿女做依靠的时候，儿女却不在身边，不由得心头涌起孤苦、自悲、自怜甚至埋怨子女等消极情感。

2. 经济因素　由于社会保障机制、养老措施不完善、老人缺乏稳定的经济来源等因素，许多老年人无法到养老机构安度晚年。

3. 生活事件的影响　对子女离家、离退休等生活变化不适应，感到生活冷清、寂寞。

4. 性格因素　有些老人由于本身性格方面的缺陷，对生活兴趣索然，缺乏独立自主、振奋精神、重新设计晚年美好生活的信心和勇气。

（二）临床表现

1. 精神空虚，无所事事　子女离家之后，父母从原来多年形成的紧张而有规律的生活状态，突然转入松散的、无规律的生活状态，他们无法很快适应，进而出现情绪不稳、烦躁不安、消沉抑郁等。在行为方面，表现为行为退缩，兴趣减退，不愿参加任何活动，不愿主动与人交往。

2. 孤独、悲观、社会交往少　人类是不喜欢孤独的，特别是老年人，一旦出现"空巢"，他们会在感情上和心理上失去支柱，感到寂寞和孤独，对自己存在的价值表示怀疑，陷入无趣、无欲、无望、无助状态，表现出老年抑郁症的症状，严重者出现自杀的想法和行为。

3. 躯体化症状　受"空巢"应激影响产生的不良情绪，可导致一系列的躯体症状和疾病，如失眠、头痛、乏力、食欲不振、心慌气短、消化不良、心律失常，甚至患高血压、冠心病、消化性溃疡等疾病。

三、护理诊断

1. 家庭作用改变　与家庭结构变化有关。
2. 自卑、失落感增加　与缺乏关爱和交流有关。
3. 个人应对无效　与"空巢"后，适应能力下降有关。

四、护理措施

（一）做好充分的思想准备

有子女的家庭，父母生活一般都紧张而有规律，密切关注孩子的饮食起居，虽感疲惫但很充实。孩子离开后，突然转入松散的、无规律的生活状态，导致他们无法很快适应，老年人应在子女生活独立之前注意调整日常生活的格局、模式和规律，学会独处，寻找精神寄托,以便适应即将临近的"空巢"家庭生活。

(二) 充实生活内容

鼓励老人发挥余热,参加社会活动、体育锻炼和培养业余爱好,比如郊游、打球、园艺等,丰富自己的生活,缓解孤独和思念情绪。老年人在孩子离家后要增强夫妻间的情感,互相关心、体贴,并保持和加强同亲友之间的往来,从而转移对子女的依恋心理。

(三) 重建新型的家庭关系

对于进入中老年的家庭应及早地将家庭关系的重心由纵向的父母与子女关系转向横向的夫妻关系,适当减少对子女的感情投入。对离异或丧偶的老人,可遵照其意愿,帮助其重新组建家庭,或进入老年公寓,过上充实、愉快又丰富多彩的晚年生活。

(四) 指导子女多重视老年人的感受

年轻人与老年人虽然分开居住,但居住的距离最好是近一些,便于照看老人。居住较远的可经常进行电话联系,当需要时能够及时赶来照料老人。子女应该像歌曲中所唱的那样"常回家看看",多关心父母的心身健康,并在生活上给予照顾,这是对孤独和空虚的老年人最大的安慰。

考点提示:空巢综合征患者的表现及护理措施

五、健康指导

某些老年人,由于传统思想的影响或者本身性格的因素,在子女离家后,容易发生空巢综合征,当老年人出现情绪或者行为上的改变时,应及时地通过采取各种方式开导他们,帮助他们,子女也应该多重视老年人的感受,常回家看看,多关心父母的心身健康,提高老年人晚年生活的质量。

第9节　高楼住宅综合征患者的护理

案例4-7

患者因体质虚弱、四肢无力来健康门诊就医。患者诉说,他刚搬进儿子新为他购买的高层公寓里,虽然是新房,但是感觉很憋闷、很孤独。过去住的虽然是平房,但几户人家共同住在一个院子里,大家感情很好,每天心情都很愉快。现在住楼房左邻右舍很少串门,上下楼梯不方便,乘电梯又头晕,他很少出门,也没人聊天,整天一人在家浇浇花、听收音机,很无聊。

问题:1. 患者的问题是什么?谈谈你对这一现象的看法。
　　　2. 针对患者的情况为他制订出有效可行的护理计划。

一、概　述

高楼住宅综合征是指长期居住于高层闭合式住宅里,与外界很少接触,也很少到户外活动,从而引起一系列生理和心理的异常反应,多发生于离退休的老年人。在冬春季,由于老年人的活动量少,免疫能力下降,尤其多见(图4-5)。

二、护理评估

(一) 患高楼住宅综合征的危险因素

由于居住高楼,老年人行动不便或嫌麻烦,较少与邻居朋友来往,人际交流缺乏,户外活动减少,导致体力下降,体质虚弱。

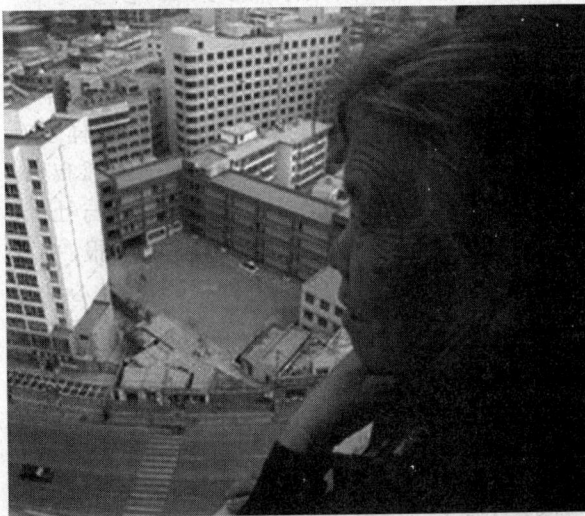

图4-5　高楼住宅综合征

(二) 临床表现

患者表现为四肢无力,脸色苍白,体质虚弱,消化不良,常导致老年肥胖症、高血压、冠心病、糖尿病和骨质疏松症等的发生。在心理社会方面,其性情孤僻,适应能力差,不合群,严重者因孤独、抑郁而产生自杀倾向。

三、护理诊断

1. 个人应对无效　与深居简出、缺乏交往与活动有关。

2. 活动无耐力　与缺乏户外锻炼、体质虚弱有关。

四、护理措施

(一) 加强老年人的体育锻炼和活动量

锻炼项目可以根据自己的爱好、条件和体力进行选择。如散步、拳术、跳绳、体操等。居住高楼的老人，每天应下楼到户外活动一两次。在天气晴朗的节假日里，老人应尽可能与儿孙们一起到附近的公园去玩玩，呼吸户外的新鲜空气，增加一些活动量。

（二）保证营养摄入，增强体质

高层住宅的高度与各种高功率电磁波辐射的高度很相近，强大的射频辐射对生物产生热效应，阻碍人体蛋白质的吸收，抑制造血功能，特别是使老年人心理上产生莫名其妙的疲劳，头晕耳鸣，精神不振。故老年人要适当增加蛋白质和新鲜蔬菜、水果的摄入量，可收听自己喜爱的音乐；经常走下高楼，到花园树林中多呼吸新鲜空气。

（三）增加老年人的人际交往，多参与社会活动

对于老年人来说，左邻右舍应经常走走，串串门，聊聊天，以增加相互了解，增进友谊，这样也有利于独居高楼居室的老人调适心理，消除孤寂感。也可根据老年人自身身体状况和爱好，参与社区、居委会等组织的老年人活动，如唱歌、读报、书画等，通过活动结交老年朋友，开阔视野，保持心情舒畅。此外，子女要适当陪老人，在精神上给予更多关注（图4-6）。

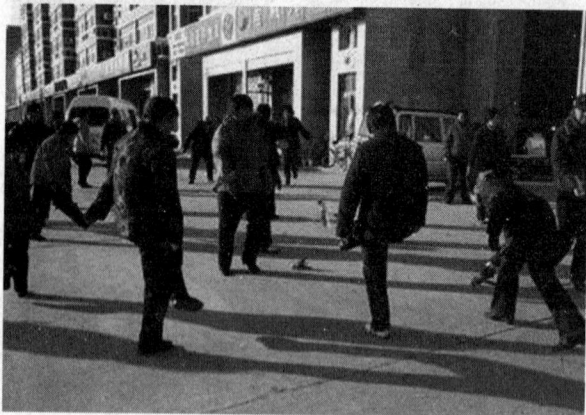

图4-6　参加各种体育活动，预防高楼住宅综合征

考点提示：高楼住宅综合征患者的护理措施

五、健康指导

随着城镇化的建设，高层住宅楼成为人们的主要居住场所。居住高楼的老人，每天应坚持下楼，做力所能及的事情或者多参与社会活动，既可以锻炼身体、增强体质，又可以缓解寂寞孤独的情绪。

第10节　农村留守老人的护理

案例4-8

甘婆婆今年64岁了，她和老伴养育了三个儿子，这两年儿子们相继外出务工留下了7个孩子给两位老人照看。如今，7个孙子孙女中，3个已经到了镇上或市里的初中住校读书，3个还在村里读小学，最小的孙女只有3岁，每天都要寸步不离地跟着爷爷转。两位老人每天照顾这几个小孩子就已经很劳累了，却还要耕作家里的两亩田。煮饭、喂猪、种田、照顾孙辈，老人一忙就是一天。这是一个典型的留守老人的家庭，像这样的家庭，中国还有很多。

问题：如何帮助农村留守老人提高生活质量？

近年来，随着越来越多的青壮年背井离乡进城务工，留下了一个个守望着家园的独孤身影，这个特殊而庞大的群体被人们称为"留守老人"。据了解，目前我国65岁及以上的农村留守老人近2000万。与城市老人相比，农村留守老人不仅要劳作于田间地头，有的还要承担起抚养孙子孙女的重任。老人们在默默操劳的同时，内心还承受着对子女的思念以及孤独寂寞的煎熬（图4-7）。

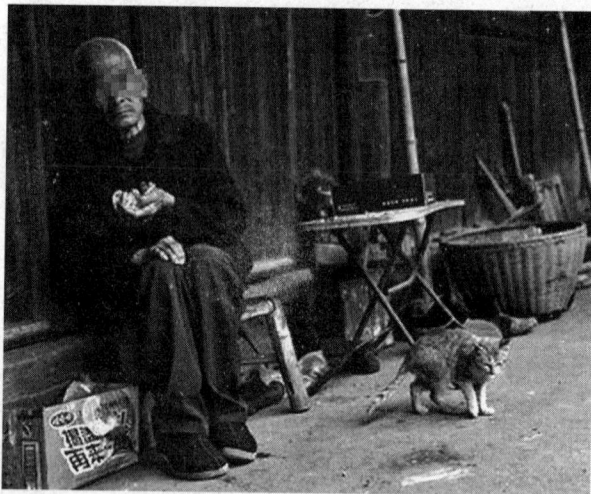

图4-7　农村留守老人

一、农村留守老人的主要心理和社会问题

（一）身心负担重

大部分农村留守老人一方面要承担繁重的农事劳动维持生计，另一方面又要担负照顾、管教孙辈的重任，劳动强度和心理压力大。

（二）生活质量低

外出务工子女对留守老人经济供给不稳定，加之在长期生活中养成的节省习惯，留守老人生活质量普遍不高。

（三）安全隐患多

身体状况欠佳、长年患病的留守老人，得不到及时治疗和亲人照料，一旦发生危险性、突发性疾病可能直接威胁留守老人的生命安全。

（四）精神状态差

农村青壮年举家外出务工，有的在外落户定居，留下许多空巢老人，这些留守老人缺乏亲情沟通、缺乏亲人照顾，享受不到天伦之乐，随年寿的增长，单调的生活使老人内心更加孤独、寂寞、精神空虚、内心充满被遗弃感。

二、对农村留守老人的干预措施

（一）建立和完善农村老年人组织

农村"留守老人"在精神上、心理上渴望被关怀，希望得到帮助，而实现这一点最有效的方式就是建立和完善农村老年人组织，让老年人重新找到归属感。一是通过组织，老年人互相帮助，通过集体的力量克服个人解决不了的问题，如承担地里的重活等；二是为农村老人的合法权益提供保障，如帮助老人向子女索要赡养权等；三是开展各种娱乐活动，丰富老人的精神文化生活，如表演节目、群众健身活动等。

（二）构建新型农村社会养老保险制度

我国目前的养老保险制度还不健全，深深打上了城乡二元制度的烙印。随着社会的发展和进步，"留守老人"应该成为新型农村社会养老保险制度首先发展的对象，政府应逐步推行低保制度，把符合条件的农村"留守老人"全部纳入低保范围，从经济上保证老年人达到基本生活水平。同时，大力发展社会福利和慈善事业，积极探索在农村建立完善集中赡养制度，加强农村养老院建设，适当增加农村养老院的数量，促进家庭养老社会化，将因子女外出打工、求学、定居而无依无靠的"留守老人"吸纳进去，实行"补位"养老服务，真正解决"留守老人"无人管理、无人赡养的问题。

（三）促进农村医疗卫生事业发展

解决农村"留守老人"的医疗问题，就要加快发展农村卫生医疗事业，强化农村公共卫生医疗服务。一是要不断巩固和发展新型农村合作医疗制度，提高财政补助水平；二是要建立健全农村三级医疗卫生服务网络，加大政府调控力度，把城市富余、闲置的医疗卫生资源向乡村转移，向老年人提供安全廉价的基本医疗服务；三是要加强农村医疗卫生队伍建设，侧重于为农村培养留得住、用得上的适用型人才，或招聘一些医术较为高明、医德较为高尚的医生到农村医院工作，以提高农村医院的医疗水平。

（四）引导老年人树立现代生活理念

充分发挥农村"留守老人"自身的积极性和能动性，让他们积极参与各项社会文化活动。鼓励"留守老人"调节好心态，增强心理上的自立意识，生活上锻炼自己的自立能力；鼓励"留守老人"劳逸结合，加强身体锻炼，养成良好的生活习惯；鼓励"留守老人"学习新事物，紧跟时代的步伐，积极寻找精神寄托，充实晚年生活；鼓励"留守老人"改变自己的思维方式，树立现代生活理念，充分享受现代文明成果。

（五）大力弘扬尊老爱老的社会风尚

尊老爱老是中华民族的传统美德，我们要大力倡导弘扬尊老爱老的文明乡风，努力为"留守老人"营造一个良好的养老氛围，一要组建青年社会工作者队伍。组织青年社会工作者利用节假日为"留守老人"提供多种服务，切实解决"留守老人"生活中的实际困难；二要成立邻里互助服务队。常言道："远亲不如近邻"，要鼓励开展邻里间的无偿互助活动，让街坊邻里之间伸出相互帮扶之手，大家共同关爱"留守老人"，形成一家有难、八方支援的良好局面，最大限度地挖掘民间的互助潜能，提高邻里间的互助意识和互助水平。

考点提示：农村留守老人的心理、社会问题及干预措施

第11节　受虐老人的护理

案例 4-9

有一位90岁的老人，生有两儿三女，早年因骨质疏松发生小腿骨折，一直都不能下床走路，由两个儿子轮流照顾，三个女儿只是有空来看看，帮他洗洗澡换换衣服。过年前轮到小儿子家，小儿子在外打工，小儿媳妇很不孝，常常当面侮辱老人"老不死的、拉屎拉尿都要人伺候了，还活着干什么"！有时小儿媳妇出去逛街，早出晚归，老人一天没吃没喝，大小便全部排在床上，小儿媳妇回来不但不给老人换衣服，还口出秽言。为此，老人对女儿说过要自杀，活着没意思。

问题：1. 请谈谈对这种现象的看法。

2. 如何使广大老年人老有所依，颐养天年？

一、概　　述

随着我国社会老龄化的到来,正在不断增加的老年人口及因老龄化而引起的一些社会问题日益引起人们的关注,其中一个越来越严重的问题便是虐待老人问题。虐待老人是指恶意对待老人,在身体上、情感或心理上、性或经济方面对老人构成虐待或剥削。由于衰老、疾病的发生,老年人的能力逐渐减退,在身体及心理上对他人的依赖性增强。而子女大多处在中年时期,自身正承受事业发展、孩子升学等各方面的巨大压力,若再加上照顾老人的责任,他们往往就会感到身心疲惫、力不从心,这种压力一旦反射到老人身上,就有可能出现对老人照顾不周、言辞不尊的现象,甚至是对老人心理及身体上的虐待。有些子女自身人格扭曲,或者因吸毒、赌博等不良行为造成经济和精神压力,转而以老人为发泄对象。有些老年人由于要维护自己的面子或子女的名声及前程,不愿透露受虐的事实,或者老年人由于自己没有独立的经济来源,害怕自己处于"没人管"的境地,因而不敢揭露照顾者的暴行。而发生在护理院或养老院中的老人虐待行为也屡见不鲜。此外,社会监督系统的不健全,使老人受虐问题的举报和调查遭遇种种障碍,使老人无法及时摆脱受虐现状。在日本,2011 年 65 岁以上老人遭受虐待案件相比 2010 年增加 7%,达到约 1.68 万起,保持自 2006 年开始调查以来连年上升的势头。据韩国媒体报道,除对老人实施精神上的虐待以外,施以暴力的身体虐待行为也在剧增,身体上的虐待行为 2005 年仅为 665件,但到 2010 年猛增至 1300 件,增加近 1 倍,对老人施以伤害、暴行等的犯罪行为每年发生 1000 件以上。我国的老年人受虐问题也层出不穷,越来越引起社会上的广泛重视(图 4-8)。

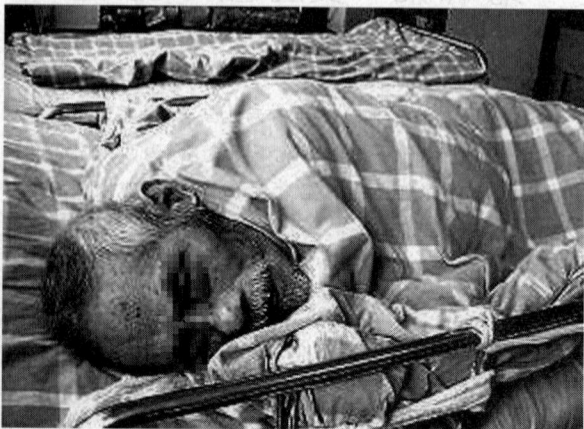

图 4-8　可怜的受虐老人

二、护理评估

(一) 老年人受虐待的危险因素

1. 女性比男性有更高的风险受到虐待　首先,活到老年的妇女比男性多,所以她们在老年人口中所占的比例较大,因为身患疾病或有认知损伤,以至她们要依靠他人生活或接受他人照顾。而且,女性可能不是那么强壮,难以抵抗照顾者或其他人的身体虐待。

2. 老人年龄越大,越容易成为虐待的受害者　受虐待的发生率在 75 岁以上老人中开始显著增加,因为这个年龄以上的老年人更可能因为认知问题和身体上的不便要依赖他人来满足基本的需要。

3. 身体状况差和认知缺陷的老人更可能受到虐待　据调查,在所有举报的老年人受虐待与疏于照顾的个案中,有一半老年人头脑不太清楚,身体不好,自己无法照顾自己。这些年纪非常大,身体非常孱弱的老人,最可能受到其所依靠的人的身心伤害。

4. 低收入老人更容易受到虐待或疏于照顾　同高收入家庭相比,低收入家庭大多自己照顾老人,而不是雇人照顾,因此,为照顾老人,使原本有限的收入显得更为紧张。收入上的限制使老人得不到高质量的照顾服务,同时增加了老人得不到充分照顾的风险。

(二) 受虐的形式

老人受虐待在现实生活中有多种多样的表现形式。从总体上看,只要是对老人造成了身体、心理、精神或经济上的不法伤害,都可以称为虐待老人。这些行为中的任何一种都应当受到道德的谴责或法律的制裁。学术界一般将老人受虐形式划分为以下五种类型。

1. 生理虐待(含性虐待)　对老人的身体进行不法侵害,以致其身体组织或机能受伤或受损害。

2. 心理虐待　对老人进行长期恐吓性的口语威胁、辱骂,以致其心理长期处于恐惧、害怕、低自尊状态。

3. 疏忽　在蓄意或无意之下,未向老人提供任何维持基本生命所需的支持或协助,以致其生存权利受损害。

4. 遗弃　依照法令或契约对老人有赡养义务,但在蓄意或无意之下未满足老人需求,以致其流落街头、医疗院所或养老机构等。

5. 经济剥夺　未经过老人同意,私自将其名下的财物任意侵占、处理或买卖。

考点提示:老人受虐形式

三、干预措施

1. 加强家庭中儿女的尊老教育　首先要加强伦

理道德建设,尊老爱幼是中华民族的传统美德,由于老年人在进入老年期之后会产生一系列的问题,所以家庭儿女更要细心的对待老年人。第一,要经常抽空陪老人。老人进入空巢期后会产生极大的空虚寂寞情绪,所以儿女应与老人多相处,不能仅用物质来满足老年人,而是满足其精神上的需求。第二,要养成耐心的习惯。对待老年人时可以想象一下自己的儿女将来如何对待自己。第三,要把照顾老年人当成一种责任。

2. 寻求法律手段保护,增强老年人自身的维权意识　国家应制定相关的老年人保护法,并且制定老年人受虐的相关条例,切实保护老年人的合法权益。对于老年人来说,当受到儿女或来自社会上的虐待时,不应该只是忍气吞声,而是应该运用法律或是媒体的力量来解决问题,从而使自己远离伤害。

3. 发展支持性服务　随着经济的发展,养老福利机构起着越来越重要的作用。所以养老机构的建设对于解决老年人受虐问题作用很大。第一,加强专业护理队伍建设:老年护理中心的护士应该视老人如亲人,无微不至的关怀老人,使老人度过幸福安详的晚年生活。而现行的许多养老中心,由于自身实力和利益等各方面的原因,老年看护者的素质低下。根据调查,大多数养老院的看护人员都未经过特殊的培训就上岗,导致受虐问题层出不穷。因此,必须明确规定养老中心护理人员的标准,应具备"老年护理员"或"护士资格证"等资质后上岗。第二,重视社会工作者的力量:社会工作者应该定期对养老福利机构的老年人提供服务、咨询、帮助等,实事求是的反映老年人存在的问题。另外,社会工作者应利用自身的专业知识,用个案、团体等工作方法切实解决老年人的问题,使受虐问题减少到最低。当察觉老人可能受到虐待时,将自己的怀疑向上级做出书面汇报,也可请老人或其亲戚收集受虐待的证据,必要时可拍照留证。社会工作者应发挥重要作用,充当特别脆弱、容易受虐及疏于照顾的老人的代言人。

第12节　失独老人的护理

案例 4-10

四五年前,小宋工作的社区里搬来一个新住户,女性,约60岁,独居。老人很少出门,从不主动与邻居打招呼,也没见她有亲戚朋友上门。经过小宋的屡次拜访、耐心沟通后了解到,原来老人结过婚,也曾有过孩子,但先是丈夫过世,而后女儿在29岁那年猝死了。因为所在街道能给独居老人提供一些关爱服务,社区义工经常找老人聊天,经过数月的帮助,老人由内心封闭的状态,慢慢地转变,而后也愿意走出家门,参加社区的广场活动了。

问题:面对失独老人,我们应该如何关爱他们?

一、概　　述

家中唯一的子女不幸离世,这样的家庭被称为"失独家庭"。目前中国15岁至30岁的独生子女总人数约有1.9亿人,这一年龄段的年死亡率为万分之四,因此每年约产生7.6万个失独家庭,按此统计,目前中国的失独家庭至少已超百万。独生子女去世后,父母容易陷入自行封闭,精神濒临崩溃,有的失独家庭选择搬离熟悉的环境,甚至不会透露新住址,过着"隐居"的生活。而更多的失独家庭步入老年后,面临着经济和心灵的双重困境。失独家庭是整个中国老龄工作中的新问题,加强对失独家庭的分类指导,如果是经济能力较强的,可以重点在精神慰藉上予以帮助,比如开展心理辅导、义务巡诊、临终关怀等多元化服务。如果是经济上有困难的,应该加大扶助力度,保证他们在老年期衣食无忧。当他们需要入住养老院时,应当为其提供优先入院的机会。通过政府和社会各界的共同努力,让失独群体过上幸福生活(图4-9)。

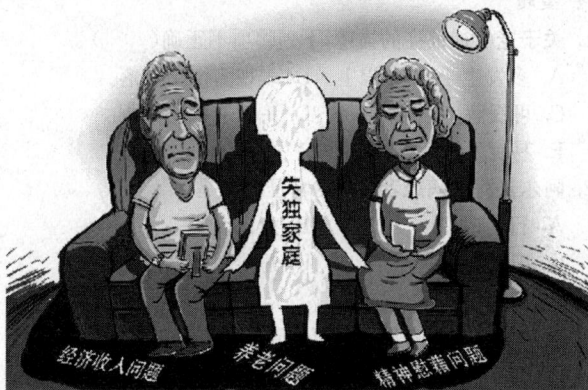

图4-9　失独老人

二、对失独老人的干预措施

1. 心灵关怀,开展心理疏导　在社区里,应定期对"失独"家庭成员进行心理疏导和心灵交流,面对面、一对一帮助排解心理压力和痛苦,根治生活上和心理上的焦虑感、抑郁感和失落感,引导其走出心灵阴影,解除心理障碍。同时,设立老年活动中心,组建各式文娱队伍,积极开展丰富多彩、寓教于乐的文体活动,帮助"失独"老人锻炼身体、陶冶情操、娱乐身心,使其尽量融入社会。

2. 健康关怀,确保"病"能就医　完善"失独"老人健康档案,详实记录每户"失独"老人的健康状况,并根据每个人的健康情况给予有针对性医疗服务。聘请具有丰富医疗经验的医生为家庭健康指导员,与

"失独"老人建立经常性联系,主动上门为"失独"老人进行医疗诊治和健康指导。

3. 养老关怀,确保"老"有所养　对年满60周岁的"失独"父母可以入住敬老院,对于不愿意入住敬老院的70岁以上老人,每人每年给予相应的居家养老补贴,社区应经常组织义工帮助老人做一些子女应做的事情,弥补缺失的亲情,慰藉晚年生活。

考点提示:失独老人的干预措施

小结

目前人们对老年人的心理卫生问题越来越重视,作为一名护理专业的学生,正确掌握老年人的心理特点,深入了解老年人常见的心理问题,对提升今后的老年护理质量起着十分重要的作用。因此,本章就当前关注的老年抑郁症、焦虑症、阿尔茨海默病、空巢综合征等老年人常见问题的致病因素和身心状况进行了详细的叙述,并从护理的角度指出了保健和康复的方法,以此使老年人能有高水平和高质量的晚年生活。

目标检测

A_1 型题

1. 关于老年抑郁症的描述,下列哪项不正确(　　)
   A. 多发生于60岁以上　B. 表现为情绪低落
   C. 可缓解　D. 一般有人格缺损
   E. 易复发

2. 阿尔茨海默病患者最早的特征表现是(　　)
   A. 行为改变　B. 意识改变
   C. 记忆力改变　D. 思维改变
   E. 抑郁

3. 老年抑郁症患者最严重而危险的表现是(　　)
   A. 自杀　B. 出走
   C. 妄想　D. 恐惧
   E. 体重减轻

4. 老人受虐的形式不包括(　　)
   A. 性虐待　B. 遗弃
   C. 疏忽　D. 经济剥夺
   E. 把老人送养老院

5. 空巢综合征的主要表现不包括(　　)
   A. 孤独感　B. 空虚、寂寞
   C. 抑郁伤感　D. 社会交往活跃
   E. 行为活动减少,兴趣减退

6. 下列哪项不是老年人记忆的特点(　　)
   A. 意义识记减退缓慢
   B. 回忆能力较差
   C. 再认能力尚好
   D. 机械记忆如年轻人
   E. 次级记忆减退明显

7. 影响老年人心理变化的因素不包括(　　)
   A. 各种生理功能减退
   B. 家庭人际关系和经济状况的改变
   C. 社会角色的变化
   D. 性别
   E. 疾病、丧偶等生活事件

8. 下列容易出现离退休综合征的老年人是(　　)
   A. 老年女性
   B. 爱好广泛的人
   C. 善于交际的老年人
   D. 个性散漫的老年人
   E. 从事管理工作的老年人

9. 一般不随年龄变化而下降的认知功能是(　　)
   A. 回忆能力　B. 机械记忆
   C. 液态智力　D. 晶态智力
   E. 视觉和听觉

10. 离退休综合征属于(　　)
    A. 病理改变　B. 压力源
    C. 适应性障碍　D. 文化休克
    E. 自理缺陷

11. 急性焦虑的典型表现是(　　)
    A. 血压升高　B. 紧张不安
    C. 惊恐发作　D. 脉搏加快
    E. 尿频、尿急

12. AD病是指(　　)
    A. 阿尔茨海默病　B. 血管性痴呆
    C. 焦虑　D. 精神分裂症
    E. 谵妄

A_2 型题

13. 患者,女,65岁。经常感到恐惧,整日提心吊胆,同时伴有焦虑,心烦意乱,常常感到就要大祸临头,请问该老人的主要问题是(　　)
    A. 焦虑症　B. 抑郁症
    C. 恐惧症　D. 痴呆症
    E. 强迫症

14. 患者,男,85岁。住在10层高的公寓里,很少下楼活动,容易发生以下哪种问题(　　)
    A. 离退休综合征　B. 高楼住宅综合征
    C. 焦虑症　D. 抑郁症
    E. 疑病性神经症

15. 患者,女,70岁。丧偶2年,独居,不爱出门,不愿与人交往,沉默寡言,对外界动向无动于衷,有时偷偷流泪,睡眠质量差,靠催眠药维持。该患者可能的诊断是(　　)
    A. 老年焦虑症　B. 空巢综合征
    C. 老年抑郁症　D. 阿尔茨海默病
    E. 老年自闭症

(刘　萍)

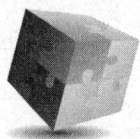

第5章 老年人日常生活护理

第1节 老年人日常生活功能状态评估

案例 5-1

某老人,女,76 岁,丈夫已去世 8 年,儿女均在外地工作,近两年来出现明显记忆力下降,经常丢三落四。有一次在做家务时,不慎将碗打翻。两个孩子非常担心老人是否还能独立生活。

问题:1. 根据案例思考,你该如何评估老人是否还能独立生活?

2. 在进行评估时,你该注意什么呢?

日常生活本身具有丰富和复杂的内涵,每一个生活行为不仅为了满足生理需要,同时更要满足心理及社会方面的需要,而每一生活行为的完成更有赖于身体功能的健康。

一、对老年人进行功能状态评估的内容及注意事项

(一) 老年人日常生活功能状态评估的内容

日常生活功能包括三个层次的内容,一是基本的日常生活活动功能(即生活自理能力),如穿衣、洗澡、上厕所等基本功能,丧失这一层次的功能,即失去生活自理的能力。二是功能性日常生活活动功能,如购物、烹调、打电话等,丧失这一层次的功能,则不能进行正常的社会生活,其活动范围将限制在家庭内。这两方面是反映老年人能否独立生活的基本条件。三是高级日常生活活动功能,反映老年人的智能能动性和社会角色功能,失去这一层次的功能将失去维持社会活动的基础。

(二) 对老年人进行功能状态评估的注意事项

1. 一般原则 注意保暖、选择舒适体位、避免过度疲劳(可分段进行)。注意取下义齿和助听器,注意皮肤易损部位,检查感知觉时不要损伤老人。

2. 检查前准备 环境安静,注意保护隐私。

3. 检查及记录要点 正常老化生理变化;存在健康问题;确定功能状态。

4. 注意客观评价 老人往往过高估计自己的能力,家属往往过低估计老人的能力,护理人员应不受此影响,做出客观评价。

5. 避免主观判断导致偏差 评估时,应注意环境对评估过程的影响,可通过直接观察老年人的进食、穿衣、如厕等日常活动进行评估。

6. 避免霍桑效应 当有护理人员在旁观察时,老年人在做某项活动时,会因努力出色表现而掩盖平时的状态,称之为霍桑效应。因此,应注意全面客观地进行评估。

考点提示:对老年人进行功能状态评估的注意事项

二、常用的功能状态评估工具

(一) 日常生活活动能力量表(ADL)

主要用于评定被试者的日常生活能力,该量表共有 14 项,由躯体生活自理量表和工具性日常生活活动量表组成。前者共 6 项:如厕、吃饭、穿衣、梳洗、行走和洗澡;后者共 8 项:打电话、购物、做饭、做家务、洗衣、使用交通工具、服药和理财(详见第 3 章表 3-1)。

本测验为短程自评量表,操作方便,容易掌握,不受年龄、性别、经济状况等因素影响,应用范围颇广,适用于各种职业、文化阶层及年龄段的正常人或各类精神病患者,包括青少年患者、老年患者和神经症患者。

(二) 日常生活功能指数评价表

共有 6 项功能评分,包括洗澡、更衣、如厕、移动、控制大小便和进食(表 5-1)。

该量表可用作自评或他评,以决定各项功能完成的独立程度。可用于测量、评价慢性疾病的严重程度及治疗效果,还可预测某些疾病的发展。

表 5-1　日常生活功能指数评价表

姓名_____　评价日期_____

每个功能项目中,帮助是指监护、指导、亲自协助

评估下列各项功能,在相应的地方打"√"

1. 洗澡——擦浴、盆浴或淋浴

☐ 独立完成(洗盆浴时进出浴缸自如)　　☐ 仅需要部分帮助(如背部或一条腿)　　☐ 需要帮助(不能自行洗浴)

2. 更衣——从衣橱或抽屉内取衣穿衣(内衣、外套),以及扣扣、系带

☐ 取衣穿衣完全独立完成　　☐ 仅需要帮助系鞋带　　☐ 取衣穿衣需要帮助

3. 如厕——进厕所排尿自如,排泄后能自洁及整理衣裤

☐ 无须帮助,或者借助辅助器具进出厕所　　☐ 进出厕所需要帮助(需帮助便后清洁或整理衣裤,或夜间用便桶或尿壶)　　☐ 不能自行进出厕所完成排泄过程

4. 移动——起床,卧床;从椅子上站立或坐下

☐ 自如(包括使用手杖等辅助器具)　　☐ 需要帮助　　☐ 不能起床

5. 控制大、小便

☐ 完全能控制　　☐ 偶尔有失禁　　☐ 排便、排尿需要别人观察控制,需使用导尿管或失禁

6. 进食

☐ 进食自理,无须帮助　　☐ 需要帮助备餐,能自己吃食物　　☐ 需要帮助进食,部分或全部通过胃管进食,或需静脉输液

结果分析:功能活动的丧失按特定顺序进行,复杂的功能首先丧失,简单的动作丧失较迟。对功能性独立依赖分级如下:

A——能独立完成进食、控制大小便、移动、如厕、更衣、洗澡

B——能独立完成上面六项中的五项

C——除洗澡和另一项活动外,能独立完成其余四项

D——不能洗澡、更衣和另一项活动,能完成其余三项

E——不能完成洗澡、更衣、如厕、移动和另外一项活动,其余能独立完成

F——只能独立完成控制大小便或进食,其余不能完成

G——六项都不能完成

其他——至少两项功能不能独立完成,但不能用 C、D、E、F 的分类法来区分

(三) Pfeffer 功能活动调查表(FAQ)

该表由 10 项日常功能活动问题组成,包括:①支票平衡;②填写表格;③自行购物;④技巧性活动;⑤使用炉子;⑥准备饭菜;⑦了解新鲜事物;⑧注意和理解;⑨记得重要的约定;⑩独自能外出。见表 5-2。根据我国的实际情况,国内使用时将以上①②内容修改为票证使用及票据支付,评定由访问员或被试者家庭完成。

FAQ 的内容,虽然也包括了部分生活自理能力,但更偏重于社会适应能力,后者对于老人能否在社会上独立生活,至关重要。本量表是按西方国家的社会标准设计的,经修改后也适用于我国。各单项中,除技巧性活动项(如画图、打牌、工艺活动等),不适合率较高(38.8%)外,其余项目的适合率在 90% 以上,属较好的功能量表。内容具体,评分标准明确,操作也较简单。目的是更好地发现和评价那些功能障碍不太严重的老年患者,即早期或轻度痴呆患者。该调查表在社区调查或门诊工作中应用。

(四) Lawton 功能性日常生活能力量表

此量表将功能分为 7 个方面,用于评定被测试者的功能性日常生活能力(详见第 3 章表 3-2)。该量表可通过与被测试者、家属或者护理人员等知情人的交谈或被测试者自行填问卷形式完成。总分值的范围 0～14 分,分值越高,提示被测试者功能性日常生活能力越强。

考点提示:日常生活功能状态的评估

三、评估结果的意义

1. 护理人员根据评估结果,判断老年人能否自理、自理程度如何、如何满足日常生活的基本需要。

2. 评估老年人有无维持日常生活基本需要的相关知识,做好健康指导与教育。

表 5-2 功能活动调查表(FAQ)

请仔细地阅读问题,并按老人的情况,做出最能合适地反映老人活动能力的评定,每一道问题只能选择一个评定,不要重复评定,也不要遗漏。

1. 使用各种票证(正确地使用,不过期)	0	1	2	9
2. 按时支付各种票据(如房租、水电费用)	0	1	2	9
3. 自行购物(如购买衣、食及家庭用品)	0	1	2	9
4. 参加需技巧性的游戏或活动(如下棋、打麻将、绘画、摄影、集邮、书法、木工)	0	1	2	9
5. 使用炉子(包括生炉子、熄灭炉子)	0	1	2	9
6. 准备和烧一顿饭菜(有饭、菜、汤)	0	1	2	9
7. 关心和了解新鲜事物(国家大事或邻居中发生的重要事情)	0	1	2	9
8. 持续 1 小时以上注意力集中地看电视或小说或收听收音机并能理解、评论或讨论其内容	0	1	2	9
9. 记得重要的约定(如领退休金、朋友约会、接送幼儿等)	0	1	2	9
10. 独自外出活动或走亲访友(指较远距离,如相当于三站公共汽车的距离)	0	1	2	9

总分□□

评分标准:0=没有任何困难,能独立完成,不需要他人指导或帮助;1=有些困难,需要他人指导或帮助;2=本人无法完成,完全或几乎完全由他人代替完成。如果项目不适用,如老人一向不从事这项活动,记9,不计入总分。

结果分析:

(1) FAQ 只有两项统计指标:总分(0~20)和单项分(0~2)。

(2) 临界值:FAQ 总分25,有两项或两项以上单项功能丧失(2分);一项功能丧失或两项以上有功能缺损(1分)。

(3) FAQ 总分≥5分,并不等于痴呆,仅说明社会功能有问题,尚需临床进一步确定这类损害是否新近发生,是因智力衰退还是另有原因,如年龄、视力缺陷、情绪抑郁或运动功能障碍等。

小 结

老年人的日常生活功能状态评估即评估老年人处理日常生活的能力,包括三个层次的内容:①基本的日常生活活动功能;②功能性日常生活活动功能;③高级日常生活活动功能。常用的评估工具包括:①日常生活活动能力量表;②日常生活功能指数评估表;③Pfeffer 功能活动调查表。对老年人进行功能状态评估时注意做到:客观评价,避免霍桑效应,避免主观判断。

第2节 老年人常见安全问题及护理

案例 5-2

患者,女,70 岁。丧偶后独居,既往高血压史 20年,长期服用降压药,近半年来记忆力明显下降,目光呆滞,反应迟钝,曾有两次回家时找不到家门。2 个月前开大门时在家门口跌倒过一次,被邻居及时发现,检查后无明显外伤。今早9:00 突然再次跌倒,不能爬起。查体:体温 37.6℃,脉搏 80 次/分,呼吸 19 次/分,血压 145/80mmHg,神志清楚,精神差,大小便正常;头颅未见明显外伤,双眼视力差,眼底检查见血管明显充血水肿;右下肢不能站立,有畸形,诊断为右侧股骨颈骨折。

问题:1. 发生跌倒的危险因素有哪些?

　　　2. 应从哪些方面指导患者及家属预防再跌倒?

老年人身体各方面的功能随着年龄的增大而逐渐衰退,尤其是感官系统功能的减退导致老年人对周围环境信息的接受和判断能力下降,直接影响老年人的安全。老年人常见的安全问题有:跌倒、噎、呛、坠床、烫伤、服错药、交叉感染、心理伤害等。护理人员应根据老年人的个体状况,了解其精神状态、生活习惯、睡眠、活动、居住环境等,从中发现可能存在的安全隐患,并采取相应的护理措施加以预防。大多数老年人生活的主要场所为家庭,其次是社区。本节重点介绍家庭和社区的安全防护。

一、老年人常见安全问题的原因

护理人员必须清醒地认识到老年人的安全问题及其造成因素,能够正确评估老年人的危险因素,借用外在的协助力量,降低其安全问题的发生率。

(一) 与安全有关的内在因素

1. 生理因素 视觉、本体感觉和听觉、前庭感觉功能减退,中枢神经系统和周围神经系统的控制能力下降,下肢肌力减弱。

2. 病理因素 能导致老年人步态不稳、平衡功能失调、眩晕、视觉或意识障碍的急、慢性疾病。如心血管系统疾病:直立性低血压、原发性高血压、心脏病、脑血管缺血性疾病等;神经系统疾病:痴呆症、帕金森病、癫痫、周围神经病变等;骨、关节疾病:颈椎病、骨质疏松症、类风湿关节炎、运动器官损伤或畸形等；感官系统疾病：白内障、青光眼、视网膜动脉阻塞、急性迷路炎、梅尼埃病等；其他：身体虚弱、贫血、甲状腺疾病、糖尿病等。

3. 药物因素　老年人服用镇静催眠药、麻醉药、镇痛药、抗焦虑药、抗抑郁药、降压药、血管扩张药、抗心律失常药、利尿剂和降血糖药时，由于对药物敏感性和耐受性的改变，其神志、精神、视觉、血压、步态和平衡功能易受到影响，容易发生跌倒。

4. 心理因素　老年人由于某些原因如患病或用药出现认知障碍，或存在不服老、不愿麻烦他人而勉强为之、焦虑、恐惧、抑郁等心理时，跌倒的危险性明显增加。

（二）与安全有关的外在因素

1. 环境因素　老年人因步态不稳及平衡、移动功能差，许多习以为常的环境因素均可能诱发跌倒。如地面过滑、潮湿、不平，地毯松脱、不平整，过道有障碍物；室内光线过暗或过强，楼梯缺乏扶手，台阶高度不合适，边界不清晰，座椅过高或过低，睡床高度不合适或床垫过于松软，坐便器过低、无扶手，家具不稳、摆放不当；鞋的尺寸、大小不合适，鞋底不防滑，裤腿或裙摆过长；拐杖等辅助用具不合适等。

2. 与老年人活动状态有关的危险因素　大多数老人跌倒发生于行走或变换体位时，少数发生于从事重体力劳动或较大危险性活动时，如爬梯子、骑车等。

考点提示：老年人常见安全问题及预防措施

二、老年人常见安全问题的预防及护理

（一）防跌倒

预防跌倒的关键措施是帮助老年人熟悉环境，加深对方位、布局和设施的记忆，以协助加强感觉器官的作用。由于老年人在居室内活动的时间较多，老年人居室环境设置上应注意以方便、安全舒适及尽可能地增加老年人接触社会、接触自然的机会为原则（详见第7章第1节）。

（二）防进食意外

老年人神经反射活动相对下降，吞咽肌群不协调可出现吞咽障碍；牙齿缺失，咀嚼功能差，唾液分泌减少，不能充分咀嚼造成咽下困难、呛咳、硬噎等；呛咳、硬噎等可引起吸入性肺炎或窒息。有认知障碍的老年人不知呼救，常可危及生命。因此，应做好老年人进食的护理。

1. 进食前准备　饭前开窗通风，营造整洁的进餐环境。协助老年人洗手，清除口腔异味，排空膀胱，提醒老人"准备就餐"，使其做好心理准备，提高食欲；根据老年人身体状况，尽量取坐位或半坐位；要选择易在口腔内移动，软而易于消化的食物如蛋羹、菜粥等。不宜给老人年糕、栗子之类易哽噎的食物。有吞咽功能障碍的老人，进食前可用大小适宜的小冰块作均匀吞咽，诱发其吞咽动作。

2. 进食时护理　进食时注意力集中。生活能自理的老人，应鼓励其自己进餐，家人给予必要的协助。吃干食发噎者，进食时准备水或饮料，进稀食易呛咳者，应把食物加工成糊状。卧床的老人应使其头部转向一侧，对面部偏瘫的老人，食勺应从健侧放入，尽量送到舌根部。喂汤时，从唇边送入，不要从口正中直入以免呛咳。每勺的食物量不要太多，进食速度不宜过快。

3. 进食后护理　进食后指导老人保持坐位30分钟以上，协助漱口，保持口腔清洁。卧床老人进食后不要马上翻身、叩背和吸痰，以防止食物反流。

（三）防坠床

有意识障碍的老年人应加床栏；睡眠中翻身幅度较大或身材高大的老年人，应在床旁用椅子护挡；床垫软硬度适中，避免过于松软造成翻身不便和坠床的危险；如果发现老年人睡向床边缘时，要及时护挡，必要时把老年人推向床中央，以防坠床摔伤。

（四）防烫伤

老年人感觉迟钝，对冷热感觉不灵敏，淋浴、热敷、使用热水袋时，应严格掌握温度及时间，以防烫伤。使用电热毯应避免烫伤或引起火灾，吸烟者应尽量戒烟，更不要在床上吸烟，以免引起意外。对于老年人在家里自己使用的设备，如烤灯、电动按摩器等，家属或护理人员要耐心讲解使用方法，直到老年人熟练掌握为止。

（五）安全用药、避免不良反应

老年人常用药一定要放在固定位置，标签要清楚醒目，最好将一天所用的药物单独备好（详见第6章）。

（六）注意交通安全

老年人由于视力、听力下降，对交通信号识别困难，应对突然情况的反应能力较差，因此老年人外出要严格遵守交通法规，听力较差者要配戴助听器，严重视力下降者要有人陪同。老年人单独外出活动时，家属应注意检查衣服、鞋帽穿着是否适宜和需用物品

是否齐备,并了解其去向、离去时间及预计回家时间,最好随身备有姓名卡、亲属姓名及联系电话和地址。外出活动时,可借助手推车或手杖协助行走,注意避开人多拥挤的高峰时间,以免人多冲撞而发生意外。

(七) 防止交叉感染

老年人免疫功能低下,对疾病的抵抗力弱,应预防感染上新的疾患。在感染性疾病流行期间,尽量少到公共场所活动,不宜过多会客。患者之间尽量避免互相走访,尤其患呼吸道感染或发热的老人更不应串门。

(八) 注意健康教育

老年人常有不服老,不愿麻烦别人的心理,尤其对生活小事,愿意自己动手。因此要多做卫生宣教,使老年人掌握自身健康状况,了解老年人容易发生的意外及其相关危险因素。加强安全意识,对可能发生意外伤害的危险因素进行预测,预先采取必要的措施。

三、社区安全保护

社区是老年人的主要生活和活动场所,老年人需要长期在此得到与护理密切相关的预防、保健、治疗、康复等照顾。所以在做好居家安全的同时,也应该重视社区安全。

1. 加强老年人的安全教育 随着年龄的增长、慢性疾病的侵袭,老年人身体各器官功能减退,调节能力逐步下降,常伴有一种或多种日常生活自理能力下降。如行动不稳、动作不协调等,易发生跌倒等危险。全科医生与社区护理人员应根据老年人的需求,做好他们的安全教育,利用老年人喜欢的宣传方式进行安全指导,如讲课、家庭指导、发放宣传小册子等。重点对老年人用药安全、跌倒、饮食、活动等内容进行指导。加强老年人自我防护意识,严格控制高危环节,矫正老年人生活中容易导致安全问题的不良习惯,改善社区和家居环境,安装防护设施。同时,做好老年人照顾者安全知识的培训,预防各种不安全事件的发生,以确保社区及家庭老年人的安全。

2. 营造安全的社区环境 在老年人较集中的社区,应考虑到弥补老年人感觉减退和功能丧失,住宅区的道路系统、交通组织应以保护老年人的行动为基础。社区内宜采用人车分流或部分分流的道路交通结构,增加社区安全感。道路宽敞并设置路灯,有台阶的地方设置明显的标志。以防老年人视力减退引起的跌倒;或将台阶改为坡道,以方便使用轮椅的老年人。合理安排适合老年人的公共服务项目:如老年活动中心、老年大学、棋牌、娱乐中心等,有足够面积的室外活动场所,保证老年人户外活动的需要。适当建造一些开阔平坦、无障碍物的绿地、喷泉、亭子、长廊等建筑,并配以桌椅、灯具等,为老年人或残疾老年人散步、晨练、休息及社交活动提供场所。另外,还应考虑室外环境的卫生,老年人活动的区域应有良好的通风、日照,避免噪声和空气污染,为老年人营造一个舒适、安全、卫生、健康的生活环境。

3. 建立良好的邻里关系 老年人由于体质虚弱或身染疾病,常常会成为犯罪分子袭击的目标。在老年住户居多的社区里,邻里之间关系陌生,很容易使老年人面临意外事件时得不到救助。社区里的老年人住户之间应该多沟通,加强了解,互留电话。做到互通信息,互相帮助,有困难互相关心,有病痛时互相看望慰问,建立良好的邻里关系,保障社区安全。

此外,社区保安机构应经常给予老年人安全常识的提醒及求救方法的指导,并注意老年人居室周围及老年人集中活动场所的情况,发现问题及时处理。

第3节 老年人饮食与健康的护理

> **案例 5-3**
>
> 小李对父母特别孝顺,而且经济条件很好,她经常对父母说他们年轻时吃苦了,老了应该享福,多吃点好的,所以,小李经常带父母去饭店吃大鱼大肉、海鲜等,很少在家做饭给老人吃。
>
> **问题:** 1. 你认为她这种做法对吗?
> 　　　　2. 应该怎样照顾老人的饮食呢?

健康来自均衡的营养,营养来自食物,合理的饮食不仅是维持生命的基本需要,还是恢复、维持、促进健康的基本手段。饮食对老年人来说还是一种精神上的满足和享受,与家人或亲朋好友同桌就餐,为增加交流提供了条件。在相对单调的老年生活中,饮食的制作和品尝过程也是老年人日常生活的一大乐趣。因此,改善饮食营养以延缓衰老和预防老年多发病,维护老年人的健康,是日常生活护理中的一个重要课题。

一、衰老与营养

衰老是人生不可抗拒的自然规律,但事实证明,合理的膳食、平衡的营养可以延缓人的衰老。经研究证实,人体对营养(热量)摄取不足或过多均可造成体内免疫功能障碍从而缩短人的寿命,尤其是心血管病变和肾脏病变更为严重。所以饮食质和量的选择是影响老年人健康长寿的重要因素之一。

二、老年人的营养特点

（一）老年人对热能总的需求

随着年龄的增加，老年人活动量逐渐减少和机体代谢过程逐步减慢，热能的消耗也相应减少。一般来说，20～39 岁男性（体重为 65kg）能量供应每日需 12552kJ（3000kcal），女性（体重为 55kg）每日需 9204kJ（2200kcal）为基础，40～49 岁期间，对热能需要减 5％；50～59 岁减少 10％；60～69 岁减少 20％；70 岁以后减少 30％。老年人的总热能在 6276～10041kJ（1500～2400kcal）就可维持一般生理活动的需要。过剩的热能易导致超重或肥胖，并诱发一些常见的老年病。

老年人热能供给量是否合适，可通过观察体重变化来衡量。体重指数（BMI）是国际、国内衡量人体营养状况的一种常用公式。

$$BMI＝体重（kg）/身高的平方（m^2）$$

BMI 正常值为 18.5～22.9，≥23 为超重，提示热能摄入过量，23～24.9 为肥胖前期，25～29.9 为Ⅰ度肥胖，≥30 为Ⅱ度肥胖，＜18.5 为消瘦，提示热能摄入不足。BMI 在 17～18.4 为轻度消瘦，BMI 在 16～16.9 为中度消瘦，BMI＜16 为重度消瘦。

（二）老年人的营养素供给特点

1. 蛋白质　老年人的体内代谢过程以分解代谢为主，对蛋白质的吸收、利用率低，体内蛋白质储备量减少，故老年人需要较为丰富优质的蛋白质。多数医学专家主张，老年人的蛋白质供给不应低于青壮年的供给量。即每日摄入蛋白质 1～1.2g/kg，由蛋白质供给能量应占总热量的 10％～15％，要求优质蛋白应占 50％以上，如豆类、鱼类、奶类、蛋类、瘦肉等。豆类的蛋白高、质量好，而且还含有丰富的不饱和脂肪酸、钙及维生素 B_1、维生素 B_2、叶酸等；鱼肉的纤维短、含脂肪少、肉质鲜嫩，其蛋白质消化率高达 87％～98％。这些都是老年人蛋白质的理想食物。但对于肝肾功能不全的老年人，豆类蛋白质的摄入应控制在蛋白质摄入总量的 1/3 以下。同时主张荤素搭配、粮菜搭配、粗细搭配，以发挥蛋白质的互补作用，提高其生物效价。

2. 脂肪　老年人胆汁酸的分泌减少，脂酶活性降低，对脂肪的消化功能下降，且老年人体内脂肪组织随年龄增加而逐渐增加。因此，膳食中过多的脂肪对心血管系统、消化系统不利；但另一方面，若进食脂肪过少，又将导致必须脂肪酸缺乏而发生皮肤疾病，并影响到脂溶性维生素的吸收，因此，脂肪的适当摄入也十分重要。每日摄入脂肪 1g/kg。由脂肪供给能量应占总热能的 20％～25％，并应尽量选用含不饱和脂肪酸较多的植物油，而减少膳食中饱和脂肪酸和胆固醇的摄入。如多吃一些花生油、豆油、菜油、玉米油等，而尽量避免猪油、肥肉、酥油等动物性脂肪。

3. 糖类　老年人糖耐量低，胰岛素分泌减少，且血糖调节作用减弱，易发生高血糖，而且某些简单的糖类过多摄入，在体内可转化为三酰甘油，易诱发高脂血症。所以老年人摄入的糖类以多糖为好，如谷类（全谷类、大麦、小麦、燕麦）、薯类（芋头、土豆、白薯、山药等）含较丰富的淀粉，在摄入多糖的同时，还可提供维生素、膳食纤维等其他营养素。其次也可食用一些含果糖多的食物，如各种水果、蜂蜜、果酱等。但要限制单、双糖（主要是蔗糖，如砂糖、红糖等）摄入，因其可以诱发龋齿、心血管疾病与糖尿病，糖类的摄入量一般应占总热量的 50％～60％。

4. 无机盐　老年人容易发生钙代谢的负平衡，特别是绝经后的女性，由于内分泌功能的衰减，骨质疏松的发生将进一步增加。应强调适当增加富含钙质的食物，并增加户外活动以帮助钙的吸收。由于老年人体内胃酸较少，且消化功能减退，因此，应选择容易吸收的钙质，如奶类及奶制品、豆类及豆制品，以及坚果如核桃、花生等。此外，铁参与氧的运输与交换，缺乏可引起贫血，应注意选择含铁丰富的食物，如瘦肉、动物肝脏、黑木耳、紫菜、菠菜、豆类等，而维生素 C 可促进人体对铁的吸收。老年人往往喜欢偏咸的食物，容易引起钠摄入过多但钾不足，钾的缺乏则可使肌力下降而导致人体有倦怠感。值得注意的是，老年人必须限制钠盐的摄入。盐能使水分在体内储存增多，排出减少，加重心脏负担。高血压患者禁忌高盐饮食。每日摄入钙 800mg、铁 12mg、食盐不超过 8g，患高血压的老年人食盐应控制在 5g 以内。

5. 维生素　作为某些辅酶的主要成分，维生素在维持身体健康、调节生理功能、延缓衰老过程中起着极其重要的作用。老年人维生素的摄取量原则上与成人相同。

（1）脂溶性维生素：维生素 A 对于维持老年人上皮组织健康、正常视力和免疫力，对抗癌、抗氧化损伤等方面均很重要。我国老年人膳食中维生素 A 摄入一般不高，多从植物性食物中 β-胡萝卜素转化为维生素 A。因此，老年人要多食蔬菜，如胡萝卜、红辣椒等。另外，部分可考虑从动物性食物中摄入，如猪肝、肾、乳类等均含丰富的维生素 A。维生素 E 有较强的抗氧化损伤作用，能防止不饱和脂肪酸的氧化，有一定的延缓衰老作用。虽然目前对补充维生素 E 预防冠心病仍有争议，但保证每日摄入 12mg 是有必要的。老年人容易缺乏维生素 D，导致钙、磷代谢失调，尤其对于食量少、户外活动少的老年人,应适当进食含丰富维生素 D 的食物,如肝、蛋黄、乳类、海鱼、酵母等。同时,应坚持适量的户外活动和体育锻炼。

(2)水溶性维生素:维生素 C 对于抗氧化损伤、伤口愈合、防癌、防止动脉粥样硬化等有重要意义。老年人应适量补充,但并非越多越好,因长期、大量服用,一旦骤停反而导致缺乏。另外,过量服用可导致尿酸及草酸结石的形成。新鲜蔬菜和瓜果中含量较多,但在烹调或储存时应注意防止损失。老年人较容易发生维生素 B_1、维生素 B_2、叶酸及维生素 B_6 等的缺乏,普遍存在低胃酸或无酸状态和内因子缺乏。肝、酵母、细糠、麦麸中此类维生素含量较多。

6. 膳食纤维 主要包括淀粉以外的多糖,存在于谷、薯、豆、蔬果类等食物中。这些虽然不被人体所吸收,但在帮助通便、预防大肠肿瘤、控制体重和减肥、降低血糖和血胆固醇等方面,起着重要的作用。老年人的摄入量以每天 30g 为宜。

7. 水分 水是生命最重要的营养物质,约占老年人体重的 45%。随着年龄的增加,老年人体内水分逐渐减少,同时老年人饮水欲望减退,从而呈现慢性脱水现象,再加上老年人结肠、直肠的肌肉萎缩,排便功能减退,肠道中黏液分泌减少,很容易发生便秘,严重时还可发生电解质失衡、脱水等。故老年人应养成饮水习惯,每日饮水量(除去饮食中的水)一般以 1500ml 左右为宜。膳食安排上应适当增加一些汤、羹类食物,既能补充营养,又可补充相应的水分。但有心脏和肾脏疾患的老年人应注意,过多的水分会增加心脏和肾脏的负担。

链接

老年人营养膳食应做到

三定:定时、定量、定质。
三高:高蛋白、高不饱和脂肪酸、高维生素。
三低:低脂肪、低热量、低盐。
两戒:戒烟、戒酒。

考点提示:老年人的营养特点

三、老年人的饮食原则

老年人的饮食计划应以老年人营养需求为基础,平衡饮食并注意食物的种类与烹调方式,以配合老年人现有的生活状况、生活环境及营养需要。

1. 少量多餐,定时定量 老年人饮食应定时定量,不宜过饱,七八分饱为宜,有利于食物的吸收及避免肠胃的适应不良。

2. 饮食软细,易于消化 尽量给予软而易消化的食物,制备时要考虑食物颜色与味道的调配,以改善牙齿及肠胃消化能力的减弱而引起的消化困难,同时增加食欲。饮食温度适宜,避免过烫或过冷的食物。

3. 食物应注重加工 老年人食物应细、软、松,多采用蒸、炖、熏、煮和炒等方式烹调,避免粗糙坚硬的食物,经常改变烹调方式,促进食欲。避免太多的甜食或油煎、油炸、油腻等含饱和脂肪酸及胆固醇较多,且不易消化的食物。

4. 营养丰富 多吃新鲜的蔬菜水果以提供足够的维生素、矿物质和纤维素。多摄取优质蛋白质,如牛奶、大豆制品、鱼、鸡肉及瘦肉等。多喝开水帮助体内废物的排泄及排便。但晚间应避免饮浓茶和浓咖啡,以免夜间起床上厕所而影响睡眠。

考点提示:老年人的饮食原则

案例 5-4

患者,女,73 岁。因肺部感染于 2012 年 9 月 8 日入院。患者患脑梗死已 15 年,口周肌肉呈肌紧张状态,混合性失语。机体张力增高,运动不灵,生活不能自理,进餐靠家属喂饭,于 15 日中午家属为其喂饭过程中食物误入气管致窒息。后因抢救无效死亡。

问题:1. 什么原因导致食物误入气管?
2. 在上述情景中如果你在帮助老人进餐你该怎么做?

四、老年人进餐的护理

有自理能力的老年人,应鼓励其自己进餐。对进餐有困难的老年人,护理人员协助进餐,协助进餐时可借助一些自制餐具,尽量维持老年人自己进餐的能力。对卧病在床的老年人要根据其病情采取相应的措施,如帮助其坐在床上并使用特制的餐具进餐(图 5-1~图 5-2)。对进餐完全不能自理的老年人,应予喂食,喂食时应掌握适当的速度,与老年人互相配合。除了经口进食外,还有鼻饲法、肠道高营养法及全肠道外营养(静脉高营养)等,为老年人供给营养和水分。

(一)烹饪时的护理

1. 咀嚼、消化吸收功能低下者的护理 蔬菜要细切,肉类最好制成肉末,烹制方法可采用煮或炖,尽量使食物变软而易于消化。但由于易咀嚼的食物对肠道的刺激作用减少,往往很容易引起便秘,因此,应多选用富含纤维素的蔬菜类,如青菜、根菜类等烹制后食用。

2. 吞咽功能低下者的护理 某些食物很容易产生误咽,对吞咽功能障碍的老年人更应该引起注意,如酸奶、汤面等。因此,应选择黏稠度较高的食物,同时要根据老年人的身体状态合理调节饮食种类。

3. 味觉、嗅觉等感觉功能低下者的护理 饮食的

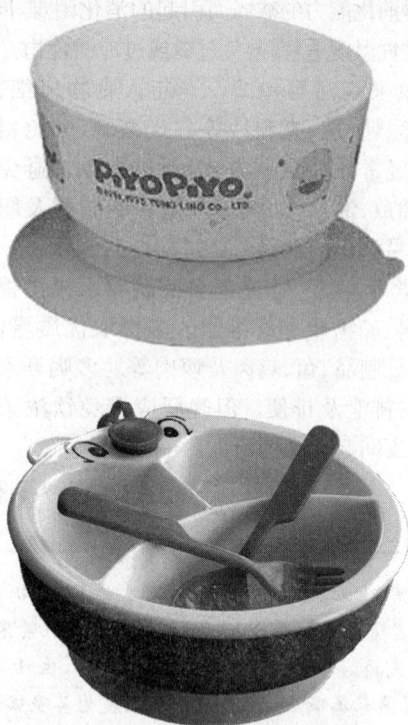

图 5-1 带吸盘的碗和保温防滑碗

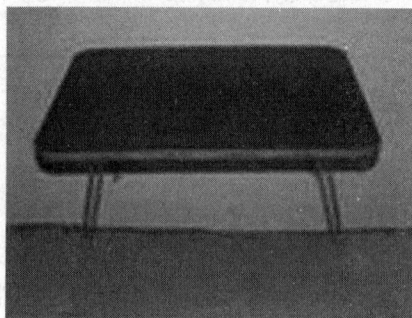

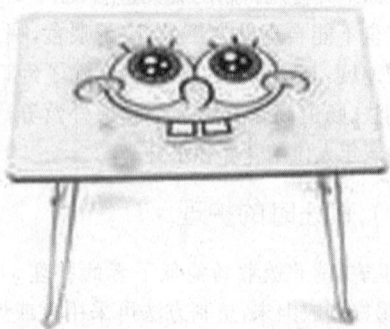

图 5-2 床上小餐桌

色、香、味能够大大地刺激食欲,因此,味觉、嗅觉等感觉功能低下的老年人喜欢吃味道浓重的饮食,特别是盐和糖,而盐和糖食用太多对健康不利,使用时应格外注意。有时老年人进餐时因感到食物味道太淡而没有胃口,烹调时可用醋、姜、蒜等调料来刺激食欲。

(二) 进餐时的护理

1. 进餐准备　进餐环境应保持整洁,空气新鲜。必要时通风换气,排除异味;进餐前应询问老人是否有便意,以避免进餐时排便;提醒老年人餐前洗手,注意刷牙漱口,促进唾液的分泌,以提高食欲;采取合适的体位进餐,根据体质情况:尽量取坐位或半坐位;进餐时做到细嚼慢咽,有利于食物的消化吸收又不容易发生噎呛。

2. 上肢障碍者的护理　老年人患有麻痹、挛缩、变形、肌力低下、震颤等上肢障碍时,自己摄入食物易出现困难,但是有些老年人还是愿意自行进餐,此时,可以自制或提供各种特殊的餐具。如老年人专用的叉、勺(图5-3),其柄很粗以便于握持,亦可将普通勺把用纱布或布条缠上即可;有些老年人的口张不大,可选用婴儿用的小勺加以改造;使用筷子的精细动作对大脑是一种良性刺激,因此,应尽量维持老年人的这种能力,可用弹性绳子将两根筷子连在一起以防脱落。

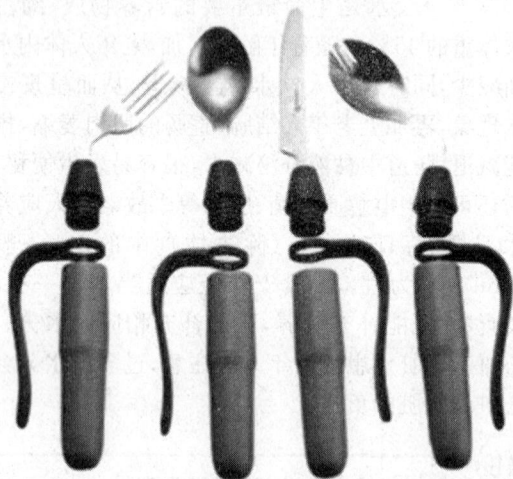

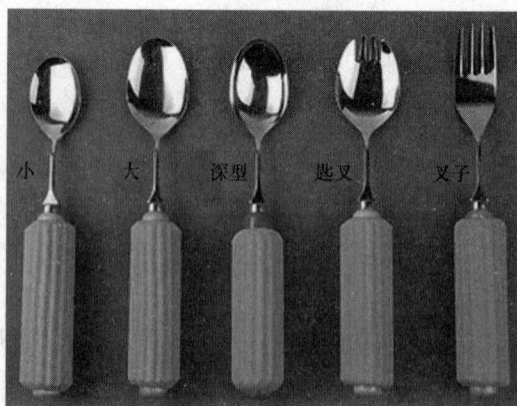

图 5-3 老年人用的餐具

3. 视力障碍者的护理　对于视力障碍的老年人,做好单独进餐的护理非常重要。照顾者首先要向老年人说明餐桌上食物的种类和位置,并帮助其用手触摸以便确认。热汤、茶水等易引起烫伤的食物要提醒注意,鱼刺等要剔除干净。视力障碍的老年人可能因看不清食物而引起食欲减退,因此,食物的味道和香味更重要。

4. 吞咽能力低下者的护理 由于存在会厌反应能力低下、会厌关闭不全或声门闭锁不全等情况,吞咽能力低下的老年人很容易将食物误咽入气管。尤其是卧床老年人,舌控制食物的能力减弱,更易引起误咽。因此进餐时老年人的体位非常重要。一般采取坐位或半坐位比较安全,偏瘫的老年人可采取侧卧位,最好是卧于健侧。进食过程中应有照顾者在旁观察,以防发生事故。同时随着年龄的增加,老年人的唾液分泌也相对减少,口腔黏膜的润滑作用减弱,因此,进餐前应先喝水湿润口腔,对于脑血管障碍以及神经失调的老年人更应如此。

考点提示:老年人进餐时的护理

🔍 **链接**

老年人饮食"十要"

饭菜要香,质量要好,食量要少,蔬菜要多,食物要杂,菜肴要淡,饭菜要烂,水果要吃,饮食要热,吃时要慢。

小 结

人进入老年期以后,身体形态和机能等方面都会发生一系列的变化,这也就决定了老年人有其独特的营养特点:平衡膳食,适当限制热量的摄入,保证足够的优质蛋白、低脂肪、低糖、低盐、高维生素和适量的含钙、铁、锌等食物。食物质地要细软温热。进餐时要细嚼慢咽,少量多餐,切勿暴饮暴食。另外良好的进餐活动受多种因素的影响,如心理因素、生理因素、社会因素等。护理人员应根据老年人的饮食原则,制订出有效的进餐计划,做好老年人进餐时的护理。

第4节 老年人排泄护理

🎀 **案例5-5**

患者,女,72岁。主诉:10多年前开始咳嗽、打喷嚏、提水桶时尿液不自主地溢出,并随着健康状况的好坏而时重时轻。去年年底开始症状加重。询问既往史,得知患者自这个冬春季以来持续咳嗽长达4个月,漏尿症状有所加重。询问生育史,育有三子、一女,女儿为产钳助产。妇科检查见子宫Ⅰ度脱垂。泌尿系统检查,膀胱内压正常,膀胱逼尿肌稳定。尿道压力测试,在膀胱充盈状态下,站立位可见随咳嗽尿液漏出,咳嗽停止后漏尿消失。
问题:1. 患者存在的排泄问题是什么?
2. 应对其进行哪些方面的护理?

机体每天要摄取食物,通过新陈代谢吸收其营养、转化代谢所产生的废物。而体内废物必须正常排

出体外,才能保持内环境的稳定,新陈代谢才能正常进行。因此,排泄过程是维持健康和生命的必要条件,排泄行为的自理则是保持人类的尊严和社会自立的重要条件。老年人随着年龄的不断增加,机体调节功能逐渐减弱,自理能力下降,或者因疾病导致排泄功能出现异常,发生尿频、尿急甚至大小便失禁等现象,有的老年人还会出现尿潴留、腹泻、便秘等。排泄问题可以说是机体老化过程中无法避免的,常给老年人造成很大的心理压力,护理人员应妥善处理,要体谅老年人,尽力给予帮助,耐心细致地做好排泄护理。

一、排尿护理

肾脏是主要的排泄器官,老年人肾脏、膀胱功能的衰退,如肾小球滤过率逐渐下降、肾小管的浓缩与稀释功能逐渐减弱,膀胱括约肌及腹部肌肉松弛、前列腺增生等原因,老年人会出现不同程度的夜尿增多、尿失禁、尿潴留等问题。

1. 夜尿增多的护理 老年人年老体衰,起夜会很不方便,应尽量减少起夜次数。晚餐适当限制含水分多的食物,睡前避免大量饮水。便器应放在床头易取之处,照明开关安置应随手可及,必要时可协助其排尿。

2. 尿失禁的护理

(1)心理护理:由于尿失禁带来许多不便和麻烦,使患者心理压力很大,长期尿失禁的老年人会因此陷入社会、情感以及精神上的困扰,产生自卑心理,对治疗信心不足。护理人员应理解、尊重、关心老年人,注意保护其隐私,解除其心理压力。

(2)饮食护理:尿失禁患者常对饮水有顾虑,往往会自动减少饮水量,为此,护理人员要主动和患者沟通,给其解释多排尿可以对尿路起到冲洗作用,从而减少泌尿系统感染的机会。饮水少,排尿少,则尿路感染会增多。饮水少还可能致血液浓缩,血小板黏附,增加血栓的危险。所以应嘱其每天进水量在 2000～2500ml。睡前限制饮水,以减少夜间尿量。

(3)膀胱训练:鼓励老年人有规律地定时排尿,为老年人设计排尿时间表,开始可每隔半小时到1小时排尿1次,以后可逐渐延长间隔时间,直至每隔2～3小时排尿1次,促进正常排尿功能恢复。在非规定排尿时间内,让患者尽可能憋住尿液,到预定时刻再排尿。排尿时可用手掌轻揉,自膀胱底部持续向后向下压迫,使膀胱尿液被动排出。指导患者每天进行会阴部肌肉收缩和放松锻炼。

(4)皮肤护理:尿失禁最大的危害是患者会阴部皮肤被尿液刺激,抵抗力低下,发生皮肤炎症。因此,一定要保持会阴部皮肤清洁,帮助患者勤洗会阴,必

要时局部皮肤可涂凡士林或鞣酸软膏以防皮肤损伤。勤换内衣裤或尿垫,床铺保持干燥、清洁、柔软舒适。

(5) 外引流:对部分患者可以采取外引流法,防止漏尿。如女患者可用吸乳器连接胶管接尿,男患者可用带胶管的阴茎套接尿,注意固定牢固,保持引流通畅。

考点提示:尿失禁的护理措施

3. 尿潴留的护理

(1) 温水清洗会阴、温水坐浴,用热水袋热敷下腹部,刺激膀胱肌肉收缩。

(2) 诱导排尿:可将室内水龙头打开让患者听流水声,因产生条件反射可能引起排尿。

(3) 进行下腹部按摩:护理者用手轻轻向左右推揉膨胀的膀胱10～20次,以促进其收缩排尿。

(4) 有的患者可能因为不习惯在病房或床上排尿,在病情许可时可以协助其下床或上卫生间自行排尿。必要时及时请医生进行导尿处理。

考点提示:尿潴留的护理措施

二、排便护理

案例 5-6

患者,男,61岁,独居(共同生活38年的老伴上个月因脑卒中去世)。自诉最近感到排便困难,从过去的每天1次到现在的2～3天1次。

问题:1. 这位老人便秘最可能的相关因素有哪些?

2. 应采取哪些相对应的护理措施? 健康指导的重点是什么?

老年人的消化功能日益减退、各种消化液分泌减少、胃肠蠕动减弱、此外结肠、直肠和肛门肌肉松弛,饮食不均衡、活动量减少,容易发生便秘、大便失禁、腹泻。

1. 便秘的护理

(1) 合理饮食:指导老年人保持一定的饮食量,过少不足以刺激肠蠕动。应多吃富含纤维素的蔬菜水果,如韭菜、芹菜、香蕉、梨、西瓜的润肠通便效果好,可根据季节适量食用,有利于预防便秘。饮食要有规律,荤素搭配,粗细搭配,指导老年人选食小米、玉米、燕麦等多渣饮食:以利于形成有规律的胃结肠反射及胃肠蠕动,防止便秘发生。

(2) 足量饮水:老年人应养成良好的饮水习惯,每天早晨起床喝一杯淡盐水或蜂蜜水,上、下午多喝温开水,一天喝水不少于6～8杯,保证每天的饮水量在2000～2500ml。但少饮浓茶或含咖啡因的饮料。

(3) 行为指导:指导老年人定时排便和改变静止的生活方式,俗话说,"活动活动,大便自通",进行散步、跑步、太极拳、广播操等体育锻炼以及适当的家务劳动,不仅可以促进肠蠕动,也强壮了身体,改善了情绪。卧床患者可在床上做一些肢体活动以及有意识地进行腹式呼吸,可以增加腹肌肌力,增强排便功能。

(4) 腹部按摩:在清晨和晚间排尿后取屈膝仰卧位,放松腹肌,以双手示、中、无名指重叠沿结肠走向(自右下腹向上至右上腹,横行至左上腹再向下至左下腹,沿耻骨上回到右下腹)环形按摩推揉,促进肠蠕动,以利排便。每日数次,每次按摩10分钟左右。

(5) 重建良好的排便习惯:首先要养成定时排便的习惯,制定时间表,即使无便意,也要在晨起或早饭后定时去厕所,安排足够的时间排便,避免他人干扰,但要精神集中,不看书、不读报。其次,有便意时就要及时排便,防止有意识地抑制便意,以免导致习惯性便秘的发生。

(6) 保证有良好的排便环境和姿势:进行必要的遮挡,尊重老年人的隐私。体质虚弱的老年人可使用便器椅,或在老年人面前放置椅背,提供排便坐姿的依托,减轻排便不适感,保证安全。指导老年人在坐位要把脚踩在小凳子上,身体前倾,心情放松,先深呼吸,后闭住声门,用肛门部位用力解便。

(7) 通便药物使用指导:老年人要在医生的指导下使用通便药物,切不可自行用药。应尽量避免口服硫酸镁、蓖麻油、番泻叶等强刺激性泻药,以免导致腹泻,造成水、电解质紊乱。容积性泻药服药的同时需饮水2500ml。温和的口服泻药多在服后6～10小时发挥作用,晨起后排便,故宜在睡前1小时服用。润滑性泻药不宜长期服用,以免影响脂溶性维生素的吸收。通便药物对人体有一定的副作用,不宜长期服用。个体间对药物的敏感程度不同,不要因短时间内未排便而追加剂量,引起腹泻,危害健康。

(8) 心理护理:房间内居住2人以上者,可在床单位间设置屏风或隔帘,便于满足老年人的排泄等需要。照顾老年人排泄时,只协助其无力完成部分,不要一直在旁守候,以免老年人紧张而影响排便。老年人排便时不要催促,以免引起或加重其焦虑和紧张情绪。此外,精神抑郁可使条件反射障碍或高级中枢对副交感抑制加强,使分布在肠壁的交感神经作用加强,抑制排便。所以应有针对性的做好精神疏导和心理护理。

考点提示:便秘的护理措施

2. 大便失禁的护理

(1) 心理护理:老年人常因排便失去控制而感到自卑、焦虑、羞愧,护理人员应多理解、尊重患者,给予心理疏导和安慰,提高老年人战胜疾病的信心。

(2) 皮肤护理:及时清理粪便,保持肛周皮肤清洁干燥,每次便后用温水清洗皮肤,肛门周围皮肤涂擦油剂、氧化锌软膏,以保护局部皮肤。勤更换内衣裤,床单,避免异味。

（3）进行排便控制训练：每隔 2～3 小时给老年患者递一次便器，训练良好的排便习惯，建立规律的排便时间，以减少大便失禁的次数，重建良好的排便功能，对肛门内外括约肌尚存一些神经支配的大便失禁患者，可采用生物反馈疗法。

（4）肛门括约肌及盆底肌锻炼：指导老年患者取立、坐或卧位，试做排便动作，先收缩肛门，每次 10 秒，放松间歇 10 秒，连续 20～30 分钟，每日数次，坚持 4～6 周可改善症状。为了检验锻炼的效果，老年人可用自己的食、中指插入阴道或拇指插入肛门，体验盆底肌收缩对手指的紧缩程度和力量。

考点提示：大便失禁的护理措施

3. 腹泻的护理

（1）多休息，减少活动，减轻肠蠕动，减轻腹泻症状。肠道传染病引起的腹泻应严格进行消毒隔离。

（2）饮食护理：应进食营养丰富、易消化吸收、少渣少油的饮食，不吃生冷辛辣刺激性食物。腹泻严重时，可禁食或给予清淡流质饮食，及时补充水分，防止水、电解质紊乱和酸碱失衡。恢复期给予半流质饮食，止泻后给予软质饮食。

（3）便后温水清洗或温水坐浴，手纸应柔软，肛周应保持清洁干燥，可涂凡士林软膏或抗生素软膏以保护皮肤。

总之，老年患者排便宜取坐位，根据病情，有心脑血管疾病的老年人排便时可备硝酸甘油、氧气等急救物品，以防发生意外。卧床老年患者，如果情况允许可床边排便，可使用移动坐便椅和坐厕椅（图5-4～图5-5）。病情较重者要尽量将床头抬高，或取半坐位，在床上使用便器。有条件者可使用带便器的床（图5-6）。

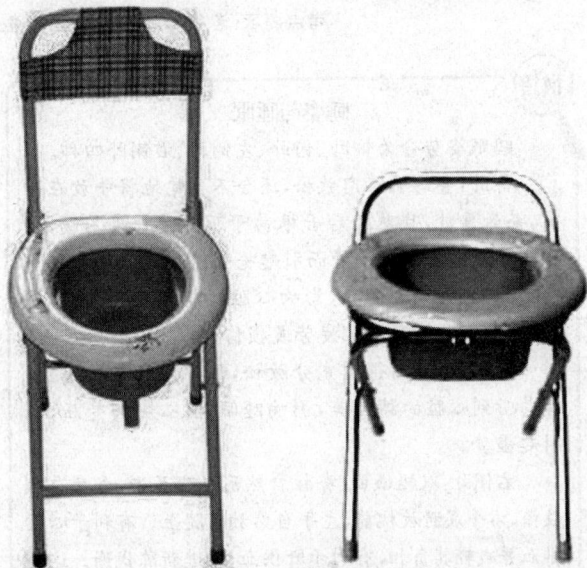

图片 5-5 坐厕椅

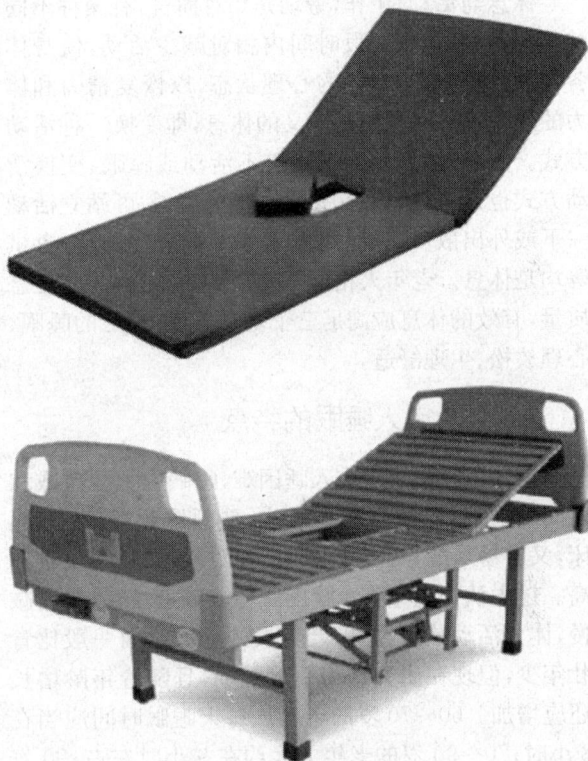

图 5-6 带便器的摇床

图 5-4 移动坐便椅

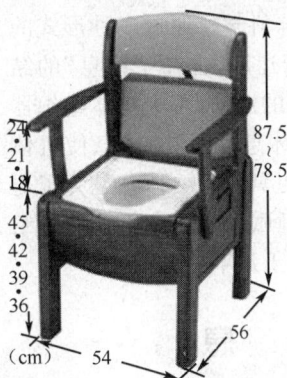

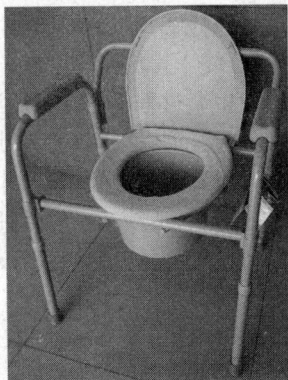

第5节 老年人休息与活动护理

案例 5-7

患者，男，61 岁。丧偶，子女均在国外，大学文化程度。去年退休，退休前为报社的编辑。除外出购物，不爱活动。自去年退休以来一直觉得睡眠情况不好，医院体检示无明显器质性病变。追问平时作息习惯，自诉以前工作较忙，每日睡眠时间在 6～7 小时左右，目前晚间睡眠时间变少，且多梦，易醒，每日下午睡眠达 2～3 小时，不参加锻炼。

问题： 1. 患者的睡眠状况如何？可能与哪些因素有关？

2. 采用哪些措施可有效改善患者的睡眠情况？

在科学技术发达的今天,科学家通过多种形式的研究,终于得出了"生命在于运动,也在于休息"的结论。生命过程不可缺少适当的运动,否则机体组织器官就会衰退;但也不可缺少休息,充足的休息使机体及时得到调整修复,生命才更具活力。休息是为了更好地活动,活动又可以促进睡眠,因此,老年人动静结合与良好的休息和睡眠有利于延年益寿。

一、休　息

(一)老年人休息的特点

休息与活动、工作、劳动是相对而言,有两种不同的含义,一种是指一段时间内相对减少活动,使身体各部分放松,处于良好的心理状态,以恢复精力和体力的过程。另一种则是广义的休息,即变换一种活动方式。因此,休息并不意味着不活动或睡眠,变换活动方式也是休息,如看书、看电视坐久了,可站立活动一下或外出散步,长时间做家务后听听音乐、下盘棋等均是休息。老年人相对需要较多的休息,并应注意质量,有效的休息应满足三个基本条件:充足的睡眠、心理放松、生理舒适。

(二)老年人睡眠的特点

老年人睡眠表现为入睡困难,睡眠中觉醒次数和时间均增加,深睡眠明显减少,熟睡眠很差,夜间起床,又容易早醒,所以睡眠时间相对较短,睡眠质量不高。过去认为老年人大脑皮质功能减退,新陈代谢减慢,体力活动减少,所以老年人的睡眠时间一般比青壮年少,但现在研究认为不能减少,且随着年龄增长还应增加。60~70岁的老年人每天睡眠时间应当在8小时;70~90岁的老年人大约在9小时左右;90岁以上的老年人以10小时左右为宜。

> **链接**
> **高枕并非"无忧"**
> "高枕无忧"是用来比喻太平无事,安然入睡的成语,并不是枕头越高睡觉越好。仰卧位时,枕头高低一般以离床面5~8cm为宜。枕头太低会使头部过度充血,醒后感觉头昏脑涨;枕头太高会使颈部肌肉、神经紧张而发生酸痛,尤其是患有颈椎病者,可能会加重病情。

(三)老年人睡眠的护理

老人通过一天的生活活动后有一个良好的睡眠可促进机体各系统功能的恢复,但有许多因素可影响老年人的生活节律进而影响睡眠质量甚至导致失眠,如更换环境、夜尿频繁、疾病的痛苦、情绪变化等。而睡眠质量的下降则可直接影响机体的活动状

况,导致烦躁、精神委靡、食欲减退、疲乏无力,甚至疾病的发生。日常生活中可采用以下措施来改善老年人的睡眠质量。

1. 提供安静、舒适的睡眠环境　调节卧室的光线和温湿度,选择软硬适中的睡床和枕头,保持床褥的干净整洁,并设法维持环境的安静。

2. 帮助老年人养成良好的睡眠习惯　老年人的睡眠存在个体差异,为了保证白天的正常活动和社交,使其生活符合人体生物节律,应提倡早睡早起、午睡的习惯。对于已养成的特殊睡眠习惯,不能强迫立即纠正,需要多解释并进行诱导,使其睡眠习惯尽量正常化。限制白天睡眠时间在1小时左右,同时注意缩短卧床时间,以保证夜间睡眠质量。

3. 排除影响睡眠的不良因素　晚餐应避免吃得过饱、过油腻,睡前不饮用咖啡、浓茶、酒或大量水,不吸烟、不看刺激性电视、不用脑过度或过度思虑,并提醒老年人睡前排尿一次,以免夜尿增多而干扰睡眠。卧室内留一盏夜灯,必要时床旁备便器。

4. 指导老年人促进睡眠的方法　白天做一些力所能及的运动或活动,晚餐后轻微地活动或散步,睡前用温水泡脚、听轻音乐等。

5. 稳定情绪　情绪对老年人的睡眠影响很大,调整睡眠,首先要调整情绪,老年人睡觉前一定要善于调整自己的情绪,学会清空大脑,尽量做到什么事都不要去想,凡事要淡定;和家人之间应友善相处,睡前心情愉快轻松。

6. 遵医嘱使用安眠药　镇静剂可帮助睡眠,但也有许多副作用。如易在体内蓄积和产生依赖,还有抑制呼吸、降低血压、影响胃肠道蠕动和意识活动等副作用,因此,应尽量避免选用。必要时可在医生指导下根据具体情况选用。

考点提示:老年人睡眠的护理措施

> **链接**
> **睡姿与睡眠**
> 睡眠姿势分为仰卧、俯卧、左侧卧、右侧卧四种。
> 仰卧:会影响肌肉放松,还会不自觉地将手放在胸前,易致噩梦,且熟睡后舌根易于下坠致呼吸不畅,发出鼾声及唾液流入气管而引起呛咳。
> 俯卧:使胸部受压,影响心脏功能;而且长时间将头扭向一侧,易致颈肌疲劳或损伤,出现落枕。
> 左侧卧:肌肉得到充分放松,但耳朵贴在枕头上,容易听到心脏的搏动声,影响睡眠,且心尖部受压,易引起噩梦。
> 右侧卧:双腿微曲、脊柱自然形成弯弓形,全身自然放松,右手屈肘放枕前,左手自然放大腿上。有利于心脏排血并减轻其负担,有利于肝供血,促进新陈代谢。这是最好的睡姿,据调查,一般长寿老人以右侧卧位睡眠。

当然,睡姿的优劣是相对的,睡眠后体位常不自主的变换,适宜的睡姿应以自然、舒适、放松、不影响睡眠为原则。

二、活　动

活动不但可以维持或促进老年人各系统的生理功能,延缓衰老,还可以增加老年人与外界自然环境和社会环境的接触。增加生活情趣,增进老年人与群体之间的互动。提高老年人的自我满意程度和生活质量。

(一) 老年人活动的种类和强度

1. 老年人活动的种类　老年人的活动可分为四种:日常生活活动、家务活动、职业活动、娱乐活动。对于老年人来说,日常生活活动和家务活动是基本活动;职业活动是属于发展自己潜能的有益活动;娱乐活动则可以促进老年人的身心健康。除必要的日常生活活动、家务活动、职业活动外,老年人还要选择合适的娱乐活动,掌握活动的强度和时间,只有科学锻炼,才能增进健康。比较适合老年人活动的项目有:散步、慢跑、游泳、球类运动、跳舞、太极拳与气功等。

链接

老年人的活动量参考

有学者认为:每次活动所消耗的能量如果在4180kJ(1000kcal)以上,可以预防某些疾病,起到强身健体的作用。

可消耗335kJ(80kcal)能量的活动有:体操20～30分钟、沐浴20～30分钟、打扫20分钟、投球10分钟、洗衣服50分钟、爬楼梯5～10分钟、跳绳10～15分钟、慢跑10～15分钟、读书6小时、写作40～50分钟、游泳5分钟。

2. 老年人活动的强度　老年人活动的强度应根据个人的身体状态及能力来选择。观察活动强度是否适合的方法有:①活动后的心率达到适宜心率。②活动结束后在3分钟内心率恢复到活动前水平,表明活动量较小,应加大活动量;在3～5分钟恢复到活动前水平表明活动适宜;而在10分钟以上才能恢复者,则表明活动强度太大,应适当减少。

活动时的最高心率可反映机体的最大摄氧量,而最大摄氧量又是机体对活动量负荷耐受程度的一个指标,因而可通过监测心率情况来控制活动量。最简单方便的监测方法是以活动后心率作为衡量标准,即:活动后适宜心率(次/分)=170-年龄。计算活动时心率应采用10秒心率乘以6的方法,而不能用直接测量1分钟的方法。

以上监测方法还要结合自我感觉综合判断,如活动时全身有热感或微微出汗,活动后感到轻松或稍有疲劳,食欲增加,精神振作,睡眠良好,表示强度适当,效果良好;如活动时身体不发热或无出汗,脉搏次数不增或增加不多,则说明应增加活动强度;如果活动后感到很疲乏、头晕、胸闷、气促、心悸、食欲减退、睡眠不良,说明应降低活动强度;如果在活动中出现严重的胸闷、气喘、心绞痛或心率减慢、心律失常等应立即停止活动,并及时就医。

链接

运动医学上的"靶心率"

国内外运动医学专家研究认为,对中老年人参加体育锻炼的有效心率范围为本人最大心率值的65%～85%之间。老人的最大心率=220-年龄数,一位65岁的老人参加锻炼的有效心率范围应该是:下限为(220-65)×65%=101次/分;上限为(220-65)×85%=132次/分。

(二) 老年人活动的原则

1. 正确选择种类和场地　老年人可以根据自己的年龄、健康状况,选择适合自己的活动项目,并控制好适当的活动量。一般来讲,应选择各关节、各肌群都能得到锻炼的项目如散步、慢跑和游泳等。活动场地尽可能选择空气新鲜、安静清幽的公园、树林、操场、庭院、湖畔、疗养院(所)等地。

2. 循序渐进　机体对活动有一个逐步适应的过程。因而老年人的活动量要由小到大,动作由简单到复杂,由慢到快,时间要逐渐增加。

3. 持之以恒　通过锻炼增强体质、防治疾病,取得成效。不在于锻炼项目的多少,而在于坚持。在恰当掌握活动量的基础上,最好坚持每天锻炼1～2次,每次30分钟左右,一天活动总时间不超过2小时,确有困难时,每周锻炼不少于3次,每次30分钟左右即可。同时要合理地安排锻炼的时间。养成按时锻炼的良好习惯,才能做到持之以恒。老年人的活动时间最好选择在早上起床后,因早晨空气新鲜、精神饱满,利于活动。下午或晚上活动时间可按个人情况确定,最好安排在下午5～8时为宜。

4. 加强自我监护　活动锻炼要求有足够而又安全的活动量,这对患有心血管疾病、呼吸系统疾病和其他慢性疾病者尤为重要。自我监护可结合活动后的适宜心率和自我感觉综合判断。

(三) 注意事项

1. 饭后不宜立即活动,以免影响消化吸收,导致消化系统疾病。

2. 夏季高温炎热,户外活动要防止中暑;冬季严寒冰冷,户外活动要防跌倒和受凉。

3. 年老体弱、患有多种慢性病或平时有气喘、心慌、胸闷或全身不适者,应请医生检查,并根据医嘱实施活动,以免发生意外。

4. 患有急性疾病,平时有心绞痛或呼吸困难,精神受刺激、情绪激动或悲伤时应暂停活动锻炼。

5. 家务劳动不能完全取代活动锻炼。活动过程中应注意防止跌倒、损伤等事故发生。

考点提示:老年人活动的原则及注意事项

(四)患病老年人的活动指导

老年人常常因疾病困扰而导致活动障碍,特别是卧床不起的患者,如果长期不活动很容易导致肌肉失用性萎缩等并发症。因此,对各种疾病的老年人,都要通过帮助其活动,维持和扩大日常生活的自理能力。

因治疗而采取制动状态的老年人,在不影响治疗的同时,尽可能地做肢体的被动运动或按摩等,争取早日解除制动状态。痴呆老年人应增加与社会的接触机会,参与力所能及的活动,以延缓病情的发展。偏瘫老年人可借助于助行器和多脚手杖等辅助器具进行训练。助行器有两种:一种是带座助行器(图5-7),适用于能够步行但容易疲劳的老年人;另一种是折叠移步助行器(图5-8),可以帮助不能行走的老年人站立,也可训练老年人行走的能力。多脚手杖种类较多(图5-9),可根据老年人的情况进行选择,它的支撑面大,稳定性好,给行走不便的老年人增加了活动的安全性。

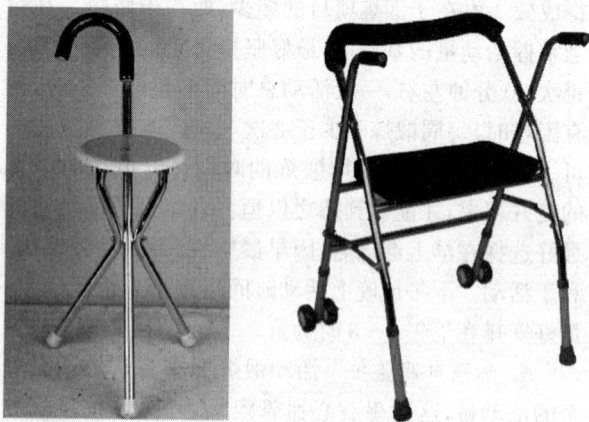

图5-7 带座助行器

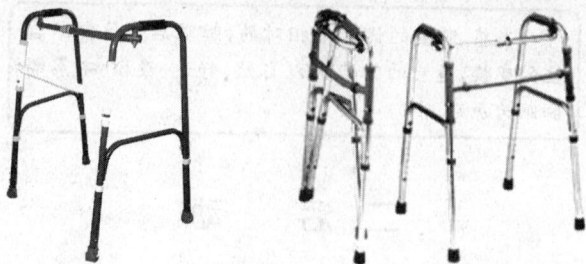

链接

老年人健康六要素

想得开(心理健康)、睡得着(充足睡眠)、吃得下(营养均衡全面)、走得动(适度运动)、适当进补、定期检查。

图5-8 折叠移步助行器

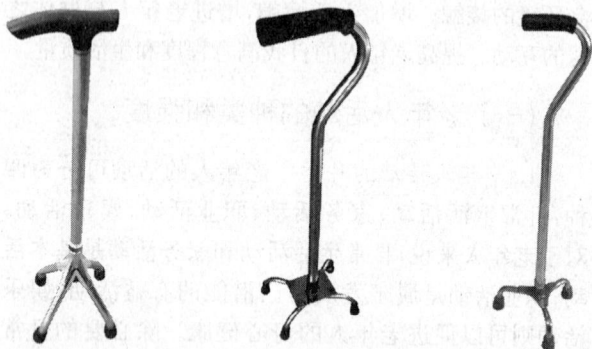

图5-9 多脚手杖

第6节 老年人清洁与舒适护理

案例5-8

患者,男,71岁。每日饮酒。冬至节后一周,诉说两小腿皮肤瘙痒。身体素健,实验室检查无异常发现。追问平时生活,了解到患者有上澡堂泡澡的习惯(每周3次)。

问题:1. 该患者皮肤瘙痒与哪些因素有关?

2. 针对患者的情况,饮食上有哪些建议?

3. 采用哪些措施可以有效缓解患者的瘙痒症状?

清洁与舒适是人类的基本需要,皮肤是人体最大的器官,有着其特殊生理功能。经过几十年的外界刺激,老年人的皮肤逐渐老化,生理功能和抵抗力降低。老年人皮肤疾病逐渐增多,皮肤一旦损伤愈合很慢,给老年人的日常生活带来干扰。因此,做好皮肤护理、保持皮肤清洁,讲究衣着卫生与舒适,增强老年人皮肤抵抗力,减少皮肤病的发生,是老年人日常生活护理的重要内容。尤其对卧床不起的老年人更具有特殊意义。

一、老年人皮肤的特点

人到老年,皮肤逐渐老化,最易被人肉眼觉察到的皮肤老化是皮肤轮廓,尤其是处于暴露部位的头、面、颈及四肢。皮肤出现皱纹、松弛和变薄,下眼睑出现所谓的"眼袋"。老年人皮肤保存水分的能力减弱，汗腺、皮脂腺分泌减少，故而皮肤干燥、多屑和粗糙，常出现瘙痒、头发脱落和稀疏。皮肤触觉、痛觉、温觉的浅感觉功能也减弱，皮肤表面的反应性降低，对不良刺激的防御能力削弱，免疫系统的损害也往往伴随老化而来，以致皮肤抵抗力全面降低。因此，根据上述老年人皮肤的特点首先要做好清洁护理。

二、老年人皮肤清洁与护理

1. **勤洗澡** 洗澡可清除污垢，使全身皮肤清洁、湿润、清爽，毛孔通畅，是预防皮肤疾病、保持皮肤健康、维持舒适的重要手段。冬季一般每周两次，夏季则可每天温水洗浴，但不必每天使用沐浴液（皂）。过多的洗澡或用沐浴液（皂）可使皮脂丢失，失去滋润，出现干燥、粗糙，引起瘙痒或皮炎。根据身体状况可选择淋浴、盆浴或采用洗澡椅（图5-10），必要时给予协助，不能自理者进行床上擦浴。老人单独洗澡时不要插浴室房门，不要在空腹或饱餐后洗澡，注意避免烫伤和着凉，沐浴时室温调节在24～26℃，水温则以40℃左右为宜。沐浴安排在饭后1小时进行，以免影响消化吸收。沐浴时间为10～15分钟，不超过半小时为宜，时间过长易发生胸闷、晕厥等意外。淋浴时地面铺设防滑垫，盆浴时，浴盆边安装扶手，浴盆内放置防滑垫。清洗时要注意颈部、腋下、腹股沟、会阴等皮肤皱褶处，洗浴时宜选择弱酸性的浴液，避免碱性肥皂的刺激，以保持皮肤pH在5.5左右。沐浴用的搓澡巾、毛巾应柔软，洗时轻擦，以防损伤皮肤。皮肤瘙痒时尽量避免搔抓或烫洗等强刺激，以防诱发感染。沐浴后及时擦干更衣，小心感冒。

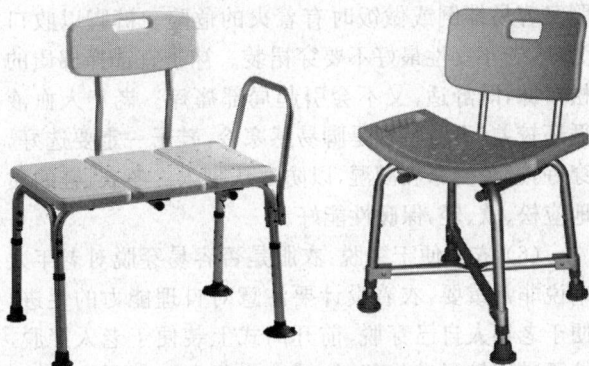

图5-10 老年人洗澡椅

2. **头发的护理** 老年人头发与头部皮肤的清洁卫生也很重要。老年人的头发多干枯、易脱落，做好头发的清洁和保养，可减少脱落、焕发活力。应定期洗头，干性头发每周清洗一次，油性头发每周清洗两次。洗头发要用营养洗头液、护发素，皮脂分泌较多

者可用中性肥皂，有条件者可根据自身头皮性质选择合适的洗发护发用品。水温不要过热，梳头发动作要轻柔，以减轻掉发，头皮和头发干燥者清洁次数不宜过多。对卧床老年人应在床上洗头，可使用仰卧洗头盆（图5-11）或充气式洗头盆（图5-12），洗完后将头发擦干并梳理好，用木质或牛角梳梳理头发，每日3次，每次30下，可以帮助疏通经络，促进血液循环。

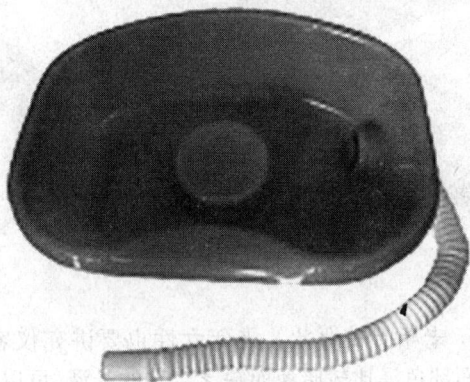

图5-11 仰卧洗头盆

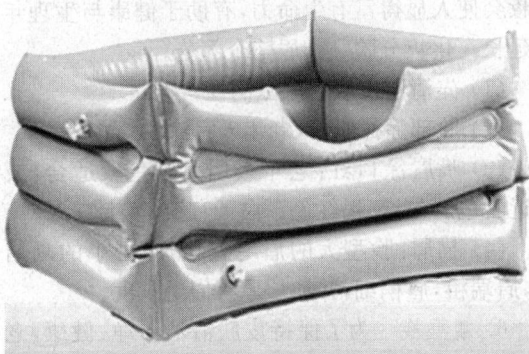

图5-12 充气式洗头盆

3. **日常早晚的清洁** 老年人早晨要用冷热水交替认真洗脸，洗面奶要用无刺激性的正规产品，避免用碱性香皂或肥皂。晚上睡前同早晨一样认真洗脸，更要认真洗脚、泡脚，泡脚水温要足够热，时间至少20分钟，泡脚完毕要认真检查脚部是否有皮肤问题，如脚气、鸡眼、水泡等，一旦发现应及时治疗。老年女性应该每晚清洗外阴、肛门部位，有外阴瘙痒或肛周皮肤病时，遵医嘱使用一些清洗液，必要时选择坐浴。

4. **皮肤的养护** 洗漱完毕后，面部使用无刺激性、有滋养性的擦脸油保护皮肤。需使用药效化妆品时，首先应观察老年人皮肤能否耐受，是否过敏。要以不产生过敏反应为前提，其次再考虑治疗效果。干燥季节浴后应涂擦护肤油，以使皮肤保留水分，防止机械性刺激。在冬季，特别是有手足皲裂的老人可在晚间沐浴后或热水泡手足之后，涂上护手、护脚霜，再戴上棉质手套、袜子，穿戴1晚或1～2个小时，可有效改善皲裂状况。在晚间热水泡脚后，可预防性地用

磨石板去除过厚的角质层，再涂护脚霜，避免足部的皲裂。此外，还要定期修剪指（趾）甲，应在沐浴后或泡脚后，这时指甲较软，便于修剪，指（趾）甲不能修剪过短，修剪时不要碰伤皮肤，视力欠佳者可以使用带放大镜的指甲剪（图5-13）。

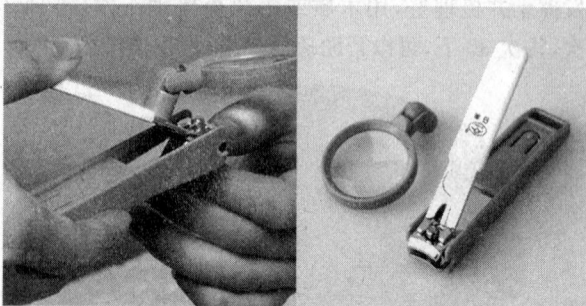

图5-13　带放大镜的指甲剪

5. 老年女性化妆　老年女性也要讲究仪容美，因其面部色泽比较暗淡而缺乏应有的光泽，可以借助化妆品的滋润和修饰作用，使自己看起来精神焕发。化妆会使人显得富有生命力，有助于健康与生理年龄的延长。化妆分脸、唇、眉三个部分。

（1）先清洁皮肤后涂滋润性营养霜。

（2）脸部涂抹脂粉，老年人宜涂浅淡些。

（3）嘴唇涂口红：老年人用大红色较适合，或用接近唇色的朱红、褐红色。白天宜淡，晚上宜深。

（4）描眉：脸型大的眉毛宜粗，脸型小的画眉要细，眉端粗，眉梢细，并加长原有眉毛长度。

6. 常更换　为了保持皮肤清洁干净、健康，老年人内衣、内裤、袜子应勤换洗，以柔软宽松为宜，质地选择纯棉本色或不掉颜色为好，洗净后内面向外翻出晾晒，充分利用紫外线的直射和风吹的杀菌作用，床单被罩也要常更换，以保持床铺干净、平整、舒适。

考点提示：老年人皮肤清洁与护理方法

三、老年人着装与卫生

根据老年人皮肤的特点，老年人衣着与健康的关系越来越受到关注。老年人的服装设计和布料选择，除考虑他们是否能获得美的享受外，实用、舒适、健康更为重要。

1. 老年人的衣着与健康　各种纺织品的通气性、透湿性、吸水性、保暖性等性能不一样，有些衣料如毛织品、化纤织品，穿起来轻松、柔软、舒适，一向受老年人的喜爱。然而，它们对皮肤有一定的刺激性，如果用来制作贴身的内衣，就有可能引起瘙痒、疼痛、红肿或水疱。尤其是化纤织物，其原料是从煤、石油、天然气等高分子化合物或含氮化合物中提取出来的，

其中有些成分很可能成为过敏源，一旦接触皮肤，很容易引起过敏性皮炎。这类织物带有静电，容易吸附空气中的灰尘，易引起支气管哮喘。纯棉织品的透气性和吸湿性优于化纤织品，因此，在选料时要慎重考虑，如内衣以棉织品为好，外套可选用毛料、化纤织品等。

某些化纤织品对人体有一定的医疗作用。例如，氯纶棉毛衫裤。由于它采用氯纶纤维作原料，利用它导电性能差的绝缘优点，穿在身上与皮肤摩擦，会产生和积累大量静电，并能较久保持。实验结果证明，静电对人体的关节可起到微量的、类似电疗的作用。

2. 老年人衣着选择的注意事项

（1）关心老年人衣着的社会性：在尊重老年人习惯的基础上，注意衣服的款式要适合老年人参与的社会活动，合适的装扮有助于增进老年人社交时的自信心。

（2）选择质地优良的布料：一般选择柔软、有吸水性、透气、不刺激皮肤、可调节体温、耐洗的布料，以棉制品作为首选，也可以选用麻、丝织品。

（3）选择适合老年人个性的服饰打扮：衣服款式要符合容易穿脱，不妨碍活动、宽松、便于变换体位的特点，以富有个性的休闲装为好。衣服款式，如衣襟、袖子的形状，衣领大小等要美观，内衣和外衣、上装或下装等的搭配要协调，外观应庄重、大方。

（4）注重色彩搭配：衣着色彩搭配要柔和、不变色、趋向于浅色调，易于观察到是否弄脏，及时清洗，有利于着装卫生。

（5）注意衣着的安全性与舒适：如衣服大小要合适，衣服过小影响血液循环，有可能压迫胸部，过大过肥又容易绊倒或做饭时有着火的危险。裤脚以收口为佳，老年女性最好不要穿裙装。袜子宜选择棉质的松口袜，既舒适，又不会引起局部瘙痒。老年人血液循环较差，下肢特别是脚易感寒冷，鞋子一定要选好、穿好，避免受寒和潮湿，以防寒从脚入。冬衣、鞋的质地应松、软、轻，保暖性能好。

（6）衣服便于穿脱：衣服是否容易穿脱对老年人来说非常重要，衣着设计要注意对自理能力的促进，便于老年人自己穿脱，前开门式上装便于老人穿脱，裤腰带用松紧带代替，拉链上应留有指环，便于老年人拉动，衣服纽扣不宜过小，方便系扣，即使是自理能力缺陷的老年人，也要尽量鼓励与指导老年人参与衣服的穿脱过程，以最大限度地保持和发挥其残存功能。

考点提示：老年人衣着选择的注意事项

第7节　老年人性生活护理与保健

案例 5-9

患者，男，62 岁，已婚。家庭成员：妻子，66 岁，身体素健。患者因前列腺炎到泌尿科就诊。问诊过程中医生了解到近三个月患者停止性生活。体检中发现收缩压 160mmHg，舒张压 90mmHg。以往无高血压史。在泌尿科诊治后，医生让患者再对高血压做相关诊治。

问题：1. 影响患者性生活的因素有哪些？
　　　　2. 护理评估还应了解哪几方面的问题？
　　　　3. 针对患者的性功能障碍，相应的护理措施和健康指导有哪些？

马斯洛的基本需要层次理论指出性属于人们的基本需要，其重要性与空气、食物相当，而且人们还可通过性活动而满足其爱与被爱、尊重与被尊重等较高层次的需要。性不仅是生活的一部分，也常反映出个体间的关系，影响到人们的身心健康。维持好老年正常的性生活是保证其生活质量的重要内容，因此，护理人员应对性有正确的观念及态度，并了解老年人的性需求及影响因素，以协助其提高生活质量。

一、老年人的性需求

性是人类的基本需求，不会因为衰老而减退，更不会因为疾病而消失。适度和谐的性生活对老年人的身心健康是非常有益的，而且这种好处是日常生活中其他方式所不能取代的。男性如果积极锻炼身体，保持健康，即使到 70～80 岁照样可以维持快乐的性生活。性生活美满的老人大多生活愉快、积极、乐观向上，生活中矛盾少，夫妻相依相伴，健康长寿。反之，没有或者少有和谐性生活的夫妻，生活中矛盾多，问题多。有相关报道称，丧偶独居老年人平均寿命要比有偶同居者少 7～8 年，虽有子女在旁，但两代人毕竟有思想差距，在许多事中子女无法代替伴侣，孤独感仍十分明显。性生活会使老年夫妻双方更多地交流感情，产生相依为命的感觉，使晚年的生活变得丰富，从而有效地减少孤独、寂寞、空虚等影响寿命的不良情绪。

二、老年人性生活现状

"美国退休者协会"2004 年的一项调查发现，性生活仍然是美国老年人生活中的重要内容。一半以上的老年人表示他们对自己的性生活感到满意。在 75 岁以上的老年人中，64% 的男性仍然认为老伴的身体"有吸引力"，58% 的男性还有性伴侣。57% 的同龄女性仍对伴侣的身体充满好感，其中 21% 的人仍有性生活。在美国老年人中，性行为发生的方式也相当多样，性交、自慰、手交、口交以及非直接性交等方式，都可以让他们获得满足。

我国有关老年人性生活方面的调查极少，但可从老年人婚姻状况进行侧面了解。2005 年湖南农村老年人生活状况的调查显示，被调查者中丧偶者占 46.52%，其中女性占 63.23%；2003 年北京居民生活状况调查的数据显示，乡村老年人只有 55.4% 是有偶同居，而城镇的比例是 63.3%，乡村老年人的未婚率、丧偶率甚至离婚率都高于城镇。由于老年人再婚所遭受的社会舆论的压力，及其子女对老年人赡养、财产分配等问题的顾虑，许多丧偶老年人不得不孤独终老。不仅如此，我国农村老年人分居现象极为普遍，有的老年人虽然有配偶，但分别随不同的子女生活，平时很少有机会在一起，难以过正常的夫妻性生活。

在我国传统文化氛围下，相当一部分人认为老年人有性需求是不正常的。老年人情感、性爱的渴望，容易被社会或自身忽略，老年人客观存在的性需求得不到人们的正视。久而久之，连老年人自己都觉得有性需求是不应该的。特别是一些丧偶、离婚等独居老年人，无法通过正常的交友或婚姻的途径满足生理和心理需求，只能苦苦压抑，日积月累便会逐步形成极度饥渴的性心理，当偶遇性刺激时，其伦理意识和法制观念都可能瞬间崩溃，目前有关老年人性犯罪的报道逐渐增多。

三、性生活影响因素

老年人不能享受完美的性生活，其原因主要有以下几方面。

1. **老年人对性认识的愚昧**　我们国家由于传统观念的影响，大多老年人不敢公开谈论性问题，尤其是老年女性不会在性方面占主动，习惯于被动接受，有时有意抑制自己的性需求。相当一部分人认为老年人主动要求性生活的满足是不恰当的或不好的行为。

2. **老年人性知识的局限**　许多老年人把性交看做是主要的性生活，其实，健康的性生活包括许多方式，性生活有性交型和性接触型两种类型。对于老年人来说，往往只需要一些浅层的性接触就可以获得满足感，如彼此之间的抚摸、接吻、拥抱等相对温和的情感表达方式完全可以代替性交。也有老人认为年龄大了，自己的性能力已经部分或完全丧失，甚至过性生活会影响身体健康，这主要是由于老年人性问题研究起步较晚，即使是美国、日本等国家也是在 1970 年后才有相关研究文献。因此，老年人普遍存在对性知识缺乏的问题。

3. 生理功能衰退　随着年龄的增长，机体各系统功能有所衰退，老年人性能力也逐渐减弱。男性表现为阴茎萎软、勃起不坚、性欲下降；女性则表现为外阴、生殖道萎缩，阴道分泌物减少，性交不适，表现出性冷淡。此外，老年人的一些外观上的变化也会使其性兴趣减少，对性生活丧失信心。如头发变白、脱落，面部皮肤皱纹、老年斑，身体发胖变形，牙齿脱落，女性乳房下垂等，这些变化会直接影响老年人性心理，间接引起老年人性行为减少或缺失。

4. 疾病对性生活的影响　老年人患慢性病比较多，如冠心病、糖尿病、高血压、肺心病、慢性支气管炎、前列腺疾病等，这些慢性病的存在给老年人的日常生活带来很大影响，直接或间接地影响了老年人的性生活。患病老人或其配偶认为性生活会因全身激动而加重病情，更有一些心肌梗死、高血压患者会担心因激烈的性生活导致猝死。但研究表明，在性交时或性交后的心源性死亡是极少见的。相反，适度的性生活可使身心放松，对疾病是有利的。另外，疾病可导致性生活不适感。如女性糖尿病患者常因阴道感染导致不适或疼痛；男性患者则可能导致勃起功能障碍，但其性欲不受影响；慢阻肺等呼吸道疾病则会使患者因呼吸困难而影响正常的性生活；关节炎患者四肢活动不便，前列腺增生的老年人常害怕逆向射精，阴道炎、前列腺炎等病变都使老年人身体疼痛不适、情绪沮丧而不能或不愿意进行正常性生活。

5. 药物对性生活的影响　能够影响性生活的药物有许多，如治疗高血压的利血平、治疗心脏病的普萘洛尔、镇静剂氯丙嗪及部分抗精神病药等。

6. 家庭成员对性生活的影响

（1）老年夫妻之间相互影响：即夫妻之间的性欲是否一致，对性的满意度如何，对性的需求等。毕竟性活动是由夫妻双方共同完成的，夫妻中如有一方忙于孩子、家务、工作而忽视性生活，无暇顾及对方的心理感受，很少关注对方的性需求，很少给对方表示性爱，时间久了给对方造成心理伤害，必然影响夫妻之间的感情，甚至因性生活不和谐而导致婚姻破裂。从生理角度来讲，女性比男性衰老快一些，尤其是绝经后更为明显，女性会缺乏性生活的信心，而对方又不能很好地理解或沟通，容易造成性生活的不和谐。老年男性则常担心自己阳痿、早泄而影响对方的性满足，因而对性生活产生畏惧，这种担心更容易引起勃起障碍。此时，如果对方不理解或不予鼓励支持，性生活只会彻底失败，其后果很可能就是婚姻的解体。

（2）家庭其他成员的影响：家人的知识、认识、态度也会极大地影响老年人性生活。由于家人的传统观念或文化层次高低不同，对老年人性生活的态度不同，有的家人能够认识到性生活也是老年人生活的主要内容，必不可少，所以非常理解和支持老年人的性生活，并为之创设有利环境和条件。有的则毫不顾忌老年人的性需求和性心理，特别是患病而丧失自理能力的老人。还有的子女出于不同的原因将老年人双方分隔两地，使其长期过着分居生活，甚至和小辈合居一起而没有自己的私人空间。更有的子女完全不顾老年人的感受，在老年人丧偶之后，为了自己所谓名声，更重要的原因是不愿意多赡养一位老人或是担心老人遗产损失而剥夺其寻找配偶的权利。因此，寡居或鳏居老人的性需求是目前老年护理中的一大难题。

7. 居住环境对性生活的影响　由于家庭条件有限，有的老人没有自己的独居房屋。也有的老人居住在社会福利机构，我国的养老机构的房间设计就如同学生宿舍一样，几乎全是单人床，生活设施简单，房间布置单调，缺乏应有的生活气息。衣服常是男女同样，即使夫妻之间也是分床而睡，说明这些老年机构有关人员缺乏对老年人性生活的认识。

四、老年人性生活的评估

虽然在文献中不难找到各种理想的性定义，但由于人们身心、社会文化的影响，性对每个人可能产生不同的意义。因此，在评估及处理性问题时需注意个体差异。

（一）评估的内容及方法

1. 收集病史及客观资料　在评估中需了解老年人的一般资料、性认知、性态度、性别角色及自我概念，以及其婚姻状况、宗教信仰、疾病史及性生活史，还应包含性生活现状，如性欲、性频率、性满意度、性行为成功次数等。最后还要了解老年人对治疗或咨询的期望，以免其出现过高的期望或错误的期待。配偶或性伴侣的评估对问题处理的成败有不可忽略的重要性，因此，也应作为评估的重要组成部分，具体包括配偶或性伴侣的一般资料、性认知、性态度、性别角色、自我概念，及其对性生活的期望及配合度等。

2. 身体检查　可通过相应检查来协助确诊老年人的性生活是否存在问题。常见的检查有：阴茎膨胀硬度测验、海绵体内药物注射测试、神经传导检查、阴茎动脉功能检查等。

（二）护理人员的态度

评估者应具备丰富的专业知识，了解不同的社会文化和宗教信仰，能坦然、客观地面对性问题，能够体谅和尊重老年人，获得老年人的信任，正确看待老年性问题并保护其隐私。用专业的态度来协助老年人，用专业的性知识来分析问题，给老年人正确的性指导或性问题的处理。

（三）性问题评估的注意事项

1. 认真倾听　护理人员必须仔细倾听并具有专业的敏感度，同时应尊重老年人的隐私权。一般而言，老年人多不会主动地表达他有性问题方面的困扰，有些会从睡眠情形不佳如失眠，或表现出焦虑不安的现象等问题谈起；有些则习惯从"别人"的问题谈起；有些则需用较含蓄的言语来沟通，如"在一起"、"那事儿"等。这时护理人员就需要有相应的"倾听"与"沟通"的技巧。

2. 正确看待　在评估中，若遇到老年人几乎没有性生活或频率异常等问题时，一定不要面露惊讶或做草率的判断。性活动本身就是千变万化的。更无需用频率的高低来衡量老人的性生活是否正常。而性器官的大小与性的满足无关。

3. 恰当处理　护理人员需具有正确的专业知识、专业态度和沟通技巧才能发现问题。在确认问题的性质后，还应评估自己是否有能力处理，是否需要转给其他的专业人员，如性治疗师、婚姻咨询家等。

五、老年性生活护理与保健

性生活的满足对人的身心健康很有好处，和谐美满的性生活不仅是年轻人的专利，也是老年人生活的重要内容。

1. 老年性教育　老年护理人员应对老年人及其配偶、照顾者进行有针对性的性健康教育，帮助其树立正确的性观念，相关人士应正视老年人的性需求。改变传统观念、学习性知识，鼓励老年人大胆享受性生活的乐趣。作为老年护理人员，更应担负起责任，为老年人创造享受性生活的条件。如引导老年人思想开放，敢于向自己的配偶示爱。

2. 夫妻性和谐　伴侣双方应进行很好的沟通，彼此之间坦诚、信任、互相理解、关系融洽是夫妻性和谐的基础。因此，老年人要注重培养夫妻感情，恩爱相处，性生活中多体贴、多沟通、多鼓励。在外表上也要注重修饰打扮，给彼此保持一定的吸引力，尽力做到人老心不老。

3. 营造性环境　老年人房间应舒适、温暖、隐蔽私密，房内设施要美观而人性化，有利于引起性幻想。给老年人性生活提供充足的时间，一般以休息后过性生活比较合适。有研究表明男性激素分泌在清晨时最高，此时最适宜过性生活。而女性则选择在安静、舒适、尤其是心情舒畅时在配偶的引导下进行。

4. 性卫生指导　老年人要想享有健康的性生活，就必须懂得相关性卫生知识，性卫生指导主要包括性生活频度的调适、性器官的清洁以及性生活安

全。其中性生活的频度取决于夫妻双方的身体健康状况、文化修养、生活习惯、夫妻关系融洽程度等，没有统一标准或固定界限，一般以性生活后不感到疲劳且精神愉快为好。性器官的清洁卫生在性卫生中十分重要，夫妻双方在性生活前和性生活后都要认真清洗外阴。男女双方要重视个人卫生，常洗澡，常更换内衣内裤，每天除洗脸、洗脚外，最好养成用温水清洗外阴的习惯。否则，不洁的性生活会导致双方生殖系统的感染。另外，老年人应该享受安全美好的性生活，注重自身的道德修养，杜绝不道德的性行为。

5. 患病老人安全享受美好性生活　①对患心脏病的老人应充分了解心脏病的特性以及病情的轻重程度，在心功能允许的情况下进行性生活。可用一般的心率监测决定患者是否能够承受性交的活动量（相当于爬楼梯达到心跳 174 次/分的程度），除此还可以从其他方面减轻心脏负担。如在进行性生活之前应有足够的休息，过量活动或劳累后不可进行性生活，饮酒或饱餐后也不可进行性生活，为了确保安全，心脏病患者最好在性生活前 15～30 分钟服用硝酸甘油片以达到预防的目的。②对于呼吸功能不全的老年人在性活动中应学会应用呼吸技巧以提高氧气的摄入和利用，平日可利用上下楼梯来练习，活动时呼气，静止时吸气。时间上可选择使用蒸气吸入治疗后，以提高患者的安全感。另外，在性交姿势上以选择侧卧为宜。③对患有前列腺疾病的老人应告知逆向射精是无害的，不必产生恐惧。④糖尿病、关节炎等患者可通过用药来改善性交时的疼痛不适感，或在事前30分钟泡热水澡，可使关节肌肉达到放松舒适的状态，尽量提高性生活的质量。

在时间的选择上以休息后为佳，另外，低脂饮食可保持较佳的性活动，因高脂易引起心脏及阴茎的血管阻塞而造成阳痿；老年女性停经后由于雌激素水平下降而导致阴道黏膜较干，可使用润滑剂来进行改善。健康的性生活包括以许多不同的方式来表达爱与关怀，而不只是性交而已。有时一些浅层的性接触也可以获得性满足，例如，彼此之间的抚摸、接吻、拥抱等。相对于年轻人来说，老年人的性生活更注重其相互安慰、相互照顾等精神方面的属性。

考点提示：老年人性生活护理与保健

第8节　沟通与交流

一、沟通与交流的概念

沟通是两个人或两个群体间，通过语言、姿势、表情或其他信号等方式，相互分享与交换信息、意念、信

仰、感情与态度,以使双方能够互相理解。人们因为有了彼此良好的沟通才能消除误会、增进友谊、加深情感、相处融洽。人与人之间的沟通与交流就如同吃饭穿衣一样不可或缺,老年人更害怕孤独,因而也更需要与人沟通。

二、与老年人沟通的特点

老年人的中耳和内耳骨质增生、硬化,耳郭弹性减退,辨别声音方向、来源的能力降低,听神经功能减退,严重时出现老年性耳聋,加之老年人对刺激反应迟钝,常使老年人发生沟通障碍。因此,与老年人沟通时要注意以下几点。

1. 沟通态度 沟通的态度要真诚、友善,要有礼貌并以老年人习惯或喜欢的方式进行,使老年人感到真诚、关注和尊重。

2. 倾听方式 倾听老年人诉说要专心、耐心,倾听时不要东张西望,心不在焉;在倾听中观察老年人说话的态度、表情和措辞,用心体会老年人的感受。

3. 说话方式 与老年人说话要简短、清晰、温和,措辞准确、语调平和。与老年人谈话要注意以平等方式,切忌声音过高,以免伤害老年人自尊心。语速不要过快,以便老年人听得清楚。

4. 沟通技巧 善于借助表情、手势、姿势或实物,以帮助老年人理解;善于采取核实、重复、移情、触摸、沉默、鼓励等沟通技巧,增强沟通效果。不要在老年人看得见的地方与其亲友或工作人员窃窃私语,以免产生误解。同时兼顾老年人的身体状态、疾病情况、心理特点、性格特征,做到轻松、愉快交流。

考点提示:与老年人交流的特点

三、与老年人有效沟通的方法

老年人生活比较孤独,护理人员应该为之创造沟通条件,使老年人通过沟通很好地融入社会,丰富生活。设法与老年人进行良好的沟通是我们应尽的职责。沟通的方式包括非语言沟通和语言沟通,从这两方面探讨促进有效沟通的方法。

(一)非语言沟通的技巧

非语言沟通对于因逐渐认知障碍而越来越无法表达和理解谈话内容的老年人来说极其重要。在深入探讨各种方式的非语言沟通之前必须明确:老年人可能较为依赖非语言交流,但并非意味着其心理认知状态也退回孩童阶段。所以,要避免不适宜的拍抚头部等让老年人感觉不适应和难以接受的动作;要尊重

与了解老年人的个性和文化传统背景,以免触怒老年人;注意观察何种沟通模式是老年人反应良好的特定方式,并予以强化和多加运用。

1. 触摸 它可表达触摸者对老年人的关爱,而触摸他人或事物则可帮助老年人了解周围环境,肯定其存在价值。但由于老化衰弱而使用的一些物理器具,如安乐椅、轮椅或床栏杆等,虽对老年人的日常生活有协助和保护作用却使其活动受限,并剥夺了其被触摸的机会。另外,疾病也会限制老年人触摸的能力。

然而,触摸并非万能,倘若使用不当,可能会增加躁动或触犯老年人的尊严等。事实上,因为老年人常处于意识不清的状态而容易把触摸错误的理解,因此,在护理过程中要掌握以下注意事项。

(1)尊重老年人的尊严与其社会文化背景:检查涉及老年人的隐私时,应事先得到老年人的允许,且应注意不同社会文化对触摸礼仪的使用相距甚远。

(2)渐进地开始触摸,并持续性观察老年人的反应:例如从单手握老年人的手到双手合握;进行社交会谈时,由90～120cm渐渐拉近彼此距离;在触摸过程中观察老年人面部表情和被触摸的部位是松弛(表示接受且舒适)还是紧绷(表示不舒适),身体姿势是退缩的向后靠还者是接受的前倾,都可为下一步措施的选择提供依据。

(3)确定适宜的触摸位置:最易被接受的部位是手,其他适宜触摸的部位有手臂、背部与肩膀。头部则一般不宜触摸。

(4)确定老年人知道触摸者的存在方可触摸:老年人因为视、听力的渐进丧失,常容易被惊吓。所以应尽量选择从功能良好的那一边接触老年人,绝不要突然从背后给予触摸。

(5)注意保护老年人易脆的皮肤:可适当涂抹乳液,尤其需避免使用拉扯或摩擦力。

(6)对老年人的触摸予以正确的反应:护理人员应学习适当地接受老年人用抚摸我们的头发、手臂或脸颊来表达谢意,而不要一味地以老年人为触摸对象。

2. 身体姿势 每当言语无法清楚表达时,身体姿势都能适时有效地辅助表达。与认知障碍的老年人沟通前,必须先让他知道我们的存在;口头表达时,要面对老年人,并加上缓和、明显的肢体动作来有效地辅助表达;对于使用轮椅代步的老年人,注意不要俯身或利用轮椅支撑身体来进行沟通,而应适时坐或蹲在旁边,并维持双方眼睛于同一水平线,以利于平等的交流与沟通。同样,若老年人无法用口头表达清楚时,可鼓励他们以身体语言来表达再给予反馈,以利于双向沟通。日常生活中能有效强化沟通内容的身体姿势有:挥手问好或再见;招手作动作;伸手指出物品所在地、伸手指认自己或他人;模仿和加大动作

以指出日常功能活动,如洗手、刷牙、梳头、喝水、吃饭;手臂放在老年人肘下,或让老年人的手轻挽治疗者的手肘,协助其察觉我们要他同行的方位等。

3. 倾听 有些老人喜欢一直说话的原因是当他们听到自己的声音时会感到安全,虽然沟通的另一方会因此无法满足双向有效沟通的需要,但是护理老年人时的确需要耐心的倾听。沟通过程中护理人员应保持脸部表情平和、不紧绷或皱眉,说话声音要略低沉平缓且带有欢迎的热情,说话时适当倾身向前以表示对对方的话题有兴趣,适时夸大面部表情以传达惊喜、欢乐、担心、关怀等情绪。

另外,眼神的信息传递是脸部表情的精华所在,所以保持眼对眼的接触是非常重要的,尤其是认知障碍的老年人,往往因知觉缺损而对所处情境难以了解,因此需提供简要的线索和保持眼对眼的接触,必要时正面触摸老年人以吸引其注意力。

考点提示:与老年人进行非语言沟通的技巧和方法

(二)语言沟通的技巧

1. 老年人的语言表达

(1)口头沟通:大多老年人都渴望与人自然地进行口头对话,通过对话交流感情,增进友谊,维护社交。老年人随着年龄的增加,参与社会活动的机会越来越少,不论其原来人格特征如何,都将会变得比较退缩、内向、寡言、与人沟通不主动,逐渐产生孤独寂寞感。所以,给老年人提供足够的社交与自我表达机会,鼓励其与人主动交流。老年人也应尽量走出户外,走向人群,参与对话,这样既能锻炼语言能力,又可活跃思维,延缓脑功能的过早老化。对外向的老年人而言,口头沟通是抒发情感和维护社交互动的好途径,而书信沟通则更适合内向的老年人。

(2)电话访问:电话是现在最普及的沟通工具,不受时空距离的限制,沟通非常方便而快捷。利用电话和老年人沟通,便于有效追踪老年人现况,可以了解老年人的生活状况、身体疾病情况、心理、情绪等各方面生活问题及需求。护理人员应和老年人建立电话联系本,最好能与老年人建立习惯性的电话问候与时间表,这样会使老年人觉得有社交活动的喜悦。注意避开用餐与睡眠时间,在电话沟通时应注意方法得当。如对方有听力障碍、失语或定向力混乱时,一定要耐心并适当提高声音、放慢语速,尽可能咬字清楚。对于失语的老年人预先要制订交流信号,如敲打听筒以示意接收到信息。在开始沟通时,必须明确介绍自己、访问者与老年人的关系,以及此次电话访问的目的。讲话注意简单明了,主题明确,重要内容可适当重复以确保听清。必要时可鼓励或帮助听力困难的

老年人安装电话扩音设备,其效果比助听器更佳。

2. 书面沟通 对于有文化的老年人来讲,只要视力良好,书信沟通也是一种较好的沟通方法。书信沟通可使老年人动手、动脑,既锻炼手的灵活性,又刺激脑细胞的活力,增强脑功能、延缓脑衰老,能克服老年人记忆减退,而发挥提醒的功能,也可增加老年人的安全感和对健康教育的依从性。使用书写方式要注意以下各点:①使用与背景色对比度较高的大体字。②对关键的词句应加以强调或标注重点标号。③用词浅显易懂,避免专业术语。④运用简明的图表或图片,来解释必要的过程,说明一些简单事情。⑤合理运用小标签,如在小卡片上列出每日健康流程该做的事,并且贴于常见的地方以防记错或遗忘。

考点提示:与老年人进行语言沟通的技巧和方法

小 结

本章主要介绍了老年人的日常生活护理,其中包括日常生活功能状态评估、常见安全问题及护理、饮食与健康护理、排泄护理、休息与活动护理、清洁与舒适护理、性生活护理、沟通与交流护理等日常生活的方方面面。做好这些护理是老年护理人员的基本任务也是重要任务。通过对老年人基本生活自理状态、老年人社会适应状态、老年人社会角色功能状态等的分析,针对性的给予有效护理。

目标检测

A_1 型题

1. 以下哪种功能是老年人最早出现的缺失项( )
   A. 日常生活能力　　　B. 社会适应能力
   C. 功能性日常生活能力　D. 心理调适能力
   E. 高级日常生活能力

2. 下列哪项反映的是老年人最基本的自理能力( )
   A. 日常生活能力　　　B. 社会适应能力
   C. 功能性日常生活能力　D. 心理调适能力
   E. 高级日常生活能力

3. 老年人的营养需求中,蛋白质供给能量应占总能量的( )
   A. 5%　　　　　　　　B. 8%
   C. 15%　　　　　　　 D. 20%
   E. 25%

4. 维生素在维持健康、调节生理功能、延缓衰老过程中起着重要作用,其中能增加老年人食欲的维生素是( )
   A. 维生素A　　　　　B. 维生素B
   C. 维生素C　　　　　D. 维生素D
   E. 维生素E

5. 老年人每日饮水量一般为( )
   A. 1500ml左右　　　　B. 1000ml左右
   C. 2500ml左右　　　　D. 2000ml左右

E. 以上都不是

6. 关于老年人的营养需求,以下正确的是(　　)
　　A. 一般来说,70 岁以后热能的提供应较年轻时减少 20%
　　B. 蛋白质的摄入原则应该是优质少量
　　C. 应尽量减少膳食中不饱和脂肪酸的摄入
　　D. 优质蛋白的摄入应占蛋白质总量的 30% 以上
　　E. 老年人摄入的糖类应以双糖为好

7. 下列关于老年人排便护理的叙述不正确的是(　　)
　　A. 自左向右反复自我按摩腹部
　　B. 每日坚持适当的活动
　　C. 每日清晨饮一杯温白开水
　　D. 适量进食含丰富纤维素的蔬菜
　　E. 每日坚持排便 1～2 次

8. 在与老年人进行非语言沟通时,一般不宜触摸的部位是(　　)
　　A. 手　　　　　　　　B. 头部
　　C. 胳膊　　　　　　　D. 背部
　　E. 肩部

9. 在观察老年人的运动强度时,最简单方便的检测指标是(　　)
　　A. 血压　　　　　　　B. 呼吸
　　C. 心率　　　　　　　D. 肾上腺素水平
　　E. 心排血量

10. 老年人常出现的安全问题有(　　)
　　A. 跌倒　　　　　　　B. 坠床
　　C. 烫伤　　　　　　　D. 呛
　　E. 以上都可能发生

11. 关于老年人皮肤清洁护理不恰当的是(　　)
　　A. 避免空腹或饱餐后洗澡
　　B. 独自洗澡时勿反锁浴室门
　　C. 建议老年人洗澡时用浴盆,以防意外
　　D. 洗澡水温控制在 40℃ 左右,室温 24～26℃
　　E. 洗澡时宜用中性香皂或硼酸浴皂

12. 促进老年人睡眠的措施不妥的一项是(　　)
　　A. 室内温度为 20～24℃
　　B. 睡前用热水泡脚
　　C. 晚餐不宜过饱
　　D. 睡前适当听音乐放松
　　E. 每晚服用地西泮

13. 关于老年人休息与睡眠正确的是(　　)
　　A. 按时休息以保证足够的睡眠时间
　　B. 老年人累了就休息,睡眠才是休息

C. 夜间睡眠欠佳者,白天补足睡眠
D. 睡前可安排适当活动以促进睡眠
E. 睡前可听音乐、喝茶

14. 关于老年人服饰的叙述不正确的是(　　)
　　A. 款式上要求宽松,穿脱方便
　　B. 内衣材质以柔软的棉织品为主
　　C. 服装设计符合老年人特点,上衣全用拉链
　　D. 衣服的色彩用浅色以便于观察是否干净
　　E. 腰带尽量以松紧带为宜

15. 为了改善睡眠质量,老年人睡前应注意(　　)
　　A. 加餐　　　　　　　B. 多饮水
　　C. 加强活动　　　　　D. 阅读兴奋书籍
　　E. 用热水泡脚

16. 下列与老年人沟通的说法不恰当的是(　　)
　　A. 沟通的态度要真诚、友善
　　B. 倾听老人说话要专心、耐心
　　C. 与老年人说话要尽量大声,以免听不清
　　D. 善于借助于表情、手势
　　E. 与老年人说话要注意简单明了,主题明确

17. 有关消瘦的测量指标正确的是(　　)
　　A. BMI 在 18.5～20 为轻度消瘦
　　B. BMI 在 17～18.4 为轻度消瘦
　　C. BMI 在 16～16.9 为轻度消瘦
　　D. BMI 在 16～16.9 为重度消瘦
　　E. BMI 小于 16 为中度消瘦

A₂ 型题

18. 患者,女,70 岁。身体素质良好,运动后老人最适宜的心率在(　　)
　　A. 100 次/分　　　　　B. 105 次/分
　　C. 110 次/分　　　　　D. 120 次/分
　　E. 125 次/分

19. 患者,男,76 岁。3 天未排便,目前应采用的措施是(　　)
　　A. 增大运动量　　　　B. 延长活动时间
　　C. 立即去医院就诊　　D. 空腹饮水 500ml
　　E. 自右向左按摩腹部

20. 患者,男,79 岁。大便失禁一月余,老人的饮食护理中不正确的是(　　)
　　A. 进食营养丰富、易消化、易吸收、少渣、少油的食物
　　B. 纠正或控制进食含有轻泄作用的饮食
　　C. 严重者应禁食,提供足量的水分
　　D. 饮食中有充足的膳食纤维
　　E. 重度腹泻者要禁食

(唐淑珍)

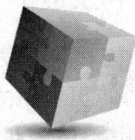

第6章 老年人安全用药护理

2011年，中国官方共收到药品不良反应事件报告数量852799份。从年龄分布来看，65岁以上的老人有122102例，占14.3%。而在严重不良反应病例报告中，65岁以上的老人有6739例，占20.8%。国家食品药品监督管理局2012年发布的药品不良反应监测年度报告中，65岁以上老人的比例明显升高。因此护士为老年人给药时首先要考虑安全。

老年人由于自然的老化，各器官结构和功能发生了不同程度的减退，致使发病的概率增高，常身患多种疾病，而对药物的耐受性下降。但是药物治疗仍是老人防病治病、维护健康的重要措施之一，因此在用药尤其是用多种药时，易出现药物不良反应，特别是肝肾功能减退明显者，更要注意。故给老年人用药要特别谨慎，注意安全用药的护理。

案例6-1

患者，女，76岁。工人，小学文化，丧偶后独居，既往高血压史20年，一直口服降压药，血压较稳定。近日来，由于家庭的一些琐事，心情不愉快，所以晚上睡不着觉。昨晚自己服用地西泮后感觉睡眠还可以，今天醒后上厕所时，感到有点头晕，不慎跌倒，神志清楚，自己又爬到床上，感觉大腿上段既肿又痛，女儿把她送到医院。经做全面检查，诊断：①股骨颈骨折；②高血压、脑梗死。骨科住院治疗，医生建议做股骨骨头置换术，并请神经内科医生会诊，治疗高血压和脑梗死。患者做手术要用麻醉药。

问题：1. 患者用药时应考虑由于老化会造成哪些影响？

2. 患者病情复杂，用药时应遵循哪些原则？

3. 患者用药时应注意什么？

4. 我们应该如何指导患者用药？

第1节 老年人用药特点

一、老年人药物代谢动力学特点

老年药物代谢动力学（pharmacokinetics in the elderly）简称老年药动学，是研究老年人的机体对药物的处理过程及规律。即研究药物在老年人体内的吸收、分布、代谢和排泄过程及药物浓度随时间变化规律的科学。老年人因自然衰老，使机体各器官的结构和生理机能发生改变，表现为"四少"：细胞数量少，细胞内水分减少，组织局部血流量减少，血浆总蛋白减少。因此老年药动学改变的总的特点是：对绝大多数通过被动转运吸收的药物不变；对经主动转运机制吸收的药物减少；对药物的代谢、排泄能力降低，药物消除半衰期延长，血药浓度增高。

（一）药物吸收

药物吸收是药物从给药部位转运至血液的过程。口服给药是老年人最常用的给药途径。药物的吸收与胃液的酸碱度、胃的排空速度、肠蠕动情况有关。

老年人胃肠道改变的特点：①胃黏膜逐渐萎缩，胃酸分泌减少，至70岁可减少20%～25%，对药物的解离和溶解会产生影响，如酸性药物阿司匹林在正常胃酸情况下，在胃内不易解离，吸收良好；当胃酸缺乏时其离子化程度增大，使药物在胃内吸收减少，影响疗效。②胃肠道排空速率减慢，药物在胃内停留时间延长，因此，药物的吸收延缓，速率降低，有效血药浓度达到的时间推迟，特别对在小肠远端吸收的药物或肠溶片有较大的影响。③胃肠道和肝血流量减少，65岁老年人血流量减少约40%，可减少或延长药物的吸收，如半乳糖、维生素B、铁及钙剂、奎尼丁等。肝血流量减少使药物首过效应减弱，对有些需要经肝氧化消除的药物如普萘洛尔，其消除减慢，使血药浓度升高。④胃肠道吸收细胞和吸收表面可能减少30%，细胞吸收功能降低，尤其是影响主动转运吸收的过程。

（二）药物的分布

药物的分布是指药物吸收进入体循环后向组织器官及体液转运的过程。导致药物在老年人体内分布改变的因素主要有：

1. **机体组织成分改变** 老年人细胞内液减少，使身体总水量减少，导致水溶性药物的分布容积减小，血药浓度增加，如吗啡等；老年人非脂肪成分体重降低，脂肪成分体重增加，女性更明显，导致脂溶性药物的分布容积增大，易在脂肪组织内蓄积，半衰期延长，如利多卡因、地西泮、硝西泮等。

2. **血浆白蛋白含量减少** 导致与血浆蛋白结合率高的药物的游离成分增加，分布容积加大，药效增强，易发生毒性反应，应减少剂量，特别是几种结合型药物联合使用时。

3. 老年人心输出量减少　组织血流灌注不足，影响药物达到组织器官的浓度。

（三）药物代谢

药物代谢是药物在体内发生化学变化，又称生物转化。肝是药物代谢的主要器官，老年人肝血流量和细胞量比成年人降低40%～60%，肝合成蛋白质的能力和药物代谢酶活性降低，肝的解毒功能降低，药物在肝的第一相代谢（包括氧化、还原、水解等）减少，容易发生蓄积中毒。老年人在应用主要经肝代谢的药物时，应减少剂量，一般为成人量的1/3～1/2，用药间隔时间应延长。特别是已有肝病存在的老年人，用药时更应注意用药剂量和给药时间的间隔。值得注意的是，老年人肝代谢药物的能力下降，不能用一般的肝功能检查来预测。因为肝有很强的代偿能力，肝功能正常不能说明肝代谢药物的能力正常。一般情况下，血药浓度可反映药物作用的强度，血浆半衰期可作为预测药物作用和用药剂量的指征。

（四）药物的排泄

药物的排泄主要是指药物经肝的转化后从肾排出的过程。老年人肾血流量仅为成人的50%，肾小球的数目减少，肾小球的滤过及肾小管的分泌、重吸收能力降低。因而药物排泄延缓，使药物在体内滞留时间延长，易在体内蓄积产生毒性作用。故老年人在使用别嘌呤、普鲁卡因胺、甲基多巴、地高辛、呋塞米、乙胺丁醇、氯磺丙脲、西咪替丁、苯巴比妥、锂盐、氨基糖苷类抗生素、青霉素G及大剂量服用头孢菌素类呋喃妥英、金刚烷胺等药物时应注意调整剂量和给药间隔时间。

二、老年人药物效应动力学特点

老年人药物效应动力学（pharmacodynamics in the elderly）简称老年药效学。主要研究药物对老年人机体的作用及规律。由于药物作用的靶组织或器官功能、受体数目和功能以及酶活性的改变等原因，老年人对药物的敏感性增加、耐受性降低。

（一）对中枢神经抑制药和镇痛药敏感性增高

老年人随着增龄，出现脑细胞数量减少、脑重量减轻、脑血流量减少、脑代谢降低、脑功能衰退等表现。老年人对中枢抑制性药物特别敏感，包括镇静催眠药、安定类药、抗抑郁药、止痛药等。也可对某些药物出现异常反应，如服用地西泮可引起精神错乱；苯巴比妥引起兴奋不安；氯丙嗪引起自杀；氟喹诺酮类药在常用剂量下引起惊厥等。

（二）对心血管药物反应的改变

由于心血管系统的结构和功能发生明显的改变，老年人对洋地黄类强心药的正性肌力作用的敏感性降低，而对其毒性反应的敏感性增高，治疗安全范围缩窄，极易发生中毒反应，如地高辛，故用药时应注意调整剂量。其次，由于血压调节功能的减退，老年人使用降压药、利尿药、β受体阻滞剂、亚硝酸酯类及吩噻嗪类药物时，易发生直立性低血压；抗心律失常药物可能引起窦性停搏，甚至阿-斯综合征。

（三）其他类药物

老年人使用糖皮质激素时，不良反应发生率明显增高，较年轻人更易出现消化性溃疡、出血和骨质疏松症等。其次，对胰岛素和口服降糖药的敏感性增高，易发生低血糖反应。因此老年患者在选用降糖药物时，应以短效药物为宜。另外，因凝血功能减弱，对肝素和口服抗凝血药敏感性增高，一般治疗剂量可能引起较长久的凝血障碍，甚至发生自发性出血的危险。可能与以下因素有关：①老年人维生素K的摄入不足、吸收能力下降、清除率增高及凝血酶原复合物对维生素K的反应性降低；②老年人肝合成凝血因子能力下降；③老年人受体水平对华法林的敏感性增高；④老年人血管变性而致止血反应障碍等。

三、老年人发生药物不良反应的特点

药物不良反应（adverse drug reactions，ADR）是指在常规剂量的情况下，由于药物或药物相互作用发生的意外，与防治目的无关，对机体不利或有害的反应；包括药物副作用、毒性反应、后遗效应、过敏反应及与特异性遗传素质有关的反应等。老年人药物不良反应的特点是发生率高，程度和后果较严重，表现特殊。

（一）发生率高

老年人ADR发生率比年轻人高2～3倍。其原因主要包括：①生理因素：如肝肾功能衰退，药代动力学和药效学发生改变，用药反应个体差异大。②病理因素：如患病多、内脏器官功能减退，对药物的耐受性差；对疾病或不适的感受性降低，易出现诊治失误。③药物因素：药物不良反应的发生率与用药种类成正比。老年人常同时患多种病、用多种药，因而发生ADR的概率高。④未严格遵从医嘱。

（二）程度和后果较严重

老年人发生不良反应的程度及后果较严重，如很多药物可导致老年人发生直立性低血压,出现晕厥、跌倒、甚至死亡。据统计每年有250万人的入院与ADR有关,其中老年人数比成年人高3倍以上。

(三)表现特殊

1. 症状不典型,与原发病不易鉴别 老年人ADR的表现不典型,如精神错乱、记忆减退、便秘、尿失禁、跌倒、尿潴留等,易与老年病症状相混淆。

2. 常表现为特有的老年病五联征 即精神异常、跌倒、大小便失禁、不思活动和生活能力丧失,与内环境稳定机制减弱等原因有关。其中以精神异常和继发性直立性低血压的晕厥、跌倒最常见。精神异常可表现为对时间、人物、地点定向力障碍,或精神错乱,情绪不稳定等。

3. 药物矛盾反应相对多见 老年人用药后较易出现与用药治疗效果相反的特殊不良反应。如用硝苯地平治疗心绞痛,反而诱发心绞痛;应用激素抗敏,反而引起过敏反应等。

四、老年人服药依从性差

服药依从性(drug compliance)是指患者的服药行为与医嘱的符合程度。约有40%老年人未按医嘱准确服药,服药依从性差,临床上常表现为服用药量过大或过小;不规则服药,如改变服药时间、间隔或漏服;停药太快或擅自停药;合并使用处方药与非处方药或违禁药;服用处方药时,饮酒、吸烟不限制;使用处方未开的药等。老年人服药依从性下降,主要与其年龄大,理解、记忆力减退;对用药认识不足,认为药越补越好,药越新越好,药越贵越好,缺乏正确的健康观;同时用多种药;经济收入低,无力购买药物;家属和照顾者的关心、支持不够等因素有关。

> **链接**
> ### 阿司匹林在什么时间服用最好?
> 小剂量阿司匹林是预防脑梗死和冠心病的首选药物,高质量、精确肠溶的阿司匹林(胃内的溶解度为"零"),在晚间、空腹服用是最好的选择。坚持服药比选择服药的时间更重要。科学家研究发现,卒中发病的时间常常是在早晨6点到中午12点,目前临床常用的阿司匹林是肠溶性的,服药后需要3~4小时达到血药浓度的高峰。如果在上午8~9点钟服药,药效达到高峰是在中午以后了,不能对卒中的高发时段提供最好的保护。另外,人在夜间睡眠中,血液流动缓慢,夜间不饮水,血液黏度也高,夜间又是新生的血小板最多的时段,容易形成血栓。

第2节 老年人用药原则

老年人的用药特点决定了对其用药时,一定要权衡利弊,确保受益(用药的受益/风险>1)。

一、选药原则

(一)做到六先六后

1. 先明确诊断,后用药 用药前必须了解老年人的健康史、既往用药史以及目前用药情况,仔细分析老年人机体的异常,是老化引起还是病理损害所致,然后做出正确诊断,根据用药指征选择疗效肯定、毒副作用尽可能小的药物。

2. 先非药物疗法,后药物疗法 俗话说:"是药就有三分毒"。因此老年人治疗疾病时应首选物理疗法、饮食疗法、针灸及心理疗法等非药物治疗方法。如老年人便秘,先指导进食含纤维素丰富的食物,适量活动、按摩腹肌等,尽可能不用药。除急症和器质性病变外,老年人一般尽量不要用药。

> **链接**
> ### 高血压的非药物治疗
> ①改变高钠、低钾膳食;②控制体重;③有氧运动(快步走、脚踏车、慢跑、太极拳、慢节奏交谊舞、游泳等);④减轻心理压力,保持心理平衡;⑤戒烟限酒。

3. 先老药,后新药 老年人选药时首选临床多年使用过且作用缓和的药物,毒副作用明确,安全系数较高,避免使用新药。因为老年人一般不参与新药的临床预实验,可能会出现无法估计的毒副作用。

4. 先外用药,后内服药 为了减少对老年人机体的毒害作用,能用外用药治疗的疾病,最好外用药物治疗,如皮肤病、扭伤等。

5. 先内服药,后注射药 老年人心、肝、肾等器官功能减退,为安全起见,能用内服药使疾病缓解时,最好不用注射药。

6. 先中药,后西药 中药绝大多数属于天然药物,毒副作用明显低于化学药物,对老年人来说相对更安全。

(二)尽可能减少用药种类

对老年人进行药物治疗时应抓主要矛盾,尽量给予单种药物。必须联合用药时,应遵循少而精、先重急、后轻缓的基本原则,尽量选用疗效协同、毒副作用相拮抗、一举两得的药物。如应用β受体阻滞剂或钙拮抗剂治疗高血压和前列腺增生等。避免合用有相同作用或相同副作用的药物,种类以不超过3~4种为宜。

1. 慎用或尽可能不用敏感的药物　老年人应避免使用特别敏感的药物,如苯二氮䓬类、巴比妥类镇静催眠药,非甾体类解热镇痛药如吲哚美辛,降压药中的胍乙啶,抗生素中的四环素、链霉素、庆大霉素等。

2. 不滥用维生素、抗生素、糖皮质激素、滋补药或抗衰老药　严格掌握老年人应用维生素的适应证,注意维生素与其他药物间的相互作用。抗生素长时间使用可导致耐药性、菌群失调,而且抗生素和糖皮质激素都可能使抵抗力下降。滋补药应在专业医生的指导下,根据老年人的健康状态和病情,按照辨证施补、合理配伍的原则,科学地选用滋补药、保健药,遵循缺什么补什么,能食补不药补的原则,切勿有钱乱买、乱用补品。

3. 忌乱用秘方、偏方、验方　那些未经验证的秘方、偏方,常会延误病情甚至酿成中毒。

4. 忌长期用一种药　长期使用一种药,不仅容易产生耐药性,使药效降低,而且还产生对药物的依赖性,甚至成瘾。

二、用药原则

(一)小剂量

由于老年人药代动力学和药效学的改变,老年人使用标准剂量的药物时,效应和毒副作用可能增加,一般用药剂量应小,根据个体的年龄及身体衰退情况,一般用成人量的1/2、1/3、3/4。

(二)从小递增

因为老年人个体差异大,有效剂量可相差数倍至数十倍,为安全起见,用药应当从小剂量(成人剂量的1/4~1/3)开始,然后根据反应,逐渐增至最合适剂量。

(三)剂量个体化

研究发现,患者对药物的反应剂量有个体差异,如阿司匹林引起头痛、耳鸣等毒性反应的剂量从3.25~30g,几乎相差10倍。而老年人即使同龄老化的程度也不一,用药反应的个体差异比其他年龄组更为突出。因此,老年人用药时注意观察分析药物的疗效与反应,严格遵守剂量个体化原则,找出特定个体的"最佳"剂量。

(四)优先治疗原则

老年人常患有多种慢性疾病,为避免同时使用多种药物,当突发急症时应当确定优先治疗的原则。例如,当老年患者患感冒发热或急性胃肠炎时,应优先治疗这些急症,暂停使用降血脂或软化血管等药物;又如,老年人突发心脑血管急症时,应暂停慢性胃炎或前列腺增生的治疗。

(五)用药方案简单明了

尽可能减少用药种类和给药次数,避免间歇或交替服药。如必要时,可在睡前和晨起各给一次药;药物剂型要适合老年人服用,慎用缓释剂;药物标记包括名称、用法和用量,要清楚醒目,包装开启要容易、方便,以提高老年人服药依从性。

(六)及时停药

不断观察老年人的病情和服药的情况,根据病情的改变及时调整、更换或停用药物,避免疗程过长,引起中毒。凡是疗效不确切、毒副作用大、不必要的药物均应及时停用。

(七)加强监测

严密观察老年人用药后的病情变化和反应,定期监测血药浓度和肝、肾功能,以便正确评价疗效,及时发现药物不良反应。使用药受益达到最大化,不良反应最小化。

考点提示:老年人选药和用药原则

第3节　老年人用药护理

作为一名护士在为老年人给药的过程中,要求要正确地执行,严密细致地观察,尽最大的努力保证老年人安全用药。所以医护人员不仅要具有丰富的药理学和疾病护理的知识,更为重要的是要有敬业负责的精神,细心、耐心地不断观察及指导,根据老年人不同老化的个体特点,使每位老人能够达到药物治疗针对性强,疗效最佳,负面效应最低,保证老年人的用药安全。

一、护理评估

(一)老年人服药能力

细致具体地评估老年人自我服药的能力,指导选择给药途径、辅助手段和观察方法。首先,注意老年人的理解力、记忆力、阅读能力,如能否说出服药方法;能否区别各类药物;能否坚持服药。其次,了解老年人的视力、听力、吞咽能力、口腔状态、手足功能等,是否有能力准备药物,如从药袋或药瓶中取出药物、计算用量、开关瓶盖、辨认药物颜色、形状、刻度等；有无吞咽困难等情况，对药物的剂型有无特殊要求；有无义齿引起的吞咽障碍。

(二) 各系统的功能状况

仔细评估老年人各脏器的功能状态，如肝、肾功能的生化指标，以判断所用药物是否合理，如肾功能减退明显者，不适合或避免给予经肾排泄的药物，以免造成蓄积而引起药物中毒和加重对肾的损害。

(三) 用药史

详细询问老年人以往及现在的用药情况，如药物名称、剂量、用法、服药时间、效果和不良反应，建立完整的用药记录。尤其要详细了解、记录曾引起过敏或不良反应的药物。

(四) 心理、社会状况

1. 老年人的饮食习惯 老年人饮食是否有规律，进食时间、饮食种类、饮食习惯与服药方法及药物疗效是否一致。

2. 老年人对药物的心理反应 是否对药效期望较高；是否对药物有依赖性；是否对药物持反感情绪或恐惧心理。

3. 老人的家庭、经济状况、文化程度 对目前治疗方案的了解、认识程度和满意度；家属的支持情况，是否因经济上的不宽裕而自行节省用药、减量服药或随意停药。

案例 6-2

某天下班后，路过一大药房，看到很多老人手上拿着一张纸在排队，出于好奇过去看，原来是某保健品生产厂家在搞促销活动，只要拿到广告纸排上队，都给先做免费的简单体检，然后就建议你买各种各样的保健品，有补钙的、抗衰老的、补充维生素及微量元素的等。有很多老人看起来很高兴，都抱着几盒出来，就像得到宝贝一样的开心，认为能治疗他们的不适。

问题: 1. 老年人能轻易相信保健品厂家吗？

2. 随便买保健品吃对老年人身体肯定有好处吗？

3. 我们怎样指导老年人买保健品？

二、安全用药的护理

通过对老年人服药能力、脏器功能状况、用药经过以及心理社会多方面的评估，掌握了老年人在用药过程中自理、认知和配合的程度，以及需要特别注意的事项，在为每位老人给药时，要有的放矢，加强指导、监测和督促，尽可能保证用药安全。

链接

老年人用药十二忌讳

一忌滥用药，二忌种类多，三忌药过量，四忌时间长，五忌乱模仿，六忌偏秘方；七忌乱进补，八忌广告药，九忌不换药(长期使用一种药易成瘾或耐药)，十忌滥用三大素(抗生素、维生素、激素)，十一忌依赖安眠药，十二忌滥用泻药。

(一) 加强用药常识的指导

1. 给药途径的选择 老年人慢性病首选口服用药，简单、方便且较安全，能自理的可以自我实施。需要较快发生药效时，可选择皮下、肌内注射，一定要到正规的医疗机构、由专业人员来实施，注意部位、用物的选择，保证安全。在发生急性或危重疾病时，需要静脉给药，疗效最快，但因老年人心、肺功能减退，要严格控制输液量和滴速，防止发生急性肺水肿。也可根据老年人具体病情、安全性等综合考虑选用舌下含化、直肠给药、雾化吸入、皮肤给药等。

2. 严格遵医嘱用药 坚持按时按量服药，注意服药时间和服药间隔，改变药物剂量或药物方案时，必须征得医护人员的同意。不得擅自增、减药量或停药，不随意混用其他的药物等。

3. 不滥用滋补药、保健药、抗衰老药和维生素 老年人服用这些药的主要目的是增强体质，预防疾病，提高生活质量和自理能力，健康地安度晚年。没有明显的疾病，身体健康的老年人只要通过合理的饮食、乐观的心态、适宜的运动和良好的生活习惯即可延年益寿。所以，一般不要随意服用以上补品，能食补不药补。体弱多病者，在医护人员的指导下可适当进补，缺什么补什么，但不可盲目服用或过度服用，以免发生中毒反应。

链接

补药四原则

第一、健康勿补；第二、食补重于药补；第三、对症进补，缺啥补啥；第四、滥补有害。目前市场上保健食品、保健药品琳琅满目，需注意选择，切勿滥补。医学专家告诉我们，口渴了还是喝白开水好，肚子饿了还是吃饭好，生病了还是请医生检查确诊后对症下药好。

---

4. 注意用药配伍 有很多药不能同时使用，如维生素 B_{12} 不宜与制酸剂氢氧化铝、复方氢氧化铝等同服，若需要可间隔 4～5 小时；红霉素不能与溴丙胺太林同用，若需要可在服红霉素 2 小时后再服溴丙胺太林；链霉素与庆大霉素等氨基糖苷类避免任何两种合用，并提醒患者在服药期间注意听力，必要时和医生联系。

5. 用药与饮食 服药期间，吸烟、饮酒要节制，注意药物与食物之间的相互作用能增加或降低药效。如酸性食物可增加铁的溶解度,促进铁的吸收;粗纤维食物可促进肠蠕动,增强驱虫剂的疗效;补钙时不宜吃菠菜,避免菠菜中的草酸与钙结合成草酸钙而影响钙吸收;氨苄西林、呋喃咀啶在酸性尿液中杀菌力强,所以使用这些药治疗泌尿系感染时宜多食荤菜,使尿偏酸,增强杀菌作用;而用氨基糖苷类、磺胺类药物时,宜多食素食,以碱化尿液,增强疗效。

6. 药品保管　要放在阴凉通风、干燥的地方储存,避免阳光照射,有温度要求的药要放冰箱。定期整理,对过期变质的药及时弃掉,保留常用药和正在服用的药即可。

7. 注意有效期　养成用药前检查药品有效期的习惯。

(二)督促协助老年人正确用药

1. 保证按时按量服用　对能理解、记忆和有阅读能力的老人,在药物包装上醒目地注明每天的服药时间和剂量,让老人自己服药,家属提醒、督促老人用药,每次用药后检查是否准确。对自理能力差或服药种类多的老人,由家属或药房发药时,直接配成单剂量包装,把老人每次的用药量放置在不同颜色的药袋中,如将早、中、晚用的药物依次放在红、黄、绿色的药袋中,老人通过颜色能准确找到不同时间的药,家属在服药后定时检查是否正确服用。另外,要将老年人的服药行为与日常生活习惯联系起来,放在老人出入多、固定、易见处,使老人能想起吃药;或者使用闹铃、小卡片等方法提醒老人按时服药。鼓励老人写服药日记。

2. 服药技巧指导　①服药时间:要严格按医嘱,在空腹、饭前、饭后、睡前按要求服,如饭后、睡前服是指在饭后或睡前15～30分钟。如阿托品、解痉药、健胃药、降糖药等,需饭前服;催眠药要睡前服,在老人上床后再服,以防服药后头晕跌倒;对胃有刺激性的药需饭后服,驱虫药应在清晨空腹服或睡前服。②服药用水:内服药片或胶囊时,约用250ml的温开水送服,水量过少易使药粘在食管壁上,既刺激食管,又延误疗效;但服磺胺类药或退热药时要多喝水,避免磺胺类在尿路形成结晶,防止退热时出汗引起虚脱。一般不用其他饮品来送服,以免影响药效,如铁剂用茶水送,枸橼酸铋铁用牛奶送都会影响药效。③服药体位:口服药以站立最佳,坐直身体也行,卧位时要把头抬高,吞下要约1分钟后再放平躺下。④用药方式:舌下含服药物不可吞服,如硝酸甘油片;控释片、缓释片以及肠溶片不宜掰碎后服;糖衣片也不宜咬碎;液体药、混悬剂等使用前要摇匀,如复方炉甘石洗剂、止咳糖浆等。

3. 特殊患者的处理　面部肌肉麻痹的老年人口内可能残留药物,服药后应让老年人张口以确认有无残留,防止引起窒息。患脑血管病的老年人多有肢体瘫痪、手指颤抖及吞咽困难等症状,药物应由家人喂下,平时协助锻炼肢体功能,练习自己打开药袋及从药袋取药等。

4. 口服以外的其他途径给药　注射给药要耐心指导和帮助老人配合,避免在瘫痪肢体注射,选择合适的体位和部位,根据老人给药部位的组织厚度选择大小合适的针头;静脉输液避免在血液透析造瘘血管处注射,要嘱咐老人千万不要自己调节滴速;含服、吸入、外用等用药方法要给老人和家属示范,根据老人的能力让家属给予帮助。

考点提示:老年人用药常识和正确用药的护理要点

(三)观察药效和不良反应

1. 观察疗效　要不断给老人和家属进行用药指导,详细讲解用药的目的,用药后患者可能会有哪些症状、体征去除或减轻,指导老年人自己或家属要关心老人,注意观察服药后反应和病情的变化,鼓励老人写病情自我观察记录;经济条件允许及有操作能力的家庭,可配置体温计、血压计、血糖检测仪等,以便随时监测老年人的生命体征和血糖水平,更加准确的了解病情和治疗效果,指导进一步的治疗。

2. 密切观察药物的不良反应并加强预防　老年人用药后发生药物不良反应的概率较高,往往是青年人的3～7倍。因此医护人员和老年人的家属,都应该加倍关注老年人用药后的反应及影响疗效的因素,减少或避免不良反应的发生。老年人常见的不良反应有:

(1)毒性反应:指药物剂量过大引起的不良反应,毒性反应可能立即发生,也可能在长期蓄积后逐渐产生。常见的毒性反应有:①胃肠道反应:如恶心、呕吐、腹泻、黄疸等。②中枢神经系统反应:如头晕、耳鸣、听力下降等。③心血管反应:如血压下降、心动过速或过缓、心律不齐等。因此用药从小剂量开始,逐渐加量至合适的个体化剂量,定期监测血药浓度,科学指导,避免发生药物中毒。

(2)副作用:是药物固有的作用,指药物在治疗剂量下产生的与治疗目的无关的作用,患者可能有不适,一般都较轻微,多是可以恢复的功能性变化。如麻黄碱在解除哮喘时可引起失眠。尽可能通过药物配伍设法纠正或消除。如抗高血压药利血平有减慢心率的副作用,肼屈嗪有加快心率的副作用,两者合用降压作用协同,而影响心率的副作用可以互相抵消。

（3）变态反应：是指少数经过致敏的患者对某种药物的特殊反应。有免疫学上的四种速发和迟发型变态反应。表现常见的有皮疹、皮炎、发热、血管神经性水肿（如眼睑、口唇的水肿）等，严重者可发生过敏性休克。因此，给老年人用药前要仔细询问用药史、过敏史、家族史，对有过敏史的药不能用；过敏概率高的尽可能不要选；有过敏性的药使用前认真做过敏试验，严密观察，结果阴性者使用药物过程中仍要注意观察，若有反应要尽早发现和救治。

（4）其他：老年人不良反应表现形式特殊，除上述症状外，更多见的是老年病五联征：精神异常、跌倒、大小便失禁、不想活动、生活能力丧失，极易导致误诊和漏诊，故应给予特别的关注。老年人常用药注意事项：

1）抗生素：链霉素、土霉素、卡那霉素、多黏菌素、庆大霉素、万古霉素等，对肾功能有轻度损害。磺胺类药物、氯霉素、利福平、林可霉素、克林霉素、两性霉素B、抗肿瘤抗生素等，会对肝有损害。链霉素类药物对第八对脑神经有损害作用，会引起耳聋、头晕等副作用，老年人应避免使用。用对肝、肾有轻度损害的抗生素，给药时间可延长，剂量可适当减少。

2）洋地黄类药物：治疗老年心力衰竭患者时，半衰期延长，肾排出量减少，用量应适当减小。心脏病患者对洋地黄类药物敏感，易发生疲乏、恶心、呕吐、视力障碍、幻觉等中毒症状，所以使用时必须谨慎，最好选择吸收快、作用快、排泄快的地高辛片剂。

3）降压药：治疗老年高血压，不要使血压下降过快过低，否则会导致脑卒中和心肌梗死；甲基多巴和可乐定会引起困倦和抑郁等精神症状，突然停药会出现严重的反跳性高血压；利血平会导致抑郁症，一般不主张老人使用这些药物。

4）催眠药：巴比妥类药物会导致老人轻度不安，甚至明显的精神症状；最常见的传统药物为苯二氮䓬类药物，也就是常说的安定类药物。这种药物因有耐药性、成瘾和撤药后反弹性失眠的风险，不宜长期服用。老年人更要慎用苯二氮䓬类药物，以防发生共济失调、意识模糊、反常运动、幻觉、呼吸抑制以及肌肉无力，以避免外伤或其他意外。地西泮的半衰期随年龄延长，20岁时是20小时，80岁时延长至90小时，易在体内蓄积。老年人不加限制地服用安眠药，会发生动脉硬化性痴呆、智力障碍等，应短期减量服用，而且服用期间不得吸烟喝酒，否则会加重毒副作用。新型镇静催眠药是非苯二氮䓬类镇静催眠药，如唑吡坦、佐匹克隆、右佐匹克隆、扎莱普隆等。这类药物起效快，不良反应小。其中唑吡坦在服用后30分钟就起效，可用于治疗各种类型失眠，主要用于短时间的治疗。

5）噻嗪类药物：如奋乃静、氯丙嗪等引起老年人锥体外系副作用，还可能引起直立性低血压，并干扰体温调节系统。三环类抗抑郁症药，如多塞平、丙咪嗪等，易对老年人产生心律失常，尿潴留、直立性低血压及癫痫发作等副作用。

6）抗凝剂及其他：老年人对抗凝剂的作用比较敏感，易引起出血。吲哚美辛会引起心律失常，胃肠道出血、腹泻等。羟基保夫松能引起贫血。

7）麻醉药：哌替啶、可待因、吗啡等麻醉药对老年人会产生危险的呼吸抑制、昏迷等中毒现象，老年人必须慎用麻醉药，必须用时，一定要掌握剂量，不要超过成人剂量的2/3为宜。

8）β-受体阻滞剂：如普萘洛尔，在用于老年人时，毒副作用发生率比较高，应适当减量或延长间隔时间，如改1日3次为1日2次等；疾病稳定后，必须逐渐减量直至完全停用。

9）老人应慎用麻黄、甘草和大黄：麻黄有中枢和交感神经兴奋作用，易致老人失眠、血压升高、心绞痛，男性老人还易引起尿潴留；甘草易引起假性醛固酮增多症，出现血压升高、水肿、血清钾降低等，而加剧高血压症状。高血压时，服用利尿剂可使血清钾降低，与甘草方剂并用时要注意。大黄是实证泻下药，老人虚证为多，故要减少使用率。

考点提示：老年人用药观察药效和不良反应的护理要点

（四）家庭用药指导

随着国家医药制度的改革，非处方药（Over The Counter，OTC）的实施，"大病进医院，小病进药店"已经成为现实。非处方药是指不需要医生处方，患者及家属可直接购买使用的药物，使轻微疾病与慢性疾病等能及时得到治疗或缓解。虽然OTC具有应用相对安全、疗效确切、使用方便的特点，但任何药物都有副作用，只是程度不同而已，所以，老年人家庭用药时更要注意，绝不能随意购买，滥服、滥用。

1. 家庭药品选购的一般原则

（1）购买药品要到正规的医院或有《药品经营许可证》的药店，不能贪图便宜，通过促销或其他途径随意购买，购买时要认真检查通用名称、成分、规格、生产企业、批准文号、产品批号、生产日期、有效期、适应证或者功能主治、用法、用量、禁忌证、不良反应和注意事项，要保证药品的质量。而且要求药店开具票据，作为其所售药的依据。

（2）不要盲目随从广告来买药：有的广告会夸大药品功能，而忽略不良反应，误导患者。所以不能轻信，尤其是老年人。这些药都是新药，未经临床大量使用及观察，有的不良反应还不清楚，更不要随意使用。

（3）选药要针对性强：尽可能选不仅疗效确切，而且毒性低的药物，所选药物的适应证要与自己的诊断或自我不适的症状、体征相适应。处方药要严格按医生的处方来购买，不能随意更改，若要有变动，要征得医生的同意；非处方药要仔细分析病情、症状及疾病原因后再行选购药品，若病情复杂、严重，一般药物不能治疗，或者用后无效或疗效不明显，应到医院或诊所进行诊治，以免延误治疗。同样治疗作用的药，老年人要选作用缓和、副作用小、毒性低的老药，不要追捧新药，更不要用价格衡量药物疗效，贵的不一定都好。

2. 老年人家庭用药注意事项

（1）药品的管理：①标签：购进的瓶、袋、盒等原装药品，最好保留原标签，非原装药，没有标签的药品，应装在棕色瓶中，外贴纸片（标上：药名、用法、用量、作用和慎用、禁忌证，还要把装入日期、出厂日期、有效期注明），外用药最好用红色标签或红笔书写非常醒目，以便区分，防止误用。②存放：药品放在避光、干燥、阴凉、通风的地方，特殊的药按规定保存，如胰岛素要保持恒温，最好放冰箱；而且要定期（3～6个月）检查药物有效期和质量，对过期、变质、无标签的药品及时清除掉，以免误服导致不良后果。

（2）有过敏体质的老人：对抗生素、磺胺类、镇静催眠药、解热镇痛药等常用药，要特别谨慎。用药前要认真阅读说明书，看清所含成分，对有过敏史、禁用或慎用的药品不要用。如速效感冒胶囊中含有阿司匹林或对乙酰氨基酚等成分，有过敏者应禁用。

（3）有慢性肺心病或肺功能不全的老人：如用止咳化痰药的同时，不能再服镇静催眠药，以免抑制呼吸功能，出现意外。

（4）有慢性胃炎或胃、十二指肠溃疡的老人：要避免用对胃肠道刺激的药，如阿司匹林、吲哚美辛等药物，尤其发生过消化道出血者，以防刺激性疼痛或诱发消化道出血。

（5）有高血压、冠心病的老人：若发生头痛、头晕等症状，首先要测量血压，不要盲目自行服药或加大剂量，以防血压波动造成危险。

（6）联合用药：首选一种药，若疗效不好，在医生指导下联用，不要随便组合。尤其要知道中药同样有不良反应。

（7）坚持用药：切忌症状好转就停药，不舒服再吃一点，时断时续；也不能随便更换或擅自加药。如糖尿病、高血压等慢性病要长期坚持按时按量服药；如感染性疾病、疼痛等急性病，只要坚持到症状消除即可，否则会对药物产生耐药性、依赖性，甚至中毒等。激素需逐渐减量来停，否则会使疾病反跳等。

（8）正确区分"禁用"、"忌用"、"慎用"：禁用是药物使用后，一定会发生不良反应，绝对不能用；忌用是很可能发生不良反应，最好不用；慎用是可以使用，但需密切观察不良反应，一旦发现立即停用。

考点提示：老年人家庭用药的护理要点

小　结

老年人因为老化致使机体各系统的结构改变和功能衰退，所以随着年龄的不断增大，对药物的吸收、分布、代谢、排泄功能都会逐渐下降，对大多数药物的敏感性增高，耐受性降低，用药后不良反应的发生概率也增加。而老化衰退又使老年人体弱多病，用药的概率增高，但用药时要遵循不用药能治疗就不用药，必须用药要先诊断再选择、能少勿多、能短期勿长期，不断监测用药后病情变化等原则。老年人在用药时，由于文化程度低，视力、听力、理解力、记忆力下降，自我和家庭的重视、支持不够等，使得服药能力和依从性下降。因此护士或家庭照顾者不仅要耐心指导和协助老年人正确用药，而且要细心监测用药后反应，尽可能避免不良反应的发生，保证老年人用药安全。

目标检测

A₁ 型题

1. 老年人影响药物代谢的生理特点不包括（　　）
   A. 认知能力下降
   B. 总细胞数减少
   C. 细胞内水分减少
   D. 组织局部血流量减少
   E. 血浆总蛋白减少

2. 下列关于影响老年人胃肠道药物吸收的因素描述错误的是（　　）
   A. 胃液 pH 降低
   B. 胃肠道血流量减少
   C. 胃排空速度减慢
   D. 肠蠕动减慢
   E. 胃肠道参与吸收的细胞减少

3. 家庭应定期清理的药品不包括（　　）
   A. 高血压症状已消失的降压药
   B. 国家已明文规定的淘汰药品
   C. 过期药品
   D. 霉变药品
   E. 标签不全的药品

4. 下列用药方法正确的是（　　）
   A. 氨茶碱缓释片可掰碎服
   B. 心绞痛发作时可口服硝酸甘油片
   C. 磺胺类药物服用时要大量饮水
   D. 补铁剂最好用茶送服
   E. 枸橼酸铋铁可用牛奶来送服

5. 老年人安全用药的原则不包括（　　）

A. 小剂量原则　　B. 用药种类尽量少

C. 优先治疗原则　D. 及时停药

E. 多服补药

6. 老年人的用药量一般开始为成人剂量的(　　)

A. 1/4～2/3 开始　B. 3/4 开始

C. 1/2 开始　　　D. 等量

E. 1/4～1/3 开始

7. 关于影响老年人药物疗效的因素下列哪项正确(　　)

A. 老年人对多数药物具有高敏感性,用药剂量应减少

B. 肝肾功能不全时,可使药物半衰期缩短

C. 老年人的心理状态与药物疗效无关

D. 老年人慢性疾病可使其对某些药物作用减弱

E. 营养不良时对药物的作用不敏感

8. 关于老年人家庭用药指导正确的是(　　)

A. 根据广告买一些新药效果会更好

B. 家里的药物应放在阴凉干燥的地方

C. 选药时可以多买几种联合用效果好

D. 药物标签看不清,自己只要能记得药名就可以用

E. 无论什么药都不能长时间使用,要及时停药

9. 驱虫药宜在何时服用(　　)

A. 及时服

B. 饭前服

C. 清晨空腹服或睡前服

D. 晚上服用

E. 饭后服

10. 降压药应该(　　)

A. 起床后服药,突然停药

B. 超剂量服用

C. 睡前服药

D. 突然停药

E. 经常换药

11. 家庭选药基本原则应该是(　　)

A. 对症首选、疗效择优、安全低毒、价廉易得

B. 价格越贵越好

C. 进口总比国产疗效高

D. 跟着广告宣传走

E. 有新药不用老药

A_2 型题

12. 患者,女,72 岁。因头晕而跌倒来医院就诊,诊断为糖尿病,贫血,给予口服降糖药和铁剂门诊治疗。在给药前应评估她的服药能力不包括(　　)

A. 阅读能力　　　B. 记忆力

C. 视力　　　　　D. 饮食习惯

E. 睡眠情况

(秦勤爱)

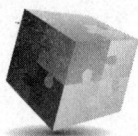

第7章 老年人常见健康问题及护理

第1节 老年人跌倒的预防和护理

案例 7-1

患者,女,79岁。丧偶,有一女在同一市内居住,某日傍晚时分,邻居发现其跌倒在家门外,不能站立。老人诉左髋部疼痛异常,邻居遂将其送往医院。他有高血压史30余年,有服降压药,具体种类、剂量等不详。双膝风湿性关节炎10余年。双侧白内障,视力较差。前一次跌倒是在2个月前某次如厕后,当时可站立和行走,无其他不适。查体:体温37.3℃,脉搏84次/分,呼吸20次/分,血压146/86mmHg,全身未见明显异常。X线摄片检查,显示患者股骨颈头下型骨折,完全移位。

问题:1. 患者发生跌倒的危险因素有哪些?

2. 患者出院以前,护士应该从哪几个方面指导其本人和家属预防再跌倒?

跌倒是指平地行走或从稍高处摔倒在地的现象,是老年人最常见也是最严重的健康问题之一。据报道:65岁以上家居的老年人中,有1/3发生过跌倒,其发生率随着年龄的增长而增加。跌倒是最常见的意外事故,也是老年人死亡的常见原因之一,跌倒在65岁以上老年人的死因中排在第六位。老年人跌倒多发生在室内,尤其在浴室、厨房和卧室内。跌倒后可发生软组织损伤、骨折、关节脱位等,严重的可导致脑部组织损伤、肢体瘫痪和意识障碍,对老年人的心理、社会健康带来极大的负面影响,尤其因跌倒而长期卧床的老年人往往易引发压疮、肺炎、尿路感染等严重的并发症,以致死亡。所以,积极探讨有关跌倒的危险因素、预防和护理措施,对维护和促进老年人健康、提高老年人生活质量有积极作用。

一、护理评估

(一) 致病因素

引起老年人跌倒的原因主要包括内因与外因两个方面。

1. 外因 与老年人跌倒相关的外部因素有以下几方面。

(1) 环境因素:包括老年人周围环境的危险、无序和老年人不能适应环境等。①地面因素:如地面有积水、过滑、凹凸不平、有坡度、地板松动、地毯脱落不平整、过道上堆放有障碍物、门口设有门槛等。②家具:家具多、摆放不当、位置不固定,床、椅的高度不合适或床垫过于松软,燃气具过高。③卫生设施:盥洗间、卫生间地面积水,四周无扶手,坐便器过低、无扶手,浴缸过高、浴缸内无防滑垫。④光线:楼道、楼梯、室内光线过暗或过明等。⑤居住环境的改变:如搬迁到陌生的环境。

(2) 衣着因素:裤腿过长或睡裙的下摆过大,鞋的尺寸、大小不合适,鞋底不防滑、鞋带易脱落等。

(3) 其他因素:轮椅或床制动不好或未及时制动,床档固定差,助步器或拐杖等用具不合适等。

2. 内因 行走时保持稳定状态有赖于感觉器官、中枢神经系统及骨骼、肌肉功能的协调一致,正常步行能力的维持取决于站立和行走时姿势的平衡和步态的稳定能力。由于身体的老化和多种疾病的影响,老年人姿势平衡和步履稳定的能力逐渐变差,因而容易跌倒。

(1) 生理因素:随年龄增长,老年人视力下降、视物不清,听觉、触觉、前庭及本体觉等功能均有损害及减退,使传入中枢神经系统的信息减少,影响大脑分析、判断的准确性。加上老年人的肌肉力量特别是股四头肌力量下降,使发生跌倒的危险性增加。

(2) 病理因素:下列疾病均可诱发跌倒:①心脑血管疾病如椎-基底动脉供血不足、高血压、直立性低血压等。②神经系统疾病如阿尔茨海默病、偏瘫、癫痫等。③骨关节疾病如颈椎病、骨质疏松、类风湿关节炎、足畸形等。④感官系统疾病如白内障、青光眼等。

(3) 药物因素:老年人跌倒与药物副作用有关,研究发现,50%的老年人跌倒与用药不当有关。由于对药物敏感性和耐受性的改变,老年人服用镇静催眠药、镇痛药、麻醉药、抗焦虑药、抗抑郁药、降压与利尿药、扩血管药、降糖药时,对其神志、精神、视觉、步态、血压和平衡功能均有不同程度的影响,导致跌倒的发生率较高。此外,饮酒过量也是老年人跌倒的常见诱因。

考点提示:跌倒的危险因素

（二）健康史

1. **本次跌倒情况** 询问老年人跌倒的时间、地点、方式（是绊倒、滑倒还是晕倒），以及跌倒时所处的活动状态；跌倒前有无饮酒或服用可疑药物，有无头晕、头痛、心慌、气短、胸痛、感觉障碍、肢体无力、共济失调等先兆症状；跌倒后有无意识丧失、受伤和大小便失禁，能否站立、处理方式，有无目击者等。

2. **既往史** 重点了解老年人既往是否发生过跌倒、跌倒的次数及情况，有无害怕跌倒的心理；有无与跌倒有关的疾病及其诊治情况；有无使用可引起跌倒危险的药物。

（三）身体状况

老年人跌倒后可并发多种损伤，如软组织损伤、骨折、关节脱位和内脏器官损伤等。跌倒时的具体情况不同，表现则不同。若跌倒时臀部先着地，易发生髋部股骨颈骨折，表现为局部剧烈疼痛、不能行走或跛行。若跌倒时向前扑倒，易发生股骨干、髌骨及上肢前臂骨折，出现局部肿胀、疼痛、破损和功能障碍。若跌倒时头部先着地，可引起头部外伤、颅内血肿，当即或在数日甚至数月后出现脑出血症状。

因此，体检时要全面，首先检查其意识和生命体征，随后进行全身检查，包括头部、胸部、腹部、脊柱、四肢和骨盆、皮肤及神经系统，尤其应重点检查着地部位、受伤部位以及常见的受伤部位。

（四）心理、社会状况

1. **心理状况** 跌倒造成的严重后果，使老年人产生对再跌倒的恐惧感，这种心理使其不敢再活动或活动时随意抓住物体保护自己，导致更易跌倒，如此往往形成"跌倒——丧失信心——更易跌倒"的恶性循环。

2. **社会状况** 跌倒引起的身心损伤以及继发的并发症，导致老年人活动受限、生活需要照料、医疗费用增加，加重了老年人自身、家庭和社会的压力和负担。

（五）辅助检查

1. **影像学检查** 根据需要对头部、胸部进行X线检查、断层扫描（CT）或磁共振（MRI）检查，明确跌倒造成的损伤及引起跌倒的疾病。

2. **实验室检查** 检查血糖，以排除有无低血糖。

二、护理诊断

1. **有受伤的危险** 与跌倒有关。

2. **恐惧** 与害怕再跌倒有关。

3. **疼痛** 与跌倒后损伤有关。

4. **自理缺陷** 与跌倒后损伤有关。

三、跌倒的预防措施

跌倒的再发率高，受伤的危险性大，针对性预防可有效减少老年人跌倒。因此，积极治疗原发病，预防再跌倒，与跌倒后的治疗和护理同等重要。

（一）改善居住环境

为老年人提供一个安全、舒适的生活环境。

1. **布局** 房间布局简洁，家具稳定、摆放适当，卫生间靠近卧室，紧急用的电话号码、电话机或远距离警报器方便、易取。

2. **地面** 平坦、无水、不滑、避免打蜡，卫生间洗手盆、浴缸、坐厕周围及厨房水池附近铺设防滑砖、防滑胶布或防滑垫。

3. **通道** 走廊宽阔，无障碍物。

4. **楼梯** 设置扶手，台阶平整无破损、高度合适（不超过15cm），上下台阶分明。

5. **照明** 开关方便、老人易触及，室内光线充足且分布均匀、不闪烁，尤其是浴室、卧室和楼梯处。

6. **卫生间** 浴缸周围安扶手，安设高度适宜、有扶手的坐便器（图7-1）。

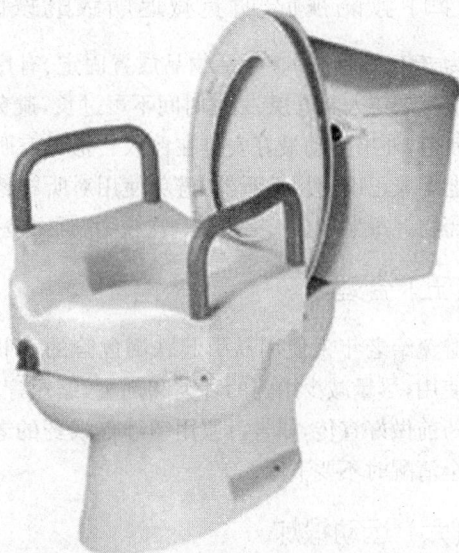

图7-1 有扶手的坐便器

7. **床、椅** 床的高度适宜，一般以从床垫面至地板高度45~48cm为宜，床垫的松软度适宜，太软在床上不易坐稳。椅子应放在相对固定的位置，坐面的高度为老年人的小腿长度加鞋底厚度。

8. 迁入新居时家人应多关注老年人的起居。

（二）指导日常生活

1. 穿着　衣、裤、鞋要合适，不穿过长、过宽会绊脚的衬衫、长裤或睡衣。走动时尽量不穿拖鞋。穿脱鞋、裤、袜时坐着进行。

2. 行动与活动　走动前先站稳再起步；小步态的老年人，起步时腿要抬高一些，步子要大些。变换体位时（如便后起身、上下床、低头弯腰捡物、转身、上下楼梯）动作要慢，日常生活起居做到"3 个 30 秒"，即醒后 30 秒再起床，起床后 30 秒再站立，站立后 30 秒再行走。避免从事重体力劳动和危险性活动，避免过度劳累，不要在人多的地方走动。进行日常活动（如起床、散步、如厕、洗澡）时要有人照顾，外出时要有人陪同。活动不便者，可使用安全的辅助工具如轮椅、各种助步器等。有感知障碍者，可配戴老花镜和（或）助听器。

3. 夜间安全防范　反应迟钝、有直立性低血压的老年人，最好在睡前将便器置于床旁。意识障碍、身材高大或睡眠中翻身幅度较大的老年人，睡眠时可在床边加床档。发现老年人睡向床边时，及时将其推向床中央。

（三）积极防治引起跌倒的疾病

如有效控制血压，防止低血糖和直立性低血压的发生，纠正心律失常等，以减少和避免跌倒的发生。

（四）预防视觉、听觉减退所致的跌倒

为老年人提供一个生活物品放置固定、有序的生活环境。老年人看电视、阅读时间不可过长，避免用眼过度疲劳，外出活动最好安排在白天。指导有听觉障碍的老年人正确使用助听器，避免使用对听神经有损害的药物。每半年至一年接受一次视力、听力检查。

（五）合理用药

避免给老年人使用易引起跌倒危险的药物。若必须使用，尽量减少用药的种类和剂量，缩短疗程，并在用药前做好宣传，如告诉服用镇静催眠药的老年人未完全清醒时不要下床。

（六）运动锻炼

持之以恒有规律的运动锻炼，能增强老年人的肌肉力量、柔韧性、协调性、平衡能力、步态稳定性、灵活性，以减少 10% 的跌倒发生率。根据老年人的个人兴趣、年龄及活动能力选择合适的运动项目，如散步、慢跑、游泳、太极拳、运动操等。抬腿高、跨步大，行走的稳定性就好，这是一种主要增强抬腿力量的髂腰肌训练方法，也可通过骑自行车来增强髂腰肌的力量。

（七）心理护理

指导老年人克服不服老、不愿意麻烦别人的心理，正确评估自己的健康状况和活动能力，对力所不能及的事情应主动求助于他人，以减少跌倒的发生。对有跌倒恐惧心理的老年人，要帮助他们分析恐惧的缘由（如是源于身体虚弱、自己或朋友的跌倒史，还是源于相关知识缺乏），而且要有针对性地与其一起制定克服恐惧的措施，帮助他们了解如何预防跌倒。

（八）住院老年人跌倒的预防及护理

为预防住院的老年人跌倒，除采取以上措施外，还应注意以下几点：①了解老人的一般状况，既往有无跌倒史，是否存在跌倒的危险因素。②对于有跌倒倾向的老人，在其床头牌或护理病历上作醒目标记。建立跌倒预防记录单；帮助其熟悉病房和周围环境，并采取必要的安全措施。③对于特殊的老人，给予特别照顾。如将糖尿病老人的床位设在近卫生间的位置，以利于老人如厕。

考点提示：跌倒的预防措施

四、跌倒后的处理

（一）跌倒的处理原则

发现老年人跌倒后，应将其就地置于平卧位，检查意识、脉搏、呼吸和血压，询问自觉症状，作出正确判断。若情况严重，立即拨打急救电话。需注意，情况不明时，勿随意移动老人，以免加重病情。

（二）自我处置与救助

有不少老年人独自在家时会发生跌倒。跌倒后躺在地上起不来，时间超过 1 小时，称为"长躺"。对跌倒的恐惧、肌肉损伤、全身酸痛、脱水和体温过低等都可能导致老年人跌倒后的长躺。长躺对于老年人很危险，它能导致虚弱、疾病，还可能导致死亡，因此要教会老年人跌倒后在无人帮助的情况下安全起身。

> **链接**
>
> **无人帮助时如何安全起身**
>
> 　　如果是背部先着地，应弯曲小腿，挪动臀部到铺有毯子或垫子的椅子或床铺旁，然后使自己较舒适地平躺，盖好毯子，避免受凉，并按铃向他人寻求帮助。
>
> 　　如找不到他人帮助，在休息片刻、体力有所恢复后，慢慢使自己向椅子方向翻转向身体变成俯卧位，双手支撑地面，抬臀、弯膝，然后尽力使自己向椅子跪立，双手扶住椅面，以椅子为支撑尽力站起来。再休息片刻后打电话寻求帮助。

五、健康指导

加强社区健康教育,向跌倒高危人群、家属及照顾者讲授跌倒的危险因素、不良后果及防治措施。教导老年人定期体检,及时治疗相关疾病,不乱用药物、少饮酒。指导家属及照顾者给予老年人充足的时间进行日常活动,不要催促。

考点提示:跌倒后的处理及健康指导

第2节 疼痛护理

疼痛是由感觉刺激而产生的一种生理、心理反应及情感上的不愉快经历。它是老年人中最为常见的症状之一。老年人疼痛主要有来自骨关节系统的四肢关节、背部、颈部疼痛,头痛以及其他慢性病引起的疼痛。

一、老年人疼痛的特点

老年人持续性疼痛的发生率高于普通人群,骨骼肌疼痛的发生率增高,疼痛程度加重,功能障碍与生活行为受限,经常伴有抑郁、焦虑、疲劳、睡眠障碍、行走困难和康复缓慢。

老年人随着增龄对疼痛的敏感性下降,对慢性疼痛的忍耐,可以引起慢性疼痛疾病诊治的延误。持续的疼痛,可导致生活质量的下降,包括抑郁及残疾,疼痛常使老年人服用过多的药物,社会交往能力减退。

考点提示:老年人疼痛的特点

二、疼痛的评估

(一) 健康史

1. 详细询问疼痛部位、性质、开始时间、持续时间和强度,加强或缓解疼痛的因素。询问目前正在使用哪些药物治疗,疼痛对食欲、睡眠和日常生活的影响。

2. 明确疼痛类型 明确疼痛类型有助于指导老年人采用恰当的止痛方法。

(1) 根据起病的急缓和持续的时间可分为急性和慢性疼痛。①急性疼痛的特征是急性起病,持续时间多在1个月内,有明确的原因,如骨折、手术。急性疼痛常伴有自主神经系统症状,如心跳加快、出汗,甚至血压轻度升高。②慢性疼痛的特点是起病较慢,一般超过3个月,多与慢性疾病有关,如糖尿病性周围

神经病变、骨质疏松症,一般无自主神经症状,但伴有心理障碍,如抑郁的发生较多。

(2) 根据发病机制可分为三种:躯体疼痛、内脏性疼痛和神经性疼痛。①躯体疼痛:如骨关节退行性变、手术后疼痛或转移性骨肿瘤的疼痛,均来自皮肤、骨筋膜或深部组织,躯体疼痛通常容易定位,表现为钝痛或剧痛。②内脏性疼痛:源自脏器的浸润、压迫或牵拉,位置较深,难以定位,表现为压榨样疼痛,可牵涉到皮肤痛,内脏性疼痛以腹腔脏器的炎症性疾病较为多见。③神经性疼痛:其疼痛性质为放射样烧灼痛,常伴有局部感觉异常,疱疹后神经痛、糖尿病性周围神经病、椎管狭窄、三叉神经痛、脑卒中后疼痛均属此类。

3. 疼痛与疾病的关系 老年人常见的与疼痛关系密切的疾病有:①骨关节病:骨关节炎、外伤后关节病、类风湿关节炎、痛风。②周围神经系统性疼痛:糖尿病性周围神经病所致疼痛、疱疹后神经痛、三叉神经痛。③中枢神经系统性疼痛:脊髓或根性疼痛、椎管狭窄、多发性硬化。④慢性复发性头痛:紧张性头痛、偏头痛、混合性头痛。⑤肿瘤转移引起的疼痛。

4. 影响正确评估的因素

(1) 患者方面:老年人的痛觉敏感度下降。担心止痛剂产生的副作用,如镇静、便秘;担心药物的成瘾性;担心疼痛的加剧意味着病情的变化;不愿意告知真实的疼痛情形,担心被医务人员看成是"坏患者"。对严重疼痛所产生的不利影响认识不足,因认知功能改变而不能准确表达自身疼痛。

(2) 医务人员方面:缺乏疼痛诊疗的基本知识。对疼痛控制的重要性缺乏认识。担心镇痛药产生呼吸抑制的副作用。认为老年人的疼痛敏感性下降,因此疼痛的严重程度不如年轻人,不能准确判断老年人对疼痛的个体化反应。

(二) 辅助检查

1. 运动系统检查 许多疼痛性疾病与脊柱、关节、肌肉、肌腱及韧带受到损伤或病变有关。对触痛敏感区域、肿胀和炎症的触诊、相应关节的旋转和直腿抬高试验使疼痛再现,以帮助明确原因。

2. 神经系统检查 寻找运动、感觉、自主神经功能障碍和神经损伤的体征。

(三) 疼痛评估的方法

老年人的短期记忆能力下降,各种疼痛量表可量化评价老年人的疼痛情况,使护理人员对疼痛状况有较为准确的了解。

1. 模拟疼痛量表(VAS) VAS是使用一条长约10cm的游动标尺,一面标有10个刻度,两端分别为0

分端和 10 分端,0 分表示无疼痛,10 分代表难以忍受的最剧烈的疼痛。使用时将有刻度的一面背向患者,让患者在直尺上标出能代表自己疼痛程度的相应位置,评估者根据患者标出的位置为其评出分数,临床评定以 0～2 分为优,3～5 分为良,6～8 分为可,>8 分为差(图 7-2)。

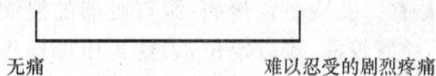

无痛　　　　　　　　　　难以忍受的剧烈疼痛

图 7-2　模拟疼痛量表

VAS 亦可用于评估疼痛的缓解情况,在线的一端标上"疼痛无缓解",而另一端标上"疼痛完全缓解",疼痛的缓解也就是初次疼痛评分减去治疗后的疼痛评分,此方法称为疼痛缓解的视觉模拟评分法。

2. 口述描绘评分(VRS)　这是另一种评价疼痛强度和变化的方法,该方法是采用形容词来描述疼痛的强度。0=没有疼痛,1=轻度疼痛,2=引起烦恼的疼痛,3=重度疼痛,4=可怕的疼痛,5=极度疼痛。VRS 也可用于疼痛缓解的评级法。

3. 面部表情量表(FRS)　该方法用 6 种面部表情从微笑至悲伤至哭泣来表达疼痛程度,此法适合任何年龄,没有特定的文化背景或性别要求,易于掌握。急性疼痛、老年人、小儿、表达能力丧失者特别适用(图 7-3)。

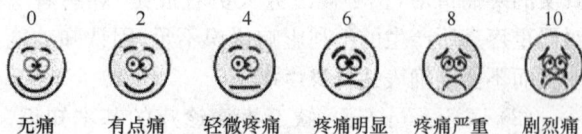

　0　　　2　　　4　　　6　　　8　　　10

无痛　有点痛　轻微疼痛　疼痛明显　疼痛严重　剧烈痛

图 7-3　面部表情量表

4. 疼痛日记评分法(PDS)　PDS 也是临床上常用的测定疼痛的方法。由患者、家属或护士记录每天各时间段(每 4 小时或 2 小时 1 次,也可每小时或半小时 1 次)与疼痛有关的活动。其活动方式为坐位、行走、卧位。在疼痛日记表内注明某时间段内某种活动方式,使用的药物名称和剂量。疼痛强度用 0～10 的数字量级来表示。睡眠过程按无疼痛记分(0 分)。此方法具有:①比较真实可靠。②便于比较疗法,方法简单。③便于发现患者的行为与疼痛、疼痛与药物用量之间的关系等特点。

一般情况下,对一个患者的疼痛判定应始终使用同一个量表。此外,疼痛是一个变化的过程。在评估患者某一阶段的疼痛情况时,应记录患者在这一时段的平均疼痛程度、最重的疼痛程度和最轻的疼痛程度。

5. 情绪评分(ES)　不论急慢性疼痛都会伴有程度不同的情绪变化。使用 ES 尺进行评定,0 分端为最佳情绪,10 分端为最差情绪。临床以 0～2 分为优:患者情绪良好,面容安静,应答自如;3～5 分为良:情绪一般,安静,面容淡漠,指令回答;5～8 分为可:情绪焦虑或抑郁,轻度痛苦面容,勉强应答;>8 分为差:痛苦面容,呻吟不止,强迫体位,无法应答。

(四) 心理、社会状况

抑郁、焦虑、社会适应能力下降的老年人常伴有疼痛。慢性疾病、丧失亲人给老年人带来非特异性的痛苦感觉,尤其是部分老年女性。

考点提示:疼痛评估的方法

三、护理诊断

1. 急、慢性疼痛　与组织损伤和反射性肌肉痉挛有关。

2. 抑郁和焦虑　与长期慢性疼痛而对疼痛治疗信心降低有关。

3. 睡眠型态紊乱　继发于疼痛。

四、护理措施

老年人以慢性疼痛较为常见,药物与非药物治疗相结合将使疼痛治疗的效果满意。治疗应了解老年人的需要和生活方式,使用药个体化。

(一) 药物止痛护理

治疗疼痛的药物包括非甾体消炎药、麻醉性镇痛药、抗抑郁、抗焦虑与镇静催眠药等。老年人的疼痛以慢性多见,治疗最好使用长效缓释剂。

1. 非甾体消炎药　是适用于短期治疗炎性关节疾病(痛风)和急性风湿性疾病(风湿性关节炎)的主要药物,也是肿瘤的早期辅助止痛药物。该类药物有天花板效应(即在达到最高极限时,剂量增大并不提高止痛效果)。对轻至中度的肌肉骨骼疼痛有效,对乙酰氨基酚(泰诺林)是用于缓解轻至中度肌肉骨骼疼痛的首选。消炎止痛药物不能作为常规使用,非甾体类抗炎药物如布洛芬和阿司匹林对老年患者会产生明显的副作用,如胃肠道出血。其他还有肾损害、钠潴留、血小板功能障碍所致的出血倾向。

2. 阿片类药物　阿片类镇痛药物适用于急性疼痛和恶性肿瘤引起的疼痛。老年人使用阿片类药物其半衰期长于年轻人,止痛效果好,但老年人常因间歇性给药,而造成疼痛复发。阿片类药物主要的副作用为恶心、呕吐、便秘、镇静和呼吸抑制。其中呕吐和便秘并不随用药时间的延长而减轻,前者可根据老年人的具体情况选用镇吐剂,后者可选用导泻药,软化和促进排便。

3. 抗抑郁药物 抗抑郁药除了抗抑郁效应外还有镇痛作用,可用于治疗各种慢性疼痛综合征。三环类抗抑郁药对神经性疼痛的治疗效果较好,阿米替林是止痛治疗中应用最广泛的抗抑郁药,但因有明显的抗胆碱作用,不宜用于严重心脏病、青光眼和前列腺肥增生患者。

4. 其他药物 曲马朵对呼吸抑制作用弱,适用于老年人的镇痛,主要用于中等程度的各种急性疼痛和手术后疼痛。

5. 外用药 辣椒素是一种新的止痛物质,使用安全,它可以抑制传导神经纤维中疼痛物质的外溢,因而止痛。辣椒素广泛用于关节炎、带状疱疹、糖尿病引起的周围神经病变。辣椒素可以缓解骨骼肌疼痛和神经痛导致的炎症反应和皮肤过敏。刚开始用药时,疼痛会增加,随后几天疼痛和皮肤过敏逐步消退。该药的常用类型有霜剂、洗液和贴膏,用药后要彻底洗清。多瑞吉止痛贴、芬太尼透皮贴剂适用于不能口服的和已经适用于大剂量阿片的患者,每帖2.5mg,3天更换一剂。

(二) 非药物止痛护理

非药物止痛可减少止痛药物的用量,改善患者的健康状况,作为药物治疗的辅助措施,非常有价值。

1. 松弛疗法 松弛疗法主要是通过分散老人的注意力达到解除疼痛和焦虑的目的,并能增加老人的自我控制感,多用于慢性持续性疼痛的患者。常采用的方法有:

(1) 组织活动:针对老年人感兴趣的话题进行轻松愉快的交谈、听音乐、做游戏、看电视、下棋、进行体育活动等,有效地转移其对疼痛的注意力。

(2) 有节律按摩:嘱老人双眼凝视一个定点,引导老人想象物体的大小、形状、颜色等。同时在老人疼痛部位或身体某一部位的皮肤上作环形按摩。

(3) 做深呼吸:指导老年人进行有节奏的深呼吸,用鼻深吸气,然后再慢慢地呼出气体,周而复始。

(4) 指导想象:治疗性指导想象是利用老年人对特定事物的想象而达到特定的正向效果,可引导松弛,减轻疼痛。如回忆某一次有趣的活动、一次难忘的聚会、一次愉快的旅行等。

(5) 松弛术:是通过锻炼放松肌肉,缓解血管痉挛,消除紧张焦虑情绪。松弛术的机制与瑜伽、气功相似,只是方法更简单。治疗时首先使老人保持一种舒适自然的坐位或卧位;然后令其依照治疗者的指令从头到脚依次放松全身肌肉,有时也可以用录音带播放指导语指引老人;继之老人闭目凝神,驱除杂念,平静地呼吸。

2. 心理护理 疼痛作为一种主观感觉,受心理社会因素影响较大,很多研究证实,心理性成分对疼痛性质、程度和反应以及镇痛效果都会产生影响,因此疼痛的心理护理具有重要地位。

(1) 建立信赖关系:与老人进行良好的情感沟通,真心地给予老人以关心、爱抚,使老人产生对护士的信赖,并借助情感支持协助其克服疼痛。

(2) 尊重老人的疼痛反应:护士应认真倾听老人有关疼痛反应的主诉,并给予切身的理解,鼓励老人表达其疼痛的感受及对适应疼痛所做的努力,帮助老人及家属接受疼痛的行为反应,使之达成对疼痛反应的共识。

(3) 介绍有关疼痛的知识:帮助老人学习有关疼痛的知识,有助于减轻老人疼痛时的焦虑和其他影响因素,增强老人的安全感。根据老人的情况,选择教育内容。一般应包括:疼痛的原因、如何面对疼痛、减轻疼痛的各种措施等。

(4) 减轻心理压力:忧虑、紧张、焦虑、恐惧的情绪,或对康复失去信心等,均可加重疼痛的程度,疼痛的加剧又反过来影响情绪而形成恶性循环。护士应以同情、安慰和鼓励的态度与行为给予老人心理支持,设法减轻老人的心理压力。老人情绪稳定、心境平和、精神放松,可以提高疼痛阈值,增强对疼痛的耐受性。

3. 运动锻炼 运动锻炼可以增强老年人骨骼承受负荷及肌肉牵张的能力,减缓骨质疏松的进程,帮助恢复身体的协调和平衡。运动锻炼在改善老人全身状况的同时,可调节情绪,振奋精神,缓解抑郁症状,提高生活质量,运动锻炼对于缓解慢性疼痛非常有效。

4. 促进舒适 对于不能下地的老年人,在床上进行适当的肢体活动、变换姿势、改变体位、帮助患者清洁床单位、定时通风、良好的采光、调试合适的温湿度等都可以有效缓解疲劳,促进舒适,减轻疼痛。

5. 物理止痛 物理止痛是应用自然界中及人工的各种物理因子作用于人体,以治疗和预防疼痛的一系列物理方法,临床上应用的方法有冷疗和温热疗法、电疗法、光疗法、超声波疗法、磁疗法、医疗体育疗法等。如护士可应用湿热敷、温水浴、热水袋、红外线烤灯等方法,缓解痉挛,促进局部血液循环,加速致痛物质的排除,解除老人的疼痛。

6. 中医止痛 中医止痛是通过针灸、推拿、刮痧等传统的中医方法,刺激人体的经络和腧穴而起到疏通经络,调和气血、扶正祛邪的作用,从而达到防治病痛的目的。如偏头痛时针刺太阳穴、外关穴,可达良好的止痛效果。

五、健康指导

加强社区健康教育,让老年人、家属及照顾者了解常用止痛药物的不良反应,止痛药物与心血管药、降血糖药、利尿药及中枢神经系统药等老年人常用药物之间的相互作用,止痛药物与这些药物合用时,应注意药物相互作用可能带来的影响。教会患者和家属使用常用的疼痛评价方法和工具,以及在家中治疗疼痛的简单措施。

考点提示:非药物止痛的护理方法

第3节　老年视听障碍护理

一、视觉障碍的护理

> **案例 7-2**
>
> 患者,男,69 岁,闲居在家,既往患有糖尿病,近半年来经常出现无明显诱因怕光,看东西很模糊,偶尔伴头痛,自诉不能长时间视物,由家人护送就诊。
>
> 问题:1. 老人出现了什么问题?
> 　　　2. 在上述情景中护士如何对其进行健康指导?

(一) 概述

视觉是人体最重要的感觉功能,随着年龄的增长,视觉功能逐渐老化而减退。而糖尿病、心血管疾病等都影响到眼的血液供应,加重或促使视觉功能的进一步下降。在视觉功能中最重要的是视力,老年人因晶状体逐渐失去弹性、调节能力减退而出现老视,表现为视力尤其是近视力下降。老年性白内障、青光眼和老年性黄斑变性等均为影响老年人视力的常见疾病。老年期发生的视觉障碍,影响了老年人日常生活维持、外界信息获取、相互交流的进行,生活圈子变得十分窄小。

(二) 护理评估

1. 健康史

(1) 视觉功能的变化:应询问老年人有无视力改变或视力减弱、头痛或眼睛疲倦,发作的程度、部位、时间及特点,是否有视物的精细感下降、暗适应能力下降和视野缩小。

(2) 疾病情况:了解老年人有无全身性疾病如糖尿病、高血压等;有无眼科疾病如老年性白内障、青光眼、老年性黄斑变性等病史。经常使用眼镜的老年人最近一次眼睛检查及验光后重新配镜的时间。

2. 身体状况　老视眼表现为视近物困难,在光

线不足的情况下更为明显,对颜色的辨别能力较差;老年性白内障呈无痛性、渐近性视力下降;青光眼出现眼压增高,视野缺损,视力下降。

3. 心理、社会状况　由于视觉功能的改变、视力减退,影响老年人的日常生活,使老年人自信心降低,甚至产生消极、悲观情绪。

4. 辅助检查

(1) 视力和视野检查:了解老年人的屈光状态和有无视野的缺损。

(2) 眼底镜检查:以分辨各种眼部疾病如白内障、视神经萎缩、青光眼、老年性黄斑变性、视网膜中央静脉阻塞等。

此外,还可进行眼压、色觉和眼球运动检查。

(三) 护理诊断

1. **视觉障碍**　与视觉器官老化、白内障、青光眼、糖尿病性视网膜病变、老年性黄斑变性等有关。

2. **有受伤的危险**　与视力减退有关。

3. **社交障碍**　与视力减退有关。

4. **焦虑**　与视力下降、失去自理能力、与外部沟通减少、无法满足自我实现需求有关。

5. **知识缺乏**　缺乏视觉障碍疾病的病因、治疗和护理知识。

(四) 护理措施

1. 一般护理

(1) 环境:为老年人创造一个安全、有序的生活环境。老年人生活环境中的物品放置要相对固定,使用的物品应简单、特征性强。居室温度、湿度适宜,阳光要充足,但应避免直接的灯光和刺眼的强光。

(2) 饮食:给予清淡、低脂饮食。多吃含维生素丰富的水果、蔬菜及酵母、豌豆、麦芽、花生、牛奶、鱼类食品。每日的饮水量(包括食物中所含的水)达到2500ml,对于患青光眼的老年人,为防止眼压升高,每次饮水量应为 200ml,间隔时间应为 1～2 小时。

(3) 休息与活动:睡眠要充足,适当活动,劳逸结合。外出活动应安排在白天进行。

(4) 保护视力:老年人在暗淡的照明或刺眼的强光下都会感到视物困难。所以,尽量不要长时间在昏暗环境中阅读和工作。在室外阳光下活动时,须戴有檐帽或用遮阳伞,或戴有色眼镜。看书报、电视的时间不宜过长,阅读材料的印刷清晰、字体较大,最好选用淡黄色纸张的书来阅读,避免反光。

2. 手术护理　白内障、闭角型青光眼均应手术治疗,做好术前准备和术后护理。术后不要用力挤眼,避免重体力活动,保持大便通畅,术后佩戴金属或塑料保护眼罩,以免误伤手术眼,并加强用药护理。

3. 心理护理 帮助老年人消除焦虑心理,减轻对预后的恐惧感,避免情绪过度激动,保持良好的精神状态,以提高机体抗病能力。

考点提示:视觉障碍的预防及护理

(五) 健康指导

1. 积极治疗相关疾病 包括与视觉功能改变有关的全身性慢性疾病和眼科疾病。

2. 定期接受眼科检查 对近期自觉视力减退或眼球胀痛伴头痛的老年人,应立即作眼科检查。对患糖尿病、心血管疾病的老年人,应每半年检查1次。对于无糖尿病、心血管疾病病史和家族史,且近期无自觉视力减退的,年龄>65岁的老年人,应每年检查1次,以明确视力下降程度,帮助老年人制订生活计划。

3. 指导正确使用滴眼剂 使用滴眼剂前应检查有无混浊、沉淀,是否超过有效期。正确的滴眼剂使用方法是:洗净双手,用示指和拇指分开眼睑,眼睛向上看,将滴眼剂滴存下穹隆内,闭眼,再用示指和拇指提起上眼睑,使滴眼剂均匀地分布在整个结膜腔内。滴药时注意滴管不可触及角膜。

4. 配镜指导 配镜前先要验光,确定有无近视、远视和散光,再确定配镜度数。老视程度随增龄而增加,应指导老年人及时配镜,帮助其选择合适的镜架和镜片。戴眼镜工作或看书一般应在1小时左右取下眼镜,在窗前远眺,消除眼的疲劳,避免老视加重。戴镜后如出现头痛、头晕、视物不清,可能与戴镜时间过长或度数不当有关,应及时予以处理。

二、听力障碍的护理

案例 7-3

患者,男,38岁。5年前开始感觉听力下降,2年来病情逐渐加重,听不清别人说话。近4个月来还出现了耳鸣,左耳较重,更加影响交流和休息。耳鸣较重时,需要用手重重拍打耳朵,才能稍有缓解。由其子女陪伴前来就诊。

问题:1. 患者出现了什么问题?

2. 在上述情景中护士如何对其进行健康指导?

(一) 概述

随着年龄的增长,感觉功能逐渐老化,其中听觉变化较大。听觉器官的老化而引起的听觉功能障碍,称为老年性耳聋,表现为老年人特有的双耳听力进行性下降,高频音的听觉困难和语言分辨能力差的感音性耳聋。这种老化过程快慢不一,终生不停,个体差异性大,

而且年龄越大老化越快。此外还有如遗传、饮食、环境、精神因素等。老年性疾病,如高血压、动脉硬化、高脂血症和糖尿病等是加速老年性耳聋的重要因素。2005年的统计资料显示,我国60岁以上的老年人中约有30%受到听力损失或耳病的困扰。部分老年人在耳聋刚开始时可伴有耳鸣,其出现频率随年龄而渐增。老年性耳聋是一种不可逆的退行性变,目前尚无有效的治疗方法。老年性耳聋影响了老年人与他人的沟通,妨碍了老年人对外界信息的接收。因此认识老年性耳聋,有针对性地提供帮助,有利于提高老年人的生活质量。

(二) 护理评估

1. 健康史 老年性耳聋是由多种因素共同作用而引起。衰老是主要因素,而个体所处的环境因素和社会因素与老年性耳聋的发生也密切相关。所以,在病史采集中应着重了解以下情况。

(1) 疾病影响:高血压、冠心病、动脉硬化、高脂血症、糖尿病等慢性病均可促使听觉感受器和(或)蜗后听神经系统受损,加速老年性耳聋的发生发展。

(2) 药物影响:耳毒性药物,如链霉素、卡那霉素、多黏菌素、庆大霉素、新霉素、万古霉素,以及奎宁、氯喹、阿司匹林等药物,对蜗神经均有毒性作用。而老年人的肝解毒和肾排泄功能下降,更容易受到药物的影响。

(3) 接触噪声的历史:过去的工作和生活环境中是否长期受到噪声刺激,有无用耳塞听音乐或广播的习惯。长期接触噪声可使听觉器官经常处于兴奋状态,产生疲劳。同时,噪声刺激还可使脑血管处于痉挛状态。导致听觉器官供血不足而致聋。另外,长期的噪声刺激使人情绪烦躁,血压升高及神经衰弱,也影响了听力。

(4) 不良嗜好及习惯:长期吸烟可引起或加重心脑血管疾病,使内耳供血不足,影响听力;过去养成挖耳的习惯可能损伤鼓膜。

(5) 饮食与血脂代谢状况:长期高脂饮食和体内脂肪的代谢异常促进老年性耳聋。除因脂质沉积使外毛细胞和血管纹变性、血小板聚集及红细胞淤滞、微循环障碍外,还可能与过氧化脂对听觉感受器中生物膜和毛细胞的直接损害有关。

2. 身体状况 多在中年以后出现原因不明的双侧对称性进行性听力下降,以高频听力下降为主。对低声的语言不易听清,对高音又感到刺耳不能耐受,称重振现象。多伴有高频性耳鸣。体格检查应注意观察耳道有无充血、肿胀、盯聍栓塞及鼓膜是否完好,检查听力以明确传音性耳聋或感音性耳聋。

3. 心理、社会状况 由于听力进行性下降,老年人社交能力降低,容易出现孤独、焦虑、抑郁、反应迟

钝等心理活动改变。

4. 辅助检查　纯音听力检查通过测得的听力图以了解患者的听力损伤情况。正常听力每个频率均在0dB左右。按照我国的标准,听力在26~40dB为二级重听;听力在41~55dB为一级重听;听力在56~70dB为二级聋;听力在71~90dB为一级聋。如果双侧听力均在56~70dB,交流就发生明显的障碍。本项测试应在专门的医疗机构由专业人员进行,测得的数值可为佩戴助听器提供参考。

5. 临床表现　①听力下降进展缓慢,经年累月后才被发觉。老人在与熟人相聚时谈笑风生,少有困难,但与陌生人交谈就会应答犹像,答非所问。在嘈杂的环境中感到更为吃力,特别是在许多人参加的集体活动中交谈有障碍。②常有听觉重振现象,即患者常说"别人说话低声时听不到,但大声时又觉得太吵"。往往出现在有人向他借贷时置若罔闻,而骂他时句句听清,这是因为借贷时都是低声,骂人时则用高声,因而容易被人误解为"装聋作哑"。③语言分辨率与纯音听力不成比例,多数情况下纯音听力减退不及语言听力严重。年龄越大此种现象越明显,即在许多老年人尽管纯音听力基本正常,但仍不能理解讲话的内容。④可伴有耳鸣,常为高频。开始时为间歇性,在夜深人静时出现。以后渐变为持续性,白天也可听见。耳鸣常始于30~40岁,其出现率随年龄而渐增,60~70岁时达到顶点,此后即迅速下降。

链接

缺锌元素可导致老年性耳聋

　　锌是人体必需的14种微量元素之一,被称为"生命元素",耳蜗内锌的含量高于其他器官。据调查显示60岁以上的老年人,耳蜗内锌的含量偏低,影响到耳蜗的功能,进而导致听力减退。老年性耳聋患者血清中的锌浓度偏低者占1/3。

考点提示:老年性耳聋的临床表现

(三)护理诊断

1. 听觉障碍/听力下降　与血供减少、蜗神经退行性改变有关。

2. 社交障碍　与听力下降有关。

3. 自我保护能力受损　与听力下降有关。

(四)护理措施

1. 建立健康的生活方式　清淡饮食以减少外源性脂肪的摄入。尤其要注意减少动物性脂肪的摄入。多吃新鲜蔬菜、水果,以保证维生素C的摄入。一些中药和食物,例如葛根、核桃仁、山药、芝麻、黑豆等,对于延缓耳聋的发生也有一定作用。坚持体育锻炼,

运动能够促进全身血液循环,使内耳的血液供应得到改善。锻炼项目可以根据自己的身体状况和条件来选择,如散步、慢跑、打太极拳、老年保健操。避免过度劳累和紧张情绪,戒烟。

2. 创造有助于交流的环境和方式　给电话听筒加增音装置,门铃应与室内灯相连接,使老年人能应门,帮助其把需要解释和说明的事记录下来,使因听力下降引起的交流障碍影响减至最小。指导与老年人最亲密者多与老年人交谈,让老年人的情绪得到宣泄。交谈应在安静的环境中进行,交谈前先正面进入老年人的视线,轻拍老年人以引起注意。对老年人说话要清楚且慢,不要高声喊叫,使用短句表达意思。

3. 定期做听力检查与对应治疗　目前尚无有效的手段治愈老年性耳聋。只能通过各种方法减缓老年性耳聋的进展。应用扩张血管、改善微循环、调节营养神经的药物。老年人一旦发觉耳鸣或听力下降,就要到专门的耳鼻喉科门诊进行听力检查,尽早发现和治疗。因为听力范围很广,而高频的听力下降,老年人自己不一定能感觉到。一般而言,听力损失在60dB左右,佩戴助听器效果最好。当老年人耳聋经听力测试语频听力损失双侧均在35~80dB时,可佩戴适当型号的助听器,使老年人能正常地参与社会生活。

4. 选择佩戴助听器的指导　经专业人员测试后,根据老年人的要求和经济情况,选戴助听器。①盒式助听器操作方便,开关和音量调节灵活,电池耐用,使用经济,但外露明显。会给佩戴者带来压力,且识别率较低。适合于高龄、居家、且经济承受能力较低的老年人使用。②眼镜式助听器外观易被接受,没有低频干扰问题,但价格贵,易损坏。鼻梁、耳郭受压明显,不宜长期使用。③耳背式助听器没有上述两款的缺点,又具备上述助听器的优良性能,价格适中,但也有影响外耳道固有共振频率的缺点。④耳内式助听器更加隐蔽,并保留了人耳的一些固有功能。尤其是最新型的动态语言编码助听器对以高频下降型耳聋为主的老年人用残存听力最大限度听清和理解语言信息,带来了较为理想的听觉效果,但费用较为昂贵。从听力康复的原则上要求,双侧助听可发挥双耳定向作用。若经济承受能力有限,则单侧佩戴。

考点提示:老年性耳聋的护理措施

(五)健康指导

1. 积极治疗相关慢性病　指导老年人早期、积极治疗慢性疾病如高血压、冠心病、动脉硬化、高脂血症、糖尿病,减缓对血管的损伤。

2. 避免服用具有耳毒性的药物　在必须使用时要严格按照医嘱,尽量使用耳毒性低的药物。用药剂

量不可大,时间不可长,并加强观察药物的副作用。

3. 避免噪声刺激 日常生活和外出时应注意加强个人防护,尽量注意避开噪声大的环境或场所,避免长期的噪声刺激,看电视、戴耳机听音乐时不宜把音量放得过大。避开鞭炮声、强烈的锣鼓声等。

考点提示:老年性耳聋的健康指导

小 结

本章重点介绍了老年人跌倒、疼痛、视听障碍最常见的三个健康问题及护理。跌倒的发生率及复发率较高,危害性也大。疼痛也是老年人最常见的症状之一,也是人类最为严重的不舒适。视听障碍严重影响了老年人的日常生活、外出活动及交流沟通。所以应高度重视老年人跌倒、疼痛、视听障碍的预防和护理,运用有效的护理措施减少老年人跌倒,减轻老年人的疼痛,缓解老年人耳聋及视力不良状况,提高老年人的生活质量。

目标检测

A₁ 型题

1. 关于跌倒的预防措施不包括( )
   A. 转换体位的速度要慢
   B. 平衡功能差的老年人要使用助步器
   C. 居室地面应平整光滑
   D. 合理用药
   E. 不过量饮酒

2. 下列哪一项不是老年人视力保护的措施( )
   A. 不在昏暗环境中阅读和工作
   B. 在室外阳光下活动时,用遮阳伞,或戴有色眼镜
   C. 看书报、电视的时间不宜过长
   D. 阅读材料的印刷清晰、字体较大
   E. 最好选用白色纸张的书来阅读

3. 可以引起听力障碍的药物是( )
   A. 青霉素   B. 氯霉素
   C. 红霉素   D. 吉他霉素
   E. 链霉素

4. 视觉障碍的护理不包括( )
   A. 使用助听器
   B. 给予适宜的光线
   C. 配戴合适的眼镜
   D. 选择合适的阅读材料
   E. 对物品进行特殊设计

5. 阿片类止痛药的副作用不包括( )
   A. 恶心   B. 呕吐
   C. 便秘   D. 发热
   E. 镇痛和呼吸抑制

A₂ 型题

6. 患者,男性,83岁,无高血压、心脏病、糖尿病病史。夜间在厕所排尿时发生晕厥而跌倒,随后自行爬起,无意识障碍和肢体活动障碍。其跌倒的原因可能是( )
   A. 发生脑血管病
   B. 站立时血糖增高
   C. 膀胱排空发生排尿性晕厥
   D. 精力过于集中造成脑供血不足
   E. 精力过于集中造成呼吸加快

(唐淑珍)

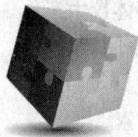

第8章 老年人常见疾病的护理

随着年龄增长，机体各组织器官的形态、结构发生退行性改变和功能衰退，称为生理性老化。这些变化在老年性疾病的发生与发展中起重要作用。了解老年人各系统的老化改变特征对维护和促进老年人的身体健康具有重要意义。

第1节 老年人各系统老化的改变

一、呼吸系统的老化

（一）鼻

鼻软骨弹性降低，黏膜和腺体萎缩，鼻腔对气流的过滤和加温功能减退或丧失，加重呼吸道的负担，使整体呼吸道防御功能下降。

（二）咽喉

老年人咽黏膜和淋巴细胞萎缩，故老年人易患呼吸道感染。

（三）气管、支气管

呼吸道异物排出主要靠黏液和纤毛的运动。随着年龄的增加，气管和支气管上皮细胞退化，黏液腺发生退行性改变，平滑肌明显萎缩，导致支气管分泌物和异物不易排出，发生肺部感染的机会增多。

（四）胸廓

随身体的老化，椎骨发生退行性改变，椎体下陷，脊椎后凸，胸骨前凸，使胸体前后径变大；横体变小呈桶状胸，导致肺功能降低。

（五）肺

老年人肺体积变小，重量减轻，肺泡体积增大，肺泡弹性下降，硬度增加；进行气体交换面积减少，导致残气量增加，肺活量减少。

二、循环系统的老化

（一）心脏

老年人由于心肌ATP酶活性降低，心肌的收缩

率降低，心排血量减少，导致全身组织供血减少，出现疲乏等症状。

（二）心瓣膜

老年人心瓣膜逐渐变硬、钙化或增厚，弹性降低，导致瓣膜口狭窄或（和）关闭不全。

（三）窦房结

由于老化，窦房结起搏细胞数量减少，房室结、希氏束的传导细胞数目也减少，易发生心律失常。

（四）血管

老年人动脉血管平滑肌数量减少，弹性蛋白减少，胶原蛋白增多和脂类物质沉积，出现管腔狭窄，心脏后负荷增加，导致血压增高，以收缩压增高为主。冠状动脉也因为内膜增厚，管腔狭窄，冠心病发生率亦增高。

三、消化系统的老化改变

（一）口腔

口腔黏膜上皮细胞萎缩，对冷、热、酸、甜等刺激抵抗力降低，易引起慢性炎症。

（二）牙齿

随着年龄的增长，老年人牙齿咯面釉质磨损变薄；使釉质下牙本神经末梢外露，对冷、热、酸等刺激较敏感，易产生酸痛。牙龈萎缩，齿根外露，牙齿松动，部分或全部缺失。龋齿发病率很高。

（三）唾液腺

老年人唾液腺（涎腺）分泌减少，易造成口腔干燥，使口腔清洁作用和对淀粉消化作用减弱。

（四）食管

随着年龄增长，食管黏膜及平滑肌逐渐萎缩，收缩功能减弱，排空延迟，容易引起反流性食管炎等疾病。

（五）胃

老年人胃黏膜萎缩，黏液分泌减少。黏液碳酸氢

盐屏障作用减弱,易发生溃疡。胃腺体萎缩,胃酸分泌和胃蛋白酶分泌减少,易造成消化不良。

(六) 肠

小肠壁血管硬化,血流量减少,肠黏膜吸收能力降低,易发生营养不良。大肠黏膜萎缩,平滑肌萎缩,黏液分泌减少,蠕动减慢,容易引起便秘。

(七) 肝脏

老年人的肝脏明显减小,肝细胞数量减少,肝细胞酶活性、解毒功能及蛋白合成能力降低。肝脏解毒能力下降,易引起药物性肝损害。

(八) 胰腺

老年人胰腺细胞萎缩,胰酶的分泌量降低,因此老年人消化吸收功能低下。

四、泌尿系统的老化

(一) 肾

随着年龄的增长,肾脏体积变小且重量减轻。肾动脉发生粥样硬化改变,肾脏循环血量减少,肾小球滤过率减小,肾功能降低。

(二) 输尿管

输尿管肌层变薄,支配肌肉的神经细胞减少,使输尿管张力减弱,尿液入膀胱速度变慢,易发生尿液反流,导致泌尿系统感染。

(三) 膀胱

膀胱肌肉萎缩,使膀胱收缩无力,膀胱内尿液不易排出,因而易出现尿频、夜尿多、排尿无力或排尿不畅等症状。

(四) 尿道

尿道括约肌萎缩,使尿流速度减慢,出现排尿困难。

(五) 前列腺

随年龄增加,男性前列腺出现增生肥大,引起尿路阻塞。

五、生殖系统的老化

(一) 睾丸

睾丸体积缩小,老年人成熟精子细胞减少,睾酮生成减少。

(二) 阴囊

阴囊松弛,阴囊平滑肌功能下降。

(三) 阴茎

阴茎皮肤松弛,待勃起时间延长,坚硬度降低,可出现阳痿。

(四) 卵巢

随着年龄的增长,卵巢重量逐渐减轻。卵巢性激素周期性变化减退,激素分泌减少,绝经期几乎无排卵,不再受孕。

(五) 子宫

宫体减小,重量减轻。子宫内膜萎缩,腺体少。子宫韧带松弛。子宫及阴道壁易下垂。

(六) 外阴、阴道

随着年龄的增长,老年女性外阴逐渐萎缩,阴道pH由酸性转变成碱性,局部发生萎缩性阴道炎。

(七) 乳房

随着年龄的增长,雌激素和黄体酮减少,乳房下垂。

六、内分泌系统的老化

(一) 下丘脑

下丘脑是体内重要的神经内分泌组织。是接受内外信息的中枢,老年人主要改变是单胺类含量变化和代谢紊乱,从而引起中枢神经系统调控失常。

(二) 垂体

老年人垂体的体积缩小,血供量明显减少。组织结构呈纤维化和囊状改变。生长激素释放减少,因此老年人肌肉和矿物质减少。脂肪增多,体力下降,易疲劳。

(三) 甲状腺

随年龄增长,甲状腺体积减小,重量减轻。甲状腺合成甲状腺素减少,以血清中的 T_3 下降明显,使机体代谢率降低。

(四) 胰岛

老年人胰岛出现萎缩,胰岛素分泌减少,对糖分解代谢的能力降低,老年人易患糖尿病。

（五）肾上腺

老年人肾上腺重量减轻,肾上腺皮质和髓质细胞均减少。肾上腺皮质功能减退,应激能力减弱,对外伤、感染等有害刺激反应能力下降。

（六）性腺

随年龄增长,男性睾丸、女性卵巢萎缩,性激素分泌减少,性欲减退。

七、神经系统的老化

（一）脑与神经元

老年人随年龄增加脑组织萎缩,脑细胞数减少。因此老年人脑合成多种神经递质的能力下降,引起神经系统的老化。导致老年人出现精神、性格的改变,记忆力减退、健忘、睡眠不足等。

（二）脑血管

老年人脑血管出现动脉粥样硬化,脑血流量减少,导致脑血栓形成、脑梗死或脑血管破裂出血。

（三）神经纤维

随年龄增长,神经纤维发生退行性变化,影响神经细胞对信息的传递和吸收,导致智力下降。

八、感官系统的老化

（一）皮肤

皮肤是机体最外层的组织,是机体重要感觉器官。随年龄增长,出现皱纹、皮下脂肪和汗腺萎缩,汗液分泌减少,皮肤屏障功能降低,抵御感染、创伤修复的能力下降。

（二）听觉

随年龄的增长,内耳血管壁增厚,内耳缺血,听力下降,出现老年性耳聋。

（三）视觉

老年人泪腺萎缩,使眼球易干燥。晶状体体积肿大,弹性降低,使调节和聚焦的能力下降,形成老花眼。

（四）味觉

味蕾逐渐萎缩,数量减少,味觉功能减退。对酸、甜、苦、辣敏感性下降,常出现食而无味。

（五）嗅觉

老年人鼻腔中感受器萎缩,嗅觉的敏感度降低,对气味分辨能力逐渐下降。

（六）触觉

老年人嗅觉小体数量减少,嗅觉小体和表皮连接松懈,触觉的敏感度下降。

考点提示:老年人各系统老化改变的特点

第2节　老年慢性阻塞性肺疾病患者的护理

案例 8-1

患者,男,70 岁。有吸烟史 40 余年,慢性咳嗽,咳痰 20 多年。近 10 年来症状明显加重,常年不断,伴喘息和呼吸困难,且以冬春季更重。3 天前因受凉感冒后,发热、剧咳,咳黄色脓痰,气急,发绀,送送入医院治疗。查体:体温 37℃,脉搏 110 次/分,呼吸 28 次/分,血压 130/85mmHg,慢性病容,呼吸急促,口唇明显发绀,神清合作。桶状胸,语颤减弱,叩诊呈过清音,双肺呼吸音粗,可闻及散在湿啰音。临床诊断为慢性阻塞性肺疾病。

问题:1. 分析案例写出护理诊断。

2. 护士早上查房,患者诉痰多且黏稠,护士应该采取哪些护理措施?

3. 对患者进行哪些方面的健康教育?

一、概　　述

慢性阻塞性肺疾病(COPD)简称慢阻肺,是指一种具有气流受限特征的肺部疾病,气流受限不完全可逆,呈进行性发展,与慢性支气管炎和肺气肿密切相关。慢性支气管炎(简称慢支)是指气管、支气管黏膜及其周围组织的慢性非特异性炎症,临床上以慢性反复发作的咳嗽、咳痰或伴喘息为特点。阻塞性肺气肿(简称肺气肿)是指终末细支气管远端(呼吸性细支气管、肺泡管、肺泡囊和肺泡)的呼吸道弹性减退,过度膨胀,肺容量增大,并伴有呼吸道壁的破坏。进行性加重的呼吸困难是本病临床特征。当慢性支气管炎或(和)肺气肿患者肺功能检查出气流受限并且不能完全可逆时,称为慢性阻塞性肺疾病(简称慢阻肺)。

慢性阻塞性肺疾病的病因较复杂,可能与下列因素有关。

1. 吸烟　为重要发病因素。烟草中尼古丁、焦油等有害物质,可损伤呼吸道上皮细胞,使纤毛运动减退,易致感染。

2.理化因素 大气污染也是慢性肺疾病的致病因素。可损伤呼吸道黏膜,使纤毛清除功能下降,黏液分泌增加,易发生感染。是本病的主要诱因。

3.感染 长期反复病毒或细菌等感染,是COPD发生、发展的主要因素。可破坏呼吸道正常防御功能。

上述因素刺激使呼吸道防御功能减弱,支气管平滑肌收缩和分泌功能增加。反复发作使呼吸道狭窄或阻塞,最终导致肺气肿及肺源性心脏病。急性呼吸道感染是诱发慢阻肺急性加重的重要因素。COPD是老年常见病,且随年龄增长而增多。病死率较高,严重影响老年人的劳动能力和生活质量。

考点提示:慢性阻塞性肺疾病的定义

链接

吸烟与慢性阻塞性肺疾病

吸烟是目前公认的COPD最危险因素之一。吸烟者慢性支气管炎的患病率比不吸烟者高达2~8倍。吸烟的时间越长,吸烟量越大,发病率越高。对于患有COPD的患者,吸烟的患者其病死率明显高于不吸烟的患者。被动吸烟也可导致COPD的发生。

考点提示:吸烟是慢性阻塞性肺疾病最重要的危险因素。感染是慢性阻塞性肺疾病发生和发展的重要因素

二、护理评估

(一)健康史、致病因素

评估有无吸烟史和慢性咳嗽史,反复发病、寒冷季节或气候变化等有关因素。

(二)临床表现

1.症状和体征 主要表现为咳嗽、咳痰或伴喘息,呼吸困难进行性加重。急性加重期内咳嗽、咳痰、喘息加重,可伴发热等症状。典型的肺气肿体征,可闻及干性、湿性啰音。老年人COPD不同于一般成年人的特点:

(1)呼吸困难更明显:老年人随呼吸道阻力增加,呼吸功能发展为失代偿。轻度活动甚至静息时即有胸闷、喘息发作。

(2)临床表现不典型:如急性发作期内体温不升,咳嗽、喘息不明显。仅表现为厌食、胸闷。体格检查见精神委靡,颜面发绀,呼吸音低或闻及干、湿性啰音。

(3)反复感染:老年人呼吸道屏障功能和免疫功能减退,体质下降,故易反复感染,且肺源性心脏病、呼吸性酸中毒、肺性脑病等并发症的发病率增高。

2.心理、社会状况 由于病程长,疗效差,反复发作,导致患者对自身失去信心,易产生抑郁、焦虑等心理问题。

考点提示:慢性阻塞性肺疾病的临床表现

(三)辅助检查

1.血常规 感染时白细胞计数升高。

2.X线检查 肺纹理增粗、紊乱,胸廓前后径增长,肋间隙增宽,肋骨平行,膈肌低平,两肺透亮度增加。

3.肺功能检查 第一秒用力呼气容积占用力肺活量百分比(FEV_1/FVC)是评价气流受限的一项敏感指标。FEV_1占预计值百分比是评价COPD严重性的良好指标;残气量(RV)升高。RV/TLC肺总量(TLC)的比值增加。

4.动脉血气分析 可判断有无呼吸衰竭及酸碱平衡状况。

三、护理诊断

1.气体交换受损 与长期慢性咳嗽、咳痰等有关。

2.清理呼吸道无效 与分泌物过多、痰液黏稠有关。

3.营养失调:低于机体需要量 与呼吸困难、咳嗽等引起食欲减退有关。

4.睡眠型态紊乱 与呼吸困难、咳嗽、焦虑有关。

5.潜在并发症 肺源性心脏病、自发性气胸、肺性脑病等。

四、护理措施

1.一般护理

(1)休息与环境:保持病房安静整洁,居室要经常通风换气,温度适宜。病情较轻可适当活动,病情较重者应卧床休息。呼吸困难严重者,取半卧位或坐位。

(2)饮食:食用高热量、高蛋白质、高维生素、易消化饮食,少食多餐,鼓励多食高纤维蔬菜和水果。

2.对症护理

(1)氧疗护理

1)一般采用鼻导管持续低浓度、低流量吸氧,保持呼吸道畅通。其流量为1~2L/min(氧浓度25%~29%),每日10~15小时,以提高氧分压。

2)指导老人和家属安全使用"家用制氧机",提高老人生活质量。

(2)保持呼吸道通畅

1)观察病情:观察咳嗽、咳痰的情况,记录痰液

的性质、颜色和量,及时采集痰标本送实验室,为诊断提供可靠依据。

2) 鼓励患者进行有效咳嗽:即协助患者翻身、拍背、体位引流、雾化吸入、机械吸引,保持呼吸道通畅。

3) 痰多且黏稠者,鼓励患者多饮水,使痰液稀释易于排出,畅通呼吸道。

4) 遵医嘱给予抗炎、解痉、祛痰等治疗,使呼吸道扩张,呼吸困难症状缓解。

(3) 改善呼吸功能

1) 呼吸功能锻炼:指导患者进行腹式呼吸、缩唇呼吸,加强膈肌运动,提高通气量,减少氧耗量,改善呼吸功能,增加活动耐力。

2) 指导老人避免活动时屏气、大笑、剧烈咳嗽等,以免诱发自发性气胸。

3. 心理护理　给予心理支持,让老人和家属了解本病相关知识,鼓励老人进行呼吸功能锻炼。协助老人生活自理,增强战胜疾病的信心。

考点提示:慢性阻塞性肺疾病的护理诊断及护理措施

五、健康指导

1. 疾病知识指导　指导患者和家属了解疾病的发生、发展过程。告知患者戒烟是本病重要措施。注意防寒、保暖,积极防治呼吸道感染。急性呼吸道感染是诱发慢性阻塞性肺疾病急性加重的重要因素,可注射流感疫苗、肺炎疫苗等增强免疫力。

2. 康复锻炼指导　根据患者的心肺功能,为患者制定康复锻炼计划,如慢跑、打太极拳等。每天进行缩唇呼吸和腹式呼吸锻炼。

3. 家庭氧疗指导　让患者和家属了解吸氧的目的和必要性。

> **链接**
> **呼吸功能锻炼的康复指导**
> 　　指导患者做腹式呼吸锻炼,吸气时用鼻吸入,呼气时用口呼出,缓呼深吸;缩唇呼吸锻炼,用鼻吸气,用口呼气,呼气时似吹口哨状。吸与呼的时间比为1:2或1:3,持续缓慢的呼气。

小　结

　　老年慢性阻塞性肺疾病是老年人常见病和多发病。主要表现为慢性咳嗽、咳痰或伴喘息,逐渐加重的呼吸困难,典型肺气肿体征,可闻及干湿性啰音。老年慢性阻塞性肺疾病随病情发展最终导致肺源性心脏病。医护人员通过护理干预延缓病情发展,提高其生活质量。

第3节　老年高血压患者的护理

> **案例 8-2**
> 　　患者,男,67岁。某公司经理。头痛、头晕7年,加重2天入院。7年前因"头痛、头晕及耳鸣"就医,发现"高血压"(血压160/95mmHg),一直服用"硝苯地平"等药物,但经常忘记服药。近因工作繁忙,应酬多,经常陪客户到饭店吃饭,烟酒过度,睡眠严重不足,导致头痛、头晕伴耳鸣症状加重住院。查体:体温37℃,脉搏96次/分,血压170/100mmHg,心界扩大,心尖区可闻及收缩期杂音。临床诊断为原发性高血压。
> **问题:**1. 该患者主要护理诊断是什么?
> 　　　　2. 主要护理措施及健康教育计划是什么?

一、概　述

　　老年高血压是指60岁以上的老年人,非同日血压持续在收缩压≥140mmHg(18.7kPa)和(或)舒张压≥90mmHg(12.0kPa)三次以上者。高血压分为原发性高血压和继发性高血压,老年人以原发性高血压多见,以收缩压增高为主。高血压是老年人常见疾病之一,也是导致老年人发生脑卒中、心力衰竭、冠心病和肾衰竭主要危险因素之一。

　　原发性高血压的病因和发病机制尚未完全明了,目前认为可能与遗传因素、精神应激(如长期精神紧张、焦虑等)、饮食(高盐、低钙、吸烟、饮酒)以及其他因素如久坐少动、肥胖等因素有关。在一定遗传背景下,多种后天环境综合作用,使大脑皮质兴奋与抑制过程失调,交感神经系统活性亢进等机制,导致血压调节机制失代偿,使血压升高。

考点提示:高血压的诊断标准

二、护理评估

(一)健康史、致病因素

　　询问患者有无高血压家族史。老人是否肥胖或超重,有无高盐饮食、饮酒、吸烟不良生活方式。有无糖尿病、高脂血症等病史。

(二)临床表现

1. 症状和体征　老年人高血压与青壮年人的高血压有所差异,具体见于以下几个方面。

(1) 以收缩压升高为主:老年人因大动脉粥样硬化,导致收缩压增高。从而使老年人高血压对靶器官损害程度与收缩压密切相关。

（2）血压波动性大：老年人血管压力感受器敏感性减退，致使老年高血压患者血压波动幅度明显增大，因此在抗高血压药物治疗期间应定期测量血压，随时调整用药量。

（3）症状不典型易出现并发症：可有头晕、头痛、耳鸣、眼花、失眠、健忘、心悸等，因老化及长期高血压加重对靶器官损伤，致老年高血压患者并发症发生率高，如心力衰竭、冠心病、肾动脉硬化、脑卒中等。

2. 心理、社会状况　高血压是一种慢性病。病程长，需终生用药，且并发症多而严重。常使患者在躯体不适的基础上增加精神压力，使患者产生紧张、烦躁、抑郁等消极情绪。

（三）辅助检查

1. 实验室检查　早期无异常。后期可有血清总胆固醇、三酰甘油升高，蛋白尿，尿素氮、肌酐增高，血糖升高。

2. X线检查　可见左心室增大等表现。

3. 眼底检查　视网膜动脉痉挛、狭窄、眼底出血、渗出及水肿。

考点提示：老年高血压的临床表现

三、护理诊断

1. 慢性头痛　与血压增高有关。
2. 有受伤的危险　与头晕、视力模糊有关。
3. 知识缺乏　缺乏自我监测血压的能力和自我保健意识。
4. 潜在并发症　心力衰竭、高血压急症、脑卒中等。

四、护理措施

1. 一般护理
（1）休息与活动：保证充足的睡眠，可使血压下降。病室保持安静；避免精神刺激、情绪激动。根据年龄和身体状况选用有氧运动，如散步、慢跑、打太极拳等，每周3～5天，每天不少于30分钟。

（2）饮食护理：限制钠盐，每人每日食盐量以不超过5g为宜。补充钙和钾，多吃新鲜水果和蔬菜，多饮牛奶。戒酒戒烟，减少脂肪摄入。

2. 观察病情　定期监测血压，同时观察并发症征象。

3. 用药护理
（1）严格执行医嘱，不可随意增减药量或者突然停药。老年人用降压药，剂量不宜过大，一般为常用

量的1/2或者1/3，必要时逐渐增加。

（2）降压药可引起直立性低血压：告知患者服药期间改变体位要缓慢，以免发生意外。

（3）服用时间：早晨7时为最佳服药时间，如果每天需要服两次药，则早晨7时和下午3时为宜。

（4）老年人降压目标值＜150/90mmHg(19.95/12.0kPa)。

考点提示：老年高血压的护理诊断及护理措施

五、健康指导

1. 疾病知识指导　向患者介绍高血压的有关知识和危害性，让患者了解控制血压的重要性和终身治疗的必要性。教会患者和家属正确测量血压的方法，使血压控制在正常范围，可预防和减轻靶器官损害。

2. 饮食和运动指导　建议患者调整饮食，减轻和控制体重。限制脂肪的摄入。戒烟限酒，合理膳食，每天钠摄入量少于2.4g（相当于氯化钠6g）。食用新鲜水果和蔬菜。适当运动，每天坚持30～40分钟的运动，循序渐进，持之以恒，最好是有氧运动（如散步、慢跑、骑自行车等），可以降低血压。

3. 心理指导　合理安排工作和休息，避免过度劳累、精神紧张和激动；减轻精神压力，保持心理平衡。

4. 用药指导　强调长期药物治疗的必要性，告知患者药物名称、剂量、用法、疗效及副作用，强调规律用药的重要性。

链接

运动对心脏的保健作用

科学家研究表明：人们寿命的长短决定于心脏功能的好坏。而增强心脏功能最好的方法是体育运动。运动会使你的心脏更健壮。如跑步会使血液中的高密度脂蛋白含量增高，可清除血液中的脂肪，降低心脏的负荷，使血压降低，让老年人延年益寿。

小 结

老年高血压是指60岁以上的老年人，非同日血压持续在收缩压（SBP）≥140mmHg(18.7kPa)和（或）舒张压（DBP）≥90mmHg(12.0kPa)三次以上者。老年人以原发性高血压多见，以收缩压增高为主，血压波动大，症状不典型或以并发症为首发症状。高血压是老年人常见疾病之一，也是导致老年人脑卒中、心力衰竭、冠心病和肾衰竭主要危险因素之一。指导患者坚持合理的饮食、适量运动、终生药物治疗，将血压控制在正常范围内，提高生存质量，降低死亡率。

第 4 节　老年冠心病患者的护理

案例 8-3

患者，男，70 岁。因突感胸骨后压榨样剧痛 1 小时，伴恶心、呕吐、出冷汗和濒死感，经休息和含服硝酸甘油后不能缓解而急诊入院。患者曾有心绞痛病史，每次因劳累后发作，时间 3～5 分钟，休息或舌下含服硝酸甘油立即缓解。患者平时脾气暴躁，并有烟酒嗜好，善食荤，尤其喜欢吃动物内脏。查体：体温 37℃，脉搏 110 次/分，呼吸 25 次/分，血压 100/60mmHg，意识清楚，表情痛苦，面色苍白，烦躁不安。心率 100 次/分，心律齐，心音低钝，各瓣膜听诊区未闻及病理性杂音。心电图检查：V_1～V_5 导联见宽而深的 Q 波，ST 段弓背向上抬高。临床初步诊断为冠状动脉粥样硬化性心脏病，急性心肌梗死。

问题：1. 该患者主要护理诊断和合作性问题是什么？
　　　2. 如何安排患者的休息和活动及心理护理？

一、概　　述

冠状动脉粥样硬化性心脏病是指冠状动脉粥样硬化使血管管腔狭窄或阻塞，和(或)因冠状动脉痉挛致心脏缺血、缺氧或坏死而引起的心脏病，简称冠心病。冠心病的发病率随年龄的增长而增加，因而是老年人常见的一种心血管疾病。

引起冠状动脉粥样硬化的病因尚未完全确定，主要危险因素与年龄(40 岁以上多见)、性别、高血脂、高血压、糖尿病及吸烟等因素有关。

临床上将冠心病分为五型，即无症状性冠心病、心绞痛、心肌梗死、缺血性心脏病、猝死。其中心绞痛是最常见类型，而老年急性心肌梗死(AMI)的发病率也较高。故本节重点介绍老年心绞痛和老年急性心肌梗死的护理。

考点提示：冠心病的危险因素

二、护理评估

(一) 健康史、致病因素

询问患者有无高血压、高脂血症、吸烟、糖尿病及肥胖等危险因素，有无情绪激动、劳累、寒冷、用力排便等诱发因素，其中体力活动和情绪因素是最常见的诱发因素。

(二) 临床表现

1. 症状和体征

(1) 老年性心绞痛：心绞痛表现多不典型，胸痛性质为胸骨后闷痛，或为气促、胸闷、喉部发紧等表现。部位是在牙齿与上腹部之间，如牙痛、上腹部或上肢疼痛等。由于痛觉减退，老年人心绞痛的疼痛程度较轻。

(2) 老年急性心肌梗死：多无前驱症状。症状不典型，常以发作性呼吸困难、左心衰竭为首发症状。或以突发烦躁、偏瘫、嗜睡和昏迷等脑血管病症状为主要表现。也有患者出现(如下壁心梗)上腹部疼痛、恶心、呕吐等消化系统症状。部分老年人心肌梗死发作为无痛性。有的老年人表现为牙痛、肩痛、咽痛等异位疼痛。老年急性心肌梗死并发症较多，合并心力衰竭、心律失常、心源性休克较多，病死率较高。

2. 心理、社会状态　心绞痛因胸痛、呼吸困难等症状使患者产生紧张、焦虑甚至恐惧心理；心肌梗死患者因活动能力、自理能力下降而产生悲观情绪。

(三) 辅助检查

1. 心电图　老年急性心肌梗死患者心电图可仅有 ST-T 段改变，无病理性 Q 波。

2. 心肌酶　老年急性心肌梗死患者的心肌酶不同于典型表现，肌酸激酶(CK)、天冬氨酸氨基转移酶(AST)及乳酸脱氢酶(LDH)峰值延迟出现，CK 和 AST 峰值持续时间长，CK 峰值较低。

三、护理诊断

(一) 老年人心绞痛护理诊断

1. 急性疼痛　与冠状动脉供血不足有关。
2. 焦虑　与心绞痛反复发作有关。
3. 潜在并发症　急性心肌梗死。

(二) 老年人急性心肌梗死护理诊断

1. 急性疼痛　与心肌缺血坏死有关。
2. 活动无耐力　与心排血量减少有关。
3. 恐惧　与剧烈胸痛、濒死感有关。
4. 有便秘危险　与活动量减少、进食少有关。
5. 潜在并发症　心律失常、心力衰竭和休克。

四、护理措施

1. 老年心绞痛患者的护理

(1) 疼痛发作时应立即停止活动。给予低盐、低脂和易消化饮食，保持大便通畅，戒烟限酒。

(2) 病情观察：心绞痛发作时，应严密观察患者胸痛及伴随症状，随时监测生命体征和心电图变化，注意急性心肌梗死的发生。

（3）用药护理：口服硝酸甘油应先湿润口腔，再将药物嚼碎置于舌下，使药物快速融化和生效。也可用硝酸甘油喷雾剂，首次使用应平卧。因老年人易出现减压反射导致血容量降低，静脉注射硝酸甘油时速度宜慢，以免发生低血压。钙通道阻滞剂可引起老年人低血压，应从小剂量开始。使用阿司匹林等药物时，注意观察有无出血。

链接

管住嘴 迈开腿 调好心

随着社会的发展，中国逐渐步入老龄化社会，其中心血管疾病是最危险的疾病。老年人血管壁硬化和生活方式密切相关，要改变生活方式有三条：管住嘴、迈开腿、调好心。

1. 管住嘴：不是说什么都不吃，要吃得合理，有营养。吃肉要"红肉少吃、吃白肉"，红肉包括猪、牛、羊肉，它们颜色红，热量高。白肉指鸡、鸭、鱼肉，颜色白，热量低。

2. 迈开腿：吃了食物后要去运动，最好是走路，吃完饭后走，一般 6000～10000 步左右。

3. 调好心：老年人好的心情就是好的免疫力，心情不好压力就大，心脏负担重。好心情带来好心脏。

2. 老年急性心肌梗死患者的护理

（1）监护：将患者安置于冠心病监护病房（CCU），连续监测心电图、血压、呼吸 5～7 天，观察有无心律失常出现，如有征象应立即报告医师并协助抢救。

（2）一般护理

1）休息与活动：病室保持安静，限制探视。保证患者充足的休息和睡眠时间。根据病情患者取半卧位或平卧位。老年 AMI 患者急性期第 1～3 日绝对卧床休息，一切日常生活如翻身、进食等均由护理人员协助进行。第 4～6 日以卧床休息为主，可在床上活动肢体。第 1～2 周可以在室内走动，床边完成洗漱等个人卫生活动。第 3～4 周可在医护人员陪同下试着上下楼梯或出院。病情严重或有并发症应适当延长卧床时间。密切观察患者活动后的反应。如出现呼吸困难、心率比静息下增加 20 次/分且休息 3 分钟后仍未恢复，出现胸痛、眩晕，心电图上出现心律失常或 ST 移位等，应指导患者暂停活动。

2）饮食：第 1 周给予流质饮食，随症状缓解，逐渐过渡到低脂、低钠易消化饮食，提倡少食多餐。

3）吸氧：增加心肌氧供应，缓解疼痛。

4）防止便秘：多食蔬菜和水果等粗纤维食物，每日清晨空腹饮水一杯或起床前顺时针腹部按摩。

（3）用药护理

1）应用吗啡和哌替啶止痛时，应注意有无呼吸

抑制，血压下降等不良反应。

2）应用硝酸酯类药物时，应随时观察血压变化。

3）使用溶栓药物时，注意检查血常规，出凝血时间，及时发现脑出血的征象。

（4）心理护理：向患者介绍本病知识，专人陪护，以缓解患者恐惧心理。医护人员进行各项抢救操作时，应沉着、冷静、熟练，给患者安全感。解释不良情绪会增加心脏耗氧量，使病情加重。

考点提示：老年冠心病患者的护理评估、护理诊断及护理措施

五、健康指导

1. **饮食指导** 低脂、低盐、易消化食物，多食蔬菜和水果，戒烟酒。进行适当有规律的运动。

2. **心理指导** 保持乐观心态，当出现紧张、烦躁和焦虑时，应设法疏导。

3. **用药指导** 坚持按时服药，定期检查。指导有危急征兆时立即就医。

小 结

老年冠心病是老年人常见心血管疾病之一，也是对老年人生命威胁最大的疾病。老年人心绞痛症状不典型，而老年急性心肌梗死的发病率也较高，并发症的发病率也较高。所以老年心绞痛和老年急性心肌梗死的缓解期的护理及健康教育尤为重要。

第5节 老年尿路感染患者的护理

案例8-4

患者，女，67 岁。尿频、尿急、尿痛 2 天。几天前曾有咽痛、流涕等上呼吸道感染症状，自行服用感冒药，症状稍缓解。近 2 天小便次数增加，每次排尿时疼痛，并有全身酸痛、乏力、腰痛等症状。查体：体温 39.5℃，心率 110 次/分，呼吸 18 次/分。

问题：1. 初步诊断是什么病？

2. 你将采取哪些护理措施？

3. 你将对患者进行什么样的健康教育？

一、概 述

尿路感染（简称尿感）是病原体侵犯尿路黏膜或组织引起的尿路炎症，包括上尿路感染和下尿路感染，前者为肾盂肾炎，后者为膀胱炎。本病多见于女性，特别是老年女性，女男之比为 10：1。

尿路感染主要由细菌感染引起，其中大肠埃希菌

占70%以上,其次为副大肠埃希菌、葡萄球菌、铜绿假单胞菌等。感染途径以上行感染最为常见,当机体抵抗力下降,或尿路有损伤,或入侵细菌的毒力大、黏附尿道黏膜和上行能力增强时,细菌感染由下尿路逐渐向上尿路延伸。而尿流不畅和尿路梗阻是最重要的易感因素,以尿路结石最多见。其他易感因素有膀胱-输尿管反流、导尿或尿道器械检查、机体抵抗力低下等。

> **链接**
> **人体尿路的防御能力**
> 　　人体尿路的防御能力具体有3个因素:①尿路通畅,饮水量足的情况下,尿液起冲洗尿道的作用;②尿液中尿素高、渗透压高、有机酸多、pH低,细菌不易生长;③尿路黏膜分泌IgG、IgA通过吞噬细胞的作用可以杀菌,男性则在排尿终末时前列腺收缩,排泄前列腺液于后尿道,亦有杀菌作用。

　　尿路感染是老年女性的常见病,女性尿道相对短,肛门距离尿道口近,容易污染尿道,增加感染机会。绝经后雌激素水平下降,导致乳酸杆菌减少,阴道pH上升,病原菌繁殖能力增强。逼尿肌收缩功能低下或神经源性膀胱导致的膀胱排空不全,同样也可引起尿路感染。

二、护理评估

(一) 健康史、致病因素

　　询问患者起病前有无受凉、劳累、情绪变化等诱发因素。尿路感染易复发,了解患者既往病情及治疗情况。

(二) 临床表现

　　1. 症状和体征
　　(1) 膀胱炎:主要表现为膀胱刺激征,即尿频、尿急、尿痛,有白细胞尿,偶见血尿,膀胱区不适。一般无全身症状,偶有低热(不超过38℃)。
　　(2) 急性肾盂肾炎:包括泌尿系统症状和全身感染症状。泌尿系统症状为膀胱刺激征、腰痛、下腹痛,肾区叩击痛阳性;全身感染症状主要有寒战、发热、头痛、恶心、呕吐、食欲不振等,血白细胞增高、红细胞沉降率增快。
　　(3) 慢性肾盂肾炎:病情迁延、反复超过半年,全身症状轻,尿路刺激征可不明显,部分老年人出现高血压、贫血、轻度水肿。
　　2. 心理、社会状况　由于起病急,发热、疼痛,常引起患者烦躁,紧张;反复发作,易产生焦虑和消极情绪。

(三) 辅助检查

　　1. 血常规　急性期白细胞计数和中性粒细胞增多。
　　2. 尿常规　尿液外观浑浊。急性期尿镜检可见大量白细胞或脓细胞,如白细胞管型,对肾盂肾炎有诊断价值。
　　3. 尿细菌学检查　尿细菌培养是诊断的主要依据:菌落计数>10^5/ml为阳性。

三、护理诊断

　　1. 排尿异常　与尿路感染、刺激膀胱颈有关。
　　2. 体温过高　与细菌感染有关。
　　3. 焦虑　与病情迁延、反复有关。
　　4. 潜在并发症　慢性肾衰竭。

四、护理措施

　　1. 心理护理　护理人员应主动关心患者,认真聆听患者的感受,耐心解答患者提出的问题,针对膀胱刺激征及反复的病情,老年患者极易产生焦虑情绪,可以通过听音乐、聊天分散老年患者的注意力,真诚鼓励患者战胜疾病。
　　2. 一般护理　急性期应卧床休息,保持良好心情,情绪紧张易加重尿频。恢复期可适当活动,劳逸结合,睡眠充足。饮食应给予半流质,消化道症状明显时,可静脉补充液体。饮食宜清淡、富含营养,忌辛辣、刺激性食物。尽量多饮水、勤排尿,饮水量每日2000ml(肾功能不全者例外),以增加尿量起到冲洗膀胱、尿道的作用,并达到促进细菌、炎性分泌物排出和减轻膀胱刺激征的目的。注意外阴部卫生,保持衣物、床褥整洁、干燥。
　　3. 对症护理　对于发热患者,体温在39℃以下,可以等到抗生素生效后自行降温;体温超过39℃时,为避免影响心、脑等重要器官的功能,可进行物理降温,采用冰敷、冰水灌肠等措施,必要时给予退热药。服用退热药出汗后,应及时用干毛巾擦干汗液,或更换衣服、被褥,注意保暖。肾区、膀胱区疼痛时应卧床休息,避免弯腰、站立或坐位,可进行膀胱区热敷、按摩,以缓解疼痛。水肿患者,注意水肿部位皮肤护理,避免受压、外伤、穿紧身衣等,勤换体位,卧位时抬高下肢。
　　4. 用药护理　磺胺类药可引起恶心、呕吐、厌食等胃肠道反应,同时多饮水和同服碳酸氢钠,可增强药效、减少磺胺结晶形成。氟喹诺酮类宜饭后服用。氨基糖苷类可引起肾损害、蜗神经损害及过敏反应等。

考点提示:老年尿路感染患者的护理措施

五、健康指导

1. 健康宣教 给老年患者及家属讲解尿路感染的病因及发生发展,有助于配合医护人员进行疾病治疗与护理。

2. 大量饮水 指导患者多饮水、勤排尿(每2~3小时排尿1次),不憋尿。

3. 保持外阴清洁 教会患者正确清洁外阴的方法,避免擦纸污染尿道口,保持外阴的清洁,尽量避免使用尿路器械。

4. 提高机体免疫力 劳逸结合,参加体育运动锻炼,增强体质,提高机体的抵抗力。

小 结

尿路感染是病原体侵犯尿路黏膜或组织引起的尿路炎症,包括肾盂肾炎和膀胱炎。由大肠埃希菌感染最多见,老年女性居多。临床表现为膀胱炎、急性肾盂肾炎、慢性肾盂肾炎三组症状,膀胱炎表现为尿频、尿急、尿痛,急性肾盂肾炎表现为膀胱刺激征、腰痛、肾区叩击痛、寒战、发热、恶心、食欲不振等,慢性肾盂肾炎表现为病程长、病情迁延、症状轻。护理诊断有排尿异常、体温过高,潜在并发症为慢性肾衰竭。主要护理措施为大量饮水、降温、减轻水肿等。经过指导老年患者大量饮水、保持外阴清洁、提高免疫力等健康教育途径,达到其防病治病的目的。

第6节 老年前列腺增生患者的护理

案例 8-5

患者,男,70岁。尿频、排尿困难2天。患者5年来一直出现尿频、夜尿2~3次、尿流变细,未治疗。近2日症状加重,夜尿3~5次,出现排尿无力、尿后滴沥等排尿困难表现,彩超检查:前列腺体积增大。

请问:1. 初步诊断是什么病?

2. 该患者需要哪些护理措施?

3. 你将为患者进行什么样的健康教育?

一、概 述

随着人均寿命的延长,前列腺疾病已日益成为影响老年男性正常生活的重要疾病。前列腺疾病主要有前列腺增生、前列腺炎、前列腺癌,而前列腺增生在老年前列腺疾病中占首位,因此本节主要介绍前列腺增生。

前列腺增生是老年男性常见疾病,是由于男性前列腺良性增大压迫尿道及膀胱出口,而出现尿频、排尿困难,甚至发生尿潴留、尿失禁、肾积水、肾功能不全等。前列腺增生严重影响老年男性患者的生活质量,因此,男性老年人对排尿异常要给予高度的重视,早发现,积极治疗。

引起前列腺增生的病因很多,主要是和男性激素随年龄增长而发生异常有关。前列腺上与膀胱紧邻,中央有尿道穿过,位于尿道起始部,当前列腺增大时,压迫尿道与膀胱颈,使排尿和膀胱排空受阻。膀胱为克服阻力,膀胱壁代偿性肥厚,继而形成憩室。膀胱内残留尿液形成,并逐渐增多,易产生感染和结石。膀胱内压力逐渐增高,尿液逆流,引起尿路和肾积水,最终导致肾衰竭。

🔍 链接

前列腺炎

前列腺炎是由多种原因和诱因引起前列腺的炎症等病理变化,导致以尿道刺激症状和慢性盆腔疼痛为主要临床表现的疾病。前列腺炎的临床表现多样化,可出现会阴、耻骨上区、腹股沟区、生殖器疼痛不适;尿道症状为排尿时有烧灼感、尿急、尿频、排尿疼痛,可伴有排尿终末血尿或尿道脓性分泌物;急性感染可伴有恶寒、发热、乏力等全身症状。老年男性患者常在病理检查时发现,可能由于被前列腺增生的症状掩盖所致。

二、护理评估

(一) 健康史、致病因素

询问患者有无感冒、上呼吸道感染等症状,有无尿频、尿急、夜尿增多、排尿困难等。

(二) 临床表现

1. 症状和体征

(1)膀胱刺激征:尿频是患者早期症状,夜间明显增多具有临床意义,随膀胱残余尿量增多,尿频亦加重。

(2)排尿异常:由于前列腺扼守尿道上口,因此,前列腺增生首先会影响排尿。表现为排尿力弱、尿线变细、尿程缩短、尿后滴沥;继而排尿费力、尿不尽感,夜尿次数增加明显。

(3)尿潴留:排尿不尽,残尿量逐渐增多,膀胱收缩力减弱,出现尿潴留,是病情继续发展、严重的结果。

2. 心理、社会状况

长期排尿困难,尿失禁和性功能障碍,加上病程长,久治不愈,使患者产生悲观、焦虑情绪。

3. 辅助检查

(1) B超:可明确前列腺大小、形态和结构,能测出膀胱残余尿量。

(2) 尿动力学检查:通过对尿流量测定可初步判断梗阻的程度。最大尿流量<15ml/s,说明排尿不畅;<10ml/s说明梗阻严重,需要治疗。

(3) 血清前列腺特异抗原测定:排除合并前列腺癌的可能。

三、护理诊断

1. 排尿异常　与前列腺体增生压迫尿道和膀胱颈有关。

2. 焦虑　与尿频、尿急、夜尿增多等症状影响老年患者的生活有关。

3. 有感染的危险　与尿路梗阻、留置导尿等有关。

4. 潜在并发症　尿失禁、肾衰竭。

四、护理措施

1. 心理护理　老年患者由于尿频,在公共场合去卫生间的次数增加,影响活动、加重心理负担。夜尿增多使老年患者睡眠不足,由于尿液滴沥,衣裤有尿夜残留,而散发出异味,增加患者心理自卑感。因此护理人员应给予患者更多的心理疏导。

2. 一般护理　居室环境要安静、光线充足,保持室内空气新鲜,维持适宜的温度和湿度。选择低脂、低糖、高蛋白、高纤维素饮食,忌酒、忌辛辣食物。季节变换、寒冷来袭时,注意防寒,预防感冒和上呼吸道感染等。

3. 排尿护理　老年患者常有尿频、尿急、夜尿增多,如厕频率增高,因此卫生间的地面要采用防滑措施。特别夜间室内壁灯应打开,防止老年患者跌倒、摔伤,或者将小便器置于床旁,减少夜间活动。冬季起床时注意保暖,以防着凉。

4. 尿潴留护理　饮水应少量多次,勿短时大量饮水,避免给膀胱带来压力,加重尿潴留。可采用热水袋热敷下腹或用手轻轻按摩,促进膀胱排尿。注意热水袋外层包裹棉布,勿将皮肤烫伤。也可听流水声,或用温水冲洗外阴,达到排尿的目的。必要时采用无菌技术留置导尿管,一次放尿<800ml,注意导尿管通畅,会阴部保持清洁卫生,以防感染。

5. 用药护理　目前常用的药物为α_1受体阻滞剂和5α还原酶抑制剂,二者联合应用效果较好。观察患者用药不良反应,如有无直立性低血压、眩晕、嗜

睡、射精障碍、性欲减退和乳腺疼痛等。

考点提示:老年前列腺增生患者的护理

五、健康指导

1. 健康宣教　向老年前列腺患者及家属宣传前列腺增生的知识,鼓励患者保持乐观开朗的心态,对疾病治疗充满信心。

2. 预防感染　加强营养,注意休息,避免受凉、劳累,户外运动,增强体质,保持个人卫生。

小　结

老年前列腺疾病包括前列腺增生、前列腺炎、前列腺癌,其中以前列腺增生最常见。前列腺增生是由于男性前列腺良性增大压迫尿道及膀胱出口,而出现尿频、排尿困难,甚至发生尿潴留、尿失禁、肾积水、肾功能不全等。主要与男性激素随年龄增长有关,常见于男性老年人。临床表现为尿频、夜尿增多、排尿不尽等。护理诊断主要是排尿异常。护理措施主要有排尿与尿潴留的护理。健康教育包括预防感染、正确饮水与排尿。

第7节　老年糖尿病患者的护理

案例8-6

患者,男,65岁。多尿、多饮4天。一周前偶感风寒,流涕、咳嗽、咳痰,自行服用"板蓝根、速效伤风胶囊",4天前发现尿量增多,进食水、汤类增加。既往冠心病10余年。实验室检查:尿糖阳性,空腹血糖7mmol/L,餐后2小时血糖12mmol/L,血酮体阴性。

问题: 1. 你将如何对患者进行护理评估?

2. 怎样指导患者合理饮食?

3. 你将给患者进行什么样的健康教育?

一、概　述

糖尿病是一组以慢性血葡萄糖水平增高为特征的代谢性疾病。血糖水平增高可由胰岛素分泌缺陷、胰岛素作用缺陷引起。老年糖尿病指60岁以后发病或者60岁以前发病延续至60岁以后的糖尿病患者。糖尿病分四型:1型糖尿病、2型糖尿病、其他特殊类型糖尿病、妊娠期糖尿病。老年糖尿病多为2型糖尿病。

老年糖尿病在各国的患病率都很高,已成为一种世界性疾病。经济的发展、生活的富裕、饮食的丰盛、活动的减少、体重的增加、心理的紧张以及生命的延长等共同促进老年糖尿病增多,我国数千年来视此病

为"富贵病"。引起老年糖尿病的病因有先天遗传因素,也有后天发病因素,如新陈代谢减慢、饮食结构变化、体力活动减少、肥胖的发生、人体组成改变、胰岛素原增多等。

二、护理评估

(一) 健康史、致病因素

详细询问老年患者有无糖尿病家族史、生活方式、饮食习惯等。对急性发病者应了解有无诱发因素,如感染、胰岛素使用不当、饮食不当等。

(二) 临床表现

1. 症状和体征

(1) 起病缓慢、症状轻:仅有 1/4 左右的老年人会出现典型"三多一少"症状,如多饮、多尿、多食、体重下降,很多患者是在进行健康检查时发现的。

(2) 餐后 2 小时血糖升高明显:老年糖尿病患者不应只检查空腹血糖,更重要的是看早餐后 2 小时、午餐后 2 小时和晚餐后 2 小时的血糖是否正常。

(3) 并发症多:老年人对气温骤降、季节变化等适应能力下降,易出现呼吸系统、泌尿系统、皮肤的感染。此外,老年糖尿病患者易发生高渗性非酮症糖尿病昏迷(简称高渗性昏迷),常有诱发因素,如感染、急性胃肠炎、胰腺炎等,临床表现不典型,并随失水加重而出现嗜睡、幻觉、定向障碍,最后昏迷。老年糖尿病患者还易发生大血管和微血管病,如冠心病、脑缺血、肾病、视网膜病变、周围神经病变、糖尿病足(图8-1)等。

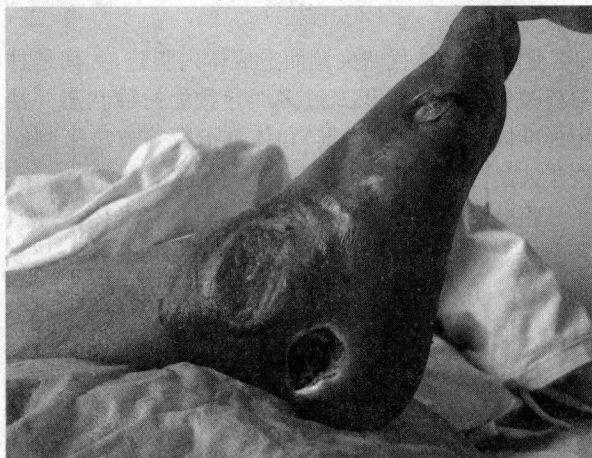

图 8-1 糖尿病足

2. 心理、社会状况 由于终身服药和严格控制饮食,患者易产生悲观情绪,失去生活乐趣。

(三) 辅助检查

(1) 尿糖:尿糖阳性是诊断糖尿病的重要线索。

(2) 血糖:空腹血糖 ≥7.0mmol/L 或随机血糖 ≥11.1mmol/L 是诊断糖尿病的主要依据。

(3) 口服葡萄糖耐量试验(OGTT):空腹血糖 6.0～7.0mmol/L,随机血糖 7.8～11.1mmol/L 时,需进行 OGTT 试验。如果 OGTT 餐后 2 小时血糖 ≥11.1mmol/L 可诊断糖尿病。

(4) 血浆胰岛素和 C-肽:有助于了解 β 细胞功能和指导治疗,但不能作为诊断依据。

三、护理诊断

1. 营养失调 与内分泌失调导致代谢紊乱有关。

2. 知识缺乏 与患者对疾病的重视度不够有关。

3. 焦虑 与病程长、病情不稳有关。

4. 潜在并发症 冠心病、感染、肾损害。

四、护理措施

1. 心理护理 糖尿病是老年人的常见病、多发病,又是慢性、长期疾病,老年人的情绪在疾病发生发展中占据重要地位,因此护理人员应耐心讲解糖尿病的知识,使老年人对糖尿病有正确的认识,鼓励老年患者进行社会活动,使其心情舒畅,更有利于疾病向良性发展。

2. 一般护理 老年患者居住环境适宜,光线柔和,心情愉悦。注意个人卫生,勤换衣裤,防止皮肤、泌尿系统感染。特别要保护双足,鞋袜穿着合适、宽松、清洁、干燥,袜子每天换 1 双,鞋垫平整,不赤脚走路,不用热水袋取暖,禁止强光曝晒足部,目的是防止足溃疡与坏疽。每日检查足部,有水泡、裂缝时要及时处理。

3. 饮食护理 饮食护理是所有糖尿病治疗的基础。注意控制总热量,禁酒、戒烟。老年患者饮食每日 4～5 餐,可给予低糖、低脂、高维生素、优质蛋白和膳食纤维。膳食纤维 ≥40g/d 为宜,提倡食用绿色蔬菜、豆类、粗粮、谷类及含糖低的水果等。

4. 运动护理 没有严重并发症的老年患者可适当进行运动,可选择耐力性运动,如步行、慢跑、慢骑自行车、做广播操、旅行、爬山、乒乓球、羽毛球、太极拳等,应餐后进行。餐后步行是最好的方法,每天 3～4 次,每次 15～20 分钟,每分钟 70～

90 米,可有效改善餐后血糖。运动时随身携带糖块,出现饥饿感、心慌、出冷汗、头晕及四肢无力时立即食用。遵循医生的指导和建议,采用合理运动方式,掌握适度的运动量,强度为活动时患者的心率应达到个体 60% 的最大耗氧量,此时心率＝170－年龄,不能超过 105~110 次/分。足部感觉丧失者,不宜练习慢跑;有视网膜病变者,不宜做突然、短促、剧烈、用力的运动;空腹、饭前、注射胰岛素后胰岛素作用最强时不宜运动;合并糖尿病肾病者,不宜进行运动治疗。

5. 用药护理　遵医嘱用药,注意药物不良反应。老年患者先进行饮食疗法和运动疗法,如果血糖控制不好,可进行药物疗法。用药时避免使用经肾排出、半衰期长的药物,加用胰岛素时,应从小剂量开始逐步增加,注意观察胰岛素的不良反应,如低血糖、过敏、注射部位皮下脂肪萎缩或增生。

考点提示:老年糖尿病患者的饮食护理与运动护理

案例 8-6 续

4. 患者住院后血糖控制良好,准备出院。由于患者知道糖尿病患者应少食,今早仅喝了 1 小碗稀饭。上午患者突然出现心慌、头晕、出冷汗及手抖现象,请护士指导患者如何预防低血糖的发生及发生后的紧急处理措施。

五、健康指导

1. 知识宣教　向老年糖尿病患者宣传糖尿病知识,让患者认识糖尿病是终身性疾病,需要终身治疗,从心理上接受这个疾病,并为长期治疗奠定基础。

2. 合理饮食　饮食治疗是关键,指导患者将每日餐饮做周密计划,计算出总热量,认真搭配膳食,特别注意降低碳水化合物的摄入。

3. 运动锻炼　运动时注意周围环境的安全,随身携带糖果以应对低血糖症状,随身携带糖尿病卡,病卡上写有患者的姓名、年龄、家庭住址、电话号码和病情等,以备急用。

4. 正确使用胰岛素　教会患者正确注射胰岛素,以及了解降糖药物的不良反应,学会监测病情。

5. 坚持生活日记　饮食和运动后做好饮食运动日记,将每日餐次、每餐饮食搭配、运动次数、运动时间、运动项目等详细记录,观察疗效和不良反应,养成规律合理的饮食和运动习惯。

小　结

糖尿病是一组以慢性血葡萄糖水平增高为特征的代谢性疾病。血糖水平增高可由胰岛素分泌缺陷、胰岛素作用缺陷引起。老年人以 2 型糖尿病最常见。临床上有起病慢、症状轻,易并发呼吸系统、泌尿系统和皮肤黏膜的感染,以及高渗性非酮症糖尿病昏迷、电解质紊乱、冠心病、肾病、视网膜病变、周围神经病变、糖尿病足等并发症。餐后 2 小时血糖升高明显。主要护理诊断有营养失调、知识缺乏,通过严格控制饮食、科学运动、预防感染等主要护理措施,解决护理诊断问题。

第 8 节　老年肥胖症患者的护理

案例 8-7

患者,男,60 岁。近 5 年由于工作关系,活动量明显减少,体重明显增加,由 70 kg 增至 118 kg,并逐渐出现活动后气急,思睡,睡眠时打鼾明显。1 年前曾出现突发晕厥 1 次,持续 4~5 秒后清醒,无口吐白沫及四肢抽搐等症状,自行清醒后如常,无癫痫、心脏病、脑创伤史。平时喜欢肉类食品与干果类零食,嗜酒。查体:身高 168 cm,体重 118 kg,血压 132/84 mmHg,均匀性肥胖体型,颈软,甲状腺无肿大,心肺听诊正常,腹软,肝、脾未及,下腹部与大腿内侧未见紫纹,双下肢轻度凹陷性水肿。
请问:1. 该患者初步诊断是什么疾病?
　　　2. 你将为患者制订什么样的饮食和运动计划?
　　　3. 你给患者健康教育的内容是什么?

一、概　述

肥胖是人体代谢失调而造成体内脂肪,尤其是甘油三酯(三酰甘油)积聚过多而导致的一种状态。常用标准体重(即理想体重)和体重指数等方法来判断老年人是否肥胖。

粗略的标准体重估算公式为:男性标准体重(kg)＝[身高(cm)－100]×0.9,女性标准体重(kg)＝[身高(cm)－100]×0.85。实际体重超过理想体重的百分数为肥胖度,即肥胖度＝[(实测体重－标准体重)/标准体重]×100%。肥胖度＞10%~20% 为超重;肥胖度＞20% 为肥胖。

体重指数(BMI)是一种近年来国际流行的标准体重测量方法,是 WHO 推荐的国际统一使用的肥胖分型标准参数。其计算公式为:BMI＝体重(kg)/身高(m)^2。当 BMI≥28 时,为肥胖。

根据肥胖病因的不同,肥胖可以分为单纯性肥胖和继发性肥胖两大类。单纯性肥胖无明确病因,可能与遗传、社会环境、心理、饮食和运动习惯等因素有关,又称原发性肥胖,单纯性肥胖在肥胖中占99%。继发性肥胖是指由于其他疾病所导致的肥胖,仅占肥胖的1%。根据引起肥胖的原因,又可将继发性肥胖分为下丘脑性肥胖、垂体性肥胖、甲状腺功能低下性肥胖、库欣综合征导致的肥胖、性腺功能低下性肥胖等。医源性肥胖即有些患者的肥胖是服用了某些药物引起的,也归入继发性肥胖。本节主要介绍单纯性肥胖。

肥胖可引起高血压(肥胖者发病率为25%～55%)、糖尿病(肥胖者发病率为14%～20%)、冠心病(肥胖者发病率为10%～15%)、高脂血症(肥胖者发病率为35%～53%)、睡眠呼吸暂停(肥胖者发病率为10%～20%)、抑郁症(肥胖者中发病率为70%～90%)等,特别是肥胖达到病态性肥胖时(BMI>40),其死亡率会急剧增加。

二、护理评估

(一) 健康史、致病因素

护患交流时,注意患者有无焦虑情绪及自卑感,询问患者有无高血压、冠心病、糖尿病、睡眠呼吸暂停等肥胖的继发疾病。

(二) 临床表现

1. 症状和体征　除身体外形改变,还有活动不便、气喘吁吁、肌肉疲乏、关节疼痛以及水肿等表现。并发症表现:并发症不同其表现亦不同。合并糖尿病会出现血糖升高和"三多一少"的症状,即多尿、多饮、多食和体重下降。合并高血压时自觉头痛、眩晕、心慌等。合并冠心病可出现心慌、胸闷,情绪激动或劳累时,感到胸前区疼痛,并放射至左肩。合并睡眠呼吸暂停时,出现睡眠时响亮而不均匀的呼噜声,睡眠过程出现呼吸暂停、窒息感或反复夜间憋醒,导致晨起口干、头痛、头晕、睡觉不解乏,白天嗜睡、夜间睡眠不良、注意力不集中、记忆力减退等症状。

> **链接**
>
> **肥胖的分度**
>
> 当体重超过标准体重的10%时,称为超重。
> 当体重超过标准体重的20%时,称为轻度肥胖。
> 当体重超过标准体重的30%时,称为中度肥胖。
> 当体重超过标准体重的40%时,称为重度肥胖。

2. 心理、社会状况　肥胖的老人因活动不便、特殊体型不愿主动参与各种活动,而出现各种社交障碍。他们往往对自己的肥胖自惭形秽,甚至产生自我厌弃感,可导致焦虑、抑郁、负疚、自卑感等不良情绪,甚至产生对他人的敌意。有些肥胖者的心理负担可能表现为默写躯体症状,如头痛、胃痛、失眠等,但实际上他们并没有神经或身体上的疾病。

(三) 辅助检查

1. 体重指数(BMI)　BMI是国际卫生组织统一使用标准。计算公式为[BMI = 体重(kg)/身高(m)^2]。

2. 测量皮下脂肪厚度　人体脂肪常用测量部位为三角肌外皮脂厚度及肩胛角下。成人两处相加,男性≥4cm,女性≥5cm,即可诊断为肥胖。

三、护理诊断

1. 形象改变　与三酰甘油在体内不均匀分布有关。
2. 自卑、焦虑　与身体形态明显变化有关。
3. 躯体活动受限　与脂肪分布不均匀影响患者活动有关。
4. 潜在并发症　高血压、糖尿病、冠心病、高脂血症、睡眠呼吸暂停、抑郁症。

四、护理措施

1. 心理护理　老年患者体态臃肿,形象明显与他人不同,产生自卑感,并且运动明显受限,使老年患者不愿参加社会活动,拒绝与他人交往,而出现焦虑,甚至抑郁,因此医护人员应多与老年患者交流,表达其想法,并鼓励患者积极参加各种活动,建立个人自信。

2. 病情观察　观察患者日常饮食摄入量、运动情况,监测血压、心率、血糖、血脂等,注意患者体重是否减轻、有无并发症。

3. 饮食护理　每减少6.8kcal热量,体重可降低1g,因此控制饮食是关键,应将摄入的总能量限制在1500～2400kcal/d。膳食中避免高糖、高脂,饮食中减少主食及做菜用的食用油量,不吃零食、甜食、糕点、肥肉、油炸食品,多吃水果、蔬菜和富含膳食纤维的食物。优质蛋白是机体不可缺少的,可以多补充牛奶、蛋、鱼或植物性蛋白如大豆制品。还要改变饮食习惯,吃东西时细嚼慢咽,可以减慢营养物质吸收,控制能量摄入。饮食治疗目标是每月体重下降控制在1～2kg,6个月体重下降7%～8%,老年患者易耐受,又可坚持。

4. 运动护理　运动治疗联合控制饮食效果更好。运动时,肌肉组织对脂肪酸和葡萄糖的利用大大增加,使得多余的糖只能用来供能,而无法转变为脂肪而贮存。老年人可以根据自己的体力、喜好和习惯选择适合自己的锻炼项目，如快步走、慢跑、游泳、骑自行车、爬山、体操、太极拳、网球等，快步走、慢跑和游泳为首选。若腹部有多余脂肪者，可采用仰卧位上举腿、仰卧起坐、躯干体操等方法进行锻炼，时间每天一次，一次20分钟以上。每2周称一次体重，体重下降说明运动治疗成功。

考点提示：老年肥胖症患者的饮食护理和运动护理

链接

减肥注意事项

①控制饮食与体育锻炼必须相结合；②强化行为疗法，自觉长期坚持节食和运动；③体重下降不可过快，每月减少1～2kg；④减肥达标准体重后，可改用维持量饮食，并坚持体育锻炼；⑤若节食和运动效果不明显，常是进食量减少不够，或运动量不够大，或锻炼间断而造成的，应找原因，重新调整治疗方案。

五、健康指导

1. 健康宣教　向患者和家属宣传疾病的相关知识，充分认识肥胖对人体的危害，了解节食和运动对肥胖的作用，树立长期坚持治疗的理念。

2. 饮食指导　教会患者控制自己的饮食，提高自控力，一定要采用合理的饮食方法，做到每日三餐定时定量，每次饮食科学搭配，重在坚持，体重恢复到正常后可改用维持量饮食。

3. 运动指导　鼓励患者坚持运动锻炼，根据身体情况，学会自行制定运动项目、次数、时间等，并适时调整，可将每日运动情况记录成表，以督促自己坚持体育锻炼。

4. 行为习惯　养成良好的写日记习惯，把每日的饮食与运动情况详细记录下来，不仅对自己每日减肥细节进行前后比较，还可以监督自己坚持减肥，另外也可记录相关内容，如体重、喝酒、吸烟等。

5. 调整情绪　积极参加各种社会活动，保持心情舒畅，身心愉悦，良好的情绪能使体内各系统的生理功能保持平衡，对防治肥胖起一定作用。

小　结

肥胖是人体代谢失调而造成体内脂肪，尤其是甘油三酯（三酰甘油）积聚过多而导致的一种状态。体重指数（BMI）≥28时，为肥胖。常并发高血压、糖尿病、冠心病、高脂血症、睡眠呼吸暂停、抑郁症等疾病。护理诊断主要是形象改变、自卑、身体活动受限。护理措施主要为控制每日总热量摄入、加强运动、防止并发症等。健康教育主要是控制饮食、加强运动。

第9节　帕金森病患者的护理

案例8-8

患者，女，63岁。3年前出现左上肢不灵活，逐渐出现行走时左上肢不摆臂，左下肢拖步，未就医。2年前出现左上肢震颤，呈静止性震颤，紧张时加重，睡眠时消失。在某医院诊断为"脑梗死"，治疗后症状无好转（具体用药不详）。查体：面具脸、行动迟缓，行走时左侧不摆臂、拖步。四肢无肌肉萎缩，肌张力增高呈铅管样，指鼻笨拙，捏指、握伸功能下降。颅脑MRI未见异常。

问题：1. 该老年患者初步诊断是什么病？
　　　2. 你将实施什么护理措施？
　　　3. 该患者具体的康复护理有什么？

一、概　　述

帕金森病又称震颤麻痹，是一种常见锥体外系疾病，表现为患者动作缓慢，手脚或身体其他部分的震颤，身体失去柔软性，变得僵硬。最早系统描述该病的是英国的内科医生詹姆·帕金森，当时还不知道该病应归入哪一类疾病，称该病为"震颤麻痹"。帕金森病是常见的神经变性疾病，呈现出年龄越大发病率越高的趋势，60岁以上人群患病率达1%。

帕金森病病因仍不清楚。目前的研究倾向于年龄老化、遗传易感性和环境毒素的接触等综合因素。诸多因素引起中脑黑质神经元变性，使纹状体系统多巴胺的含量减少，抑制乙酰胆碱的功能降低，则乙酰胆碱含量相对增高，两者失衡便出现了震颤麻痹。

二、护理评估

（一）健康史、致病因素

询问患者家族中有无帕金森病患者，有无酗酒、外伤、过度劳累等与致病有关的危险因素。

（二）临床表现

1. 症状和体征

（1）静止性震颤：震颤往往是发病最早的表现，常从一侧上肢远端开始，以拇指、食指及中指为主，如同"搓丸样"运动，具有节律性，每秒钟4～7次。以后发展为仅于肢体静止时出现震颤，例如，在看电视时或者和别人谈话时，肢体突然出现不自主的颤抖，变换位置或运动时颤抖减轻或停止,称静止性震颤,这是帕金森病震颤最主要的特征。震颤在患者情绪激动或精神紧张时加剧,活动和睡眠时消失。

(2) 运动减少:由于上臂肌肉强直,写字逐渐变得困难,笔迹弯曲,越写越小,称小写症。

(3) 步态异常:行走时起步困难,一旦开步,步距缩短,躯干前倾,速度较快,称慌张步态。

(4) 肌强直:帕金森病患者的肢体和躯干变得僵硬,常感到某单侧肢体运动不灵活,有僵硬感,呈铅管样强直。面部肌肉强直,患者很少眨眼睛,双眼转动也减少,表情呆板,好像戴了一副面具似的,称面具脸(图 8-2)。

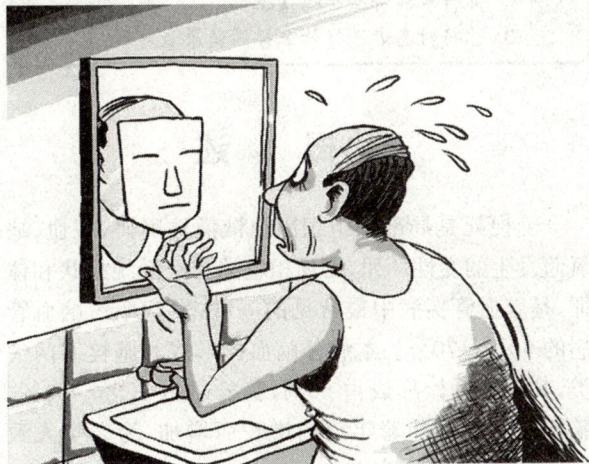

图 8-2 帕金森患者面具脸

2. 心理、社会状况 由于患者后期表现,严重影响了日常生活和工作,最终导致生活不能自理,心理上常有自卑感,产生失眠、焦虑、抑郁等表现。

(三) 辅助检查

1. 脑脊液检查 脑脊液中多巴胺的代谢产物含量降低。

2. 头颅 CT 可见皮质萎缩,侧室和第三脑室扩大。

链接

帕金森综合征

帕金森病不等于帕金森综合征。帕金森综合征常继发于某些神经系统疾病,包括脑血管病、脑外伤、颅内炎症、脑肿瘤,或是由毒物、药物所引起,故又把帕金森综合征称为继发性帕金森病。临床上帕金森综合征除了具有和帕金森病相同的症状,如运动迟缓、表情呆滞、肌张力增高、震颤等,往往还有原发病遗留的表现,如癫痫、偏瘫、头痛、共济失调、眼球运动障碍、言语不清、直立性低血压、痴呆等等。

三、护理诊断

1. 生活能力缺陷 与震颤、肌肉强直、运动减少有关。

2. 营养失调:低于机体需要量 与吞咽困难、饮食减少和运动能力减退有关。

3. 躯体移动障碍 与运动神经受损、随意运动减弱有关。

4. 有皮肤完整性受损的危险 与运动减少、长期卧床有关。

5. 潜在并发症 肺炎、跌伤、褥疮。

四、护理措施

1. 心理护理 老年患者生活受到限制,甚至基本的自理能力也会下降,使其失去生活自信,因此医护人员应经常和老年患者进行交流,不仅锻炼语言能力,而且增强自信,对疾病的治疗及康复有很大的帮助。

2. 生活护理 患者生活环境舒适、安静,保证其心理状态良好。患者应保持坐位进食、饮水,手颤抖严重者可帮助进食,食物要营养均衡、可口美味、制作精细;以植物油为主,少进动物油,少量多餐,适量进食海鲜,能提供优质蛋白和不饱和脂肪酸;多吃水果、蔬菜、高纤维食物,及时补充水分,防止便秘,保持大便通畅;对进食困难、饮水易呛者,根据医嘱给予静脉补充营养或鼻饲。鼓励患者做力所能及的事情,而有自理能力缺陷者应协助其完成。指导患者每天做主动运动 2~3 次,依据情况,也可进行被动运动,以防跌倒。

3. 用药护理 观察药效及其不良反应,抗胆碱药常用苯海索,青光眼禁用;服用左旋多巴注意有无胃肠道反应、心律不齐、剂末现象、开关现象及异动症等。

4. 预防并发症 老年患者体质较弱,居室应常通风,室内温度、湿度适宜,根据气候增减衣服,以增强抵抗力,预防感冒。起居严重受限的老年患者应做好皮肤护理,避免褥疮、尿便浸渍引起感染;并定时翻身、拍背,预防肺炎发生。根据具体情况进行有规律的主动活动和被动活动,加强肢体肌肉、关节的运动,减少骨关节的并发症。

5. 康复锻炼

(1) 放松和呼吸锻炼:在一个环境安静、光线暗淡的地方,取仰卧位,闭上眼睛,开始深而缓慢地呼吸。吸气时腹部鼓起,呼气时腹部放松,能感觉全身肌肉放松,每次 5~15 分钟,反复练习。也可取坐位,背靠椅背,全身放松,将两手置于胸前做深呼吸。

（2）面部、头颈部锻炼：帕金森病患者的特殊面容是"面具脸"，做面部动作的锻炼是必要的。可以对着镜子做微笑、露齿笑、撅嘴、皱眉、睁闭眼、鼓腮和吹哨的动作。患者颈部僵硬，往往呈前倾姿势，可采用头向后仰、向下压、左右转动、左右摆动等方法锻炼头颈部。

（3）四肢锻炼：可以做上肢、肩部、下肢的锻炼，手部锻炼和步态锻炼很重要。手部锻炼应常做掌指关节伸直、背屈的动作及反复练习握拳和伸指的动作。步态锻炼时患者双眼直视前方，身体直立，起步时足尖抬高，着地时先足跟再足尖，跨步慢而大，行走时双上肢做前后摆动，其关键是抬高脚和跨大步。

（4）平衡锻炼：双足分开25～30cm，向左右、前后移动重心，并保持平衡。躯干和骨盆左右旋转，并使上肢随之进行大的摆动，对平衡姿势、缓解肌张力有较好的作用。

（5）语言训练：由慢至快做张嘴闭嘴动作，反复做闭唇、撅唇动作；经常做舌的动作，如舌伸出和缩回、舌左右运动、舌尖绕圆形运动等；经常和家人、朋友或医护人员进行交流；可独自缓慢、大声或富有感情的朗读一段报纸、优美散文、诗歌等。

考点提示：帕金森病患者的康复锻炼

五、健康指导

1. 健康宣教　向患者和家属进行宣讲与本病相关的知识，如帕金森病的病因、治疗、护理等，使患者积极配合康复锻炼。

2. 坚持锻炼　指导患者加强颈面部运动、肢体活动及语言训练，重在坚持，根据需要可有人陪同，能保证老年患者的安全，并可矫正其锻炼姿势。

3. 注重饮食　患者的饮食非常重要，每天喝一杯牛奶或酸奶，蚕豆可以增强左旋多巴的药效。食物蛋白中一些氨基酸成分会影响左旋多巴的作用，因此需要限制蛋白质的摄入。尽量不吃肥肉、荤油和动物内脏，可用植物油烹调食物。

4. 自我监测　学会自我观察药物的不良反应，及时告诉医护人员调整治疗方案。

小　结

帕金森病是一种常见锥体外系疾病，表现为患者动作缓慢，手脚或身体其他部分的震颤，身体失去柔软性，变得僵硬。主要是由于中脑黑质神经元发生变性，老年人多见。临床表现为静止性震颤、运动减少、步态异常、肌强直。主要护理诊断有生活能力缺陷、躯体移动障碍、营养失调、有皮肤完整性受损的危险。康复锻炼、合理饮食、皮肤护理为主要护理措施。健康教育主要是坚持康复锻炼。

第10节　老年脑梗死患者的护理

案例8-9

患者，男，65岁。突发左上下肢无力2小时。2小时前，患者晨起发现左上下肢无力，左上肢不能持重物，左下肢行走费力，伴言语不清及头晕。无意识障碍、头痛、恶心及呕吐，无二便失禁。既往高血压20年，吸烟30年，每天15支，其父患有高血压及脑血栓。查体：血压160/95mmHg，神清，构音障碍，左面纹浅，伸舌偏左，左上下肢肌力Ⅳ级，左侧Babinski征阳性。

问题：1. 初步诊断是什么病？

2. 你将采取哪些护理措施？

3. 你将对患者进行什么样的健康教育？

一、概　述

脑梗死是局部脑组织因血液灌注障碍，缺血、缺氧而发生的变性坏死，出现相应的神经系统症状和体征，是脑血管疾病中最常见的一种，发病率占脑血管病的60%～70%。本病分脑血栓形成和脑栓塞两大类，其中脑血栓形成占60%，脑栓塞占15%～20%。脑梗死发病率随着年龄的增长而增加，为老年人致死、致残的主要疾病之一。

链接

脑卒中

脑卒中（Stroke）是脑中风的学名，是一种突然起病的脑血液循环障碍性疾病，又叫脑血管意外。是指脑血管疾病的患者因各种诱发因素引起脑内动脉狭窄、闭塞或破裂，而造成急性脑血液循环障碍，临床上表现为一过性或永久性脑功能障碍的症状和体征。脑卒中分为缺血性脑卒中和出血性脑卒中。缺血性脑卒中又称脑梗死。

老年脑梗死的危险因素有很多，主要包括几个方面：①动脉粥样硬化随增龄加重：动脉粥样硬化是老年脑梗死的根本原因。②疾病因素：如短暂性脑缺血发作（TIA），尤其是椎-基底动脉系TIA是老年人脑梗死的重要危险因素。③其他原因：高血压、糖尿病、高血脂、吸烟、冠心病、精神状态异常等也可引起老年脑梗死。

二、护理评估

（一）健康史、致病因素

注意询问患者有无高血压、冠心病、风心病、糖尿病、动脉粥样硬化等与脑梗死发病相关的因素。

（二）临床表现

1. 症状和体征

（1）脑血栓形成：5%老年人发病前有短暂性脑缺血发作史，起病较缓，多在休息或安静状态下发病，神经系统局灶性表现常在数小时或2～3日达高峰，多数患者无生命体征及意识障碍的改变。

（2）脑栓塞：在活动中突然发病，起病急骤，局限性神经损伤症状常在数秒至数分钟内发展至高峰。意识障碍较轻，但发生率高，神经系统体征表现不明显（图8-3）。

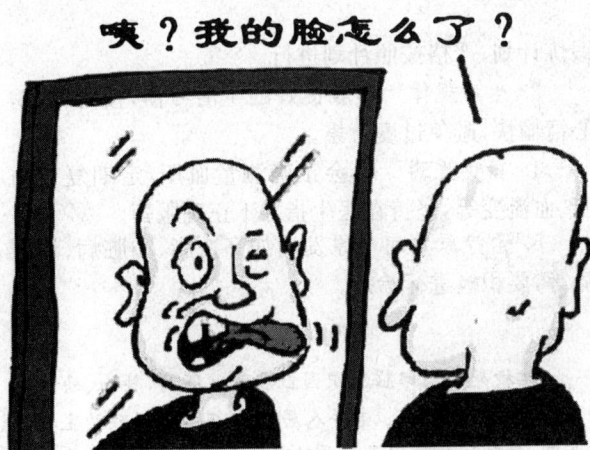

图 8-3　脑栓塞患者面部偏瘫

（3）无症状性脑梗死：多见于65岁以上的人群，其发生率可达28%。

2. 心理、社会状况　患者突然出现感觉与运动障碍、生活质量降低、担忧以后生活不能自理，常有情绪不稳、自卑，甚至恐惧等情绪。

（三）辅助检查

1. 脑脊液检查　多正常，大面积坏死时脑脊液压力增高。

2. 血液　血液流变学检查发现血黏度及血小板聚集性增高。

3. 超声　彩色多普勒超声检查（TCD）发现颈内动脉狭窄、动脉粥样硬化斑或血栓形成；超声心动图检查可发现心腔内附壁血栓。

4. CT 和 MRI　24～48小时后，脑 CT 可见低密度梗死灶；而 MRI 可在数小时内查出脑梗死病灶。

三、护理诊断

1. 躯体移动障碍　与锥体束受损致肢体瘫痪有关。
2. 自理能力缺陷　与瘫痪致肢体活动丧失有关。

3. 语言沟通障碍　与大脑优势半球、语言中枢受损和认知障碍有关。

4. 焦虑　与肢体失用、生活不能自理有关。

5. 有皮肤完整性受损的危险　与肢体瘫痪、长期卧床、意识障碍有关。

6. 有失用综合征的危险　与肢体失用及未及时进行肢体康复锻炼有关。

四、护理措施

1. 心理护理　老年人对疾病后遗症存在恐惧，瘫痪、失语导致自理能力下降，患者常因肢体功能障碍、活动受限、治疗效果不佳等原因出现焦虑、绝望等心理问题，因此在精神上应给予老年患者支持、安慰。鼓励、指导老年患者用非语言的方式表达自己的需求，帮助老年人正确处理面临的困难和心理困扰，增强战胜疾病的自信。

2. 一般护理　为患者创造安静、舒适的环境，有利于老年人身心健康，便于护理人员与老年人进行有效的交流。保持肢体功能位，侧卧时患肢向上，功能位摆放舒适，用枕头垫稳，床尾放硬物或沙袋将患足顶住防止足下垂，手心握皮球防止手指挛缩，患肢侧卧时翻身时间应缩短1小时。长期卧床老年患者要注意皮肤的护理，特别是翻身后被压一侧患肢的皮肤，在翻身前从上到下按摩1次，防止压疮。指导穿、脱衣训练应注意，穿衣服时先穿患肢、后穿健肢，脱衣服时先脱健肢、后脱患肢。老年患者在进食时应患侧向上，喂食后做口腔护理，喂食前或后2小时可以变换体位，避免吸入性肺炎。应低盐、低脂饮食，如有吞咽困难、呛咳者，可给糊状或半流质食物缓慢喂食，必要时鼻饲。

3. 用药护理　治疗措施主要包括溶栓、抗凝、降颅压，遵医嘱用药，注意药物副作用。使用溶栓剂、抗凝剂时注意有无皮肤黏膜出血倾向；甘露醇降颅压时，选择较粗血管，保证药物快速输入，尽量不选择患肢输液或注射。

4. 病情观察　定时监测患者生命体征，密切观察意识、瞳孔、肌力、肌张力的变化，注意血压过高或过低的情况，及时发现有无脑缺血加重征象，观察肢体瘫痪进展。

5. 康复训练

（1）语言功能训练：护理人员耐心倾听，仔细观察患者说话口形，善于猜测询问，鼓励患者说出需求和情感，并指导家人与患者多沟通，为患者提供语言表达机会，加强语言功能锻炼。

（2）运动功能训练：康复早期即对肢体瘫痪者做关节的被动运动，要循序渐进。若能及早坐起，可进行自主锻炼,如举臂、抬腿伸屈等活动,可锻炼肌力。之后尽早协助患者下床活动,先使用平行木练习站立、转身,后逐渐借助拐杖或助行器练习行走。需注意,行走前用三角巾或头巾悬挂手臂于胸前,防止其肿胀或塌肩。行走时,先健肢前移,后患肢,逐渐增加活动量与时间(图8-4～图8-6)。

(3)协调能力训练:主要训练肢体活动的协调性,原则是先训练近端肌肉的控制力,后训练远端肌肉的控制力,注意保证患者安全。适时进行日常活动训练,如用健手带患手做洗脸、梳头、更衣等锻炼,建立自信,稳步进行。

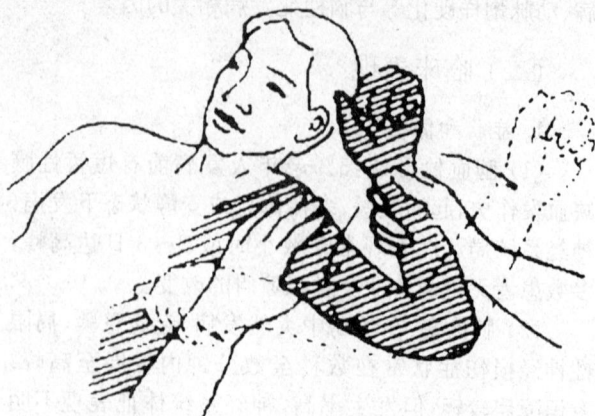

图8-6　肩关节内、外旋运动

锻炼计划,严格按照计划进行。

3. 生活规律　养成良好的生活习惯,按时作息,心情愉快,避免过度劳累。

4. 自我监测　学会正确测量血压,定期复查血脂、血流变等,坚持在医生指导下正确服药。

5. 治疗原发病　原发病如高血脂、心脏病、糖尿病等,要积极进行治疗。

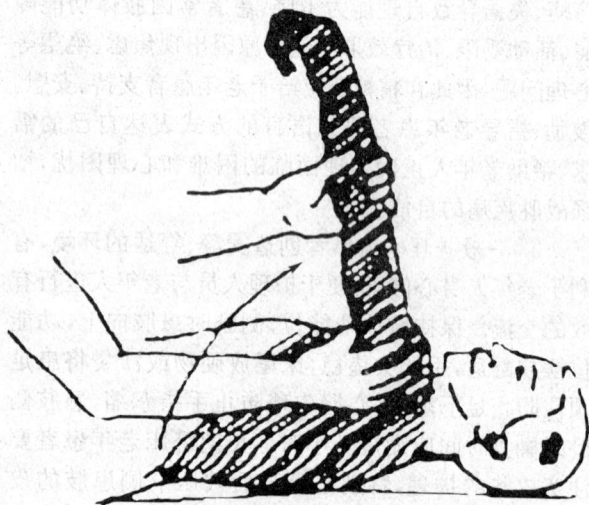

图8-4　肩关节屈曲运动

小　结

脑梗死是局部脑组织因血液灌注障碍,缺血、缺氧而发生的变性坏死。老年人居多,是其致死致残的主要疾病,动脉粥样硬化是主要致病因素。临床表现主要有脑血栓形成、脑栓塞两组症状。脑血栓形成起病缓、安静时发病、神经系统表现2～3日达高峰、意识多清楚,脑栓塞为活动中突然发病、起病急、神经系统症状明显、意识障碍轻。脑CT可见低密度梗死灶。护理诊断主要是躯体移动障碍、有失用综合征的危险。主要护理措施为语言功能训练、运动功能训练、协调能力训练、长期卧床者注意皮肤护理。健康教育主要是坚持肢体康复训练、生活规律、治疗原发病。

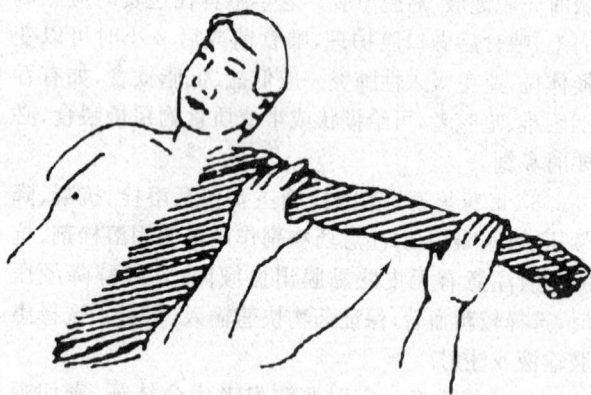

图8-5　肩关节外展运动

考点提示:老年脑梗死患者的康复训练

五、健康指导

1. 健康宣教　向患者和家属宣传疾病的相关知识,如疾病护理常识等,为长期康复护理做准备。

2. 坚持肢体康复训练　向患者和家属强调进行肢体康复锻炼的重要性,护患共同制定合理、规律的

第11节　老年骨质疏松症患者的护理

案例8-10

患者,女,68岁。腰背痛1月,加重2天。10年前诊断为"糖尿病",10年来通过饮食和运动治疗,血糖控制好。1月前感觉腰部和背部稍有疼痛,未重视,近2日加重来院就诊。月经初潮14岁,40岁闭经,曾经服用泼尼松治疗过敏。查体:驼背,身高152cm,年轻时身高158cm。

问题:1. 初步诊断是什么病?

2. 你所制订的护理措施有哪些?

3. 你将对患者进行什么样的健康教育?

一、概　述

骨质疏松症是一种以低骨量、骨组织微结构破坏,导致骨骼脆性增加及骨折危险性增高的代谢性骨病。本病分三大类:①原发性:分两型,即Ⅰ型(绝经后骨质疏松)和Ⅱ型(老年性骨质疏松);②继发性:常继发于内分泌或全身性疾病等;③特发性:老年人少见。

骨质疏松症是老年人的常见病、多发病,几乎所有的老年人都有不同程度的骨质疏松,严重并发症是骨折,发生骨折后易出现致残、致死,例如髋部骨折病死率可达10%~20%,致残率达到50%。随着我国老年人口的增加,骨质疏松症发病率处于上升趋势,在我国乃至全球都是一个值得关注的健康问题。骨质疏松症是一种多因素所致的慢性疾病,一般认为与遗传、激素、营养、生活方式和环境等因素有关。在骨折发生之前,老年患者常无特殊临床表现,女性多于男性,且常见于绝经后妇女和老年人。

链接

国际骨质疏松日

世界骨质疏松日于1996年由英国国家骨质疏松学会创立,1997年由国际骨质疏松基金会(IOF)赞助和支持,定于每年6月24日为世界骨质疏松日,其宗旨是为那些对骨质疏松症防治缺乏足够重视的政府和人民大众进行普及教育和信息传递。1998年世界卫生组织(WHO)开始参与并作为联合主办人,将世界骨质疏松日改名国际骨质疏松日,定为每年10月20日。

二、护理评估

(一) 健康史、致病因素

询问女性患者绝经时间,了解使用激素类药物情况,及是否有酗酒、吸烟、高糖高盐饮食、饮浓咖啡、光照较少等生活习惯。

(二) 临床表现

1. 症状和体征

(1) 疼痛:全身骨骼疼痛,以腰背痛多见,疼痛沿脊柱向两侧扩散。安静状态后、起身活动时出现,直立时后伸或久立、久坐后变换姿势时疼痛加剧,日间疼痛轻,夜间和清晨醒来时加重,弯腰、肌肉运动、咳嗽、大便用力时亦加重。

(2) 身长缩短、驼背:常在疼痛后出现身长缩短。脊椎椎体前部多由松质骨组成,是身体主要承重部位,负荷量大,容易压缩变形,形成驼背。老年人骨质疏松时椎体压缩,每个椎体缩短2mm左右,身长平均缩短3~6cm(图8-7)。

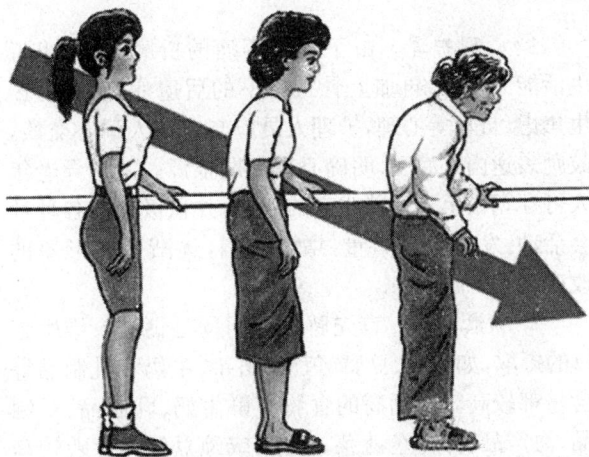

图8-7　身高随年龄的增长而减少

(3) 骨折:是最常见和最严重的并发症,以高龄(80岁以上)老年人为甚。常有诱发因素,如打喷嚏、弯腰、负重、挤压或摔倒等。胸、腰椎压缩性骨折时,胸廓畸形,使肺活量和最大换气量显著减少,患者往往出现胸闷、气短、呼吸困难等症状。

2. 心理、社会状况　老年患者腰背部疼痛已经影响了日常生活,再加上身长缩短更影响了外在形象,严重并发症骨折更使患者身心受到折磨,常表现为情绪不稳、易暴躁、易怒,与外界隔离,甚至抑郁。

(三) 辅助检查

1. 血钙、磷和碱性磷酸酶　在原发性骨质疏松症中,血清钙、磷以及碱性磷酸酶水平通常是正常的,骨折后数月碱性磷酸酶水平可增高。

2. 骨影像学检查　骨质减少(低骨密度)摄片时可见骨透亮度增加,骨小梁减少及其间隙增宽,横行骨小梁消失,骨结构模糊,但通常需在骨量下降30%以上才能观察到。通过X片可以早期发现骨折。

3. 骨密度检测　骨密度检测(BMD)是骨质量的一个重要标志,是骨折最好的预测指标。

三、护理诊断

1. 慢性疼痛　与长期骨质疏松时脊柱变形引起肌肉疲劳、痉挛有关。

2. 活动障碍　与骨骼疼痛、骨折致活动受限有关。

3. 自卑　与骨密度降低致身长缩短、驼背有关。

4. 潜在并发症　骨折。

四、护理措施

1. 心理护理　由于长期疼痛的折磨，老年患者生活能力下降，再加上骨折留下的后遗症，患者易产生焦虑、自卑等心理，护理人员应与老年人耐心交谈，鼓励表达内心感受，明确心理问题根源。并指导老年人可穿宽松上衣遮盖改变的形体，并积极参加各种社会活动，发挥个人力量，增强自信，逐渐适应形象的改变。

2. 饮食护理　首先解决的问题是钙、磷、维生素D的摄取，如蛋黄、豆腐、鱼肉、山芋、牛奶和乳制品等含量都较高。含钙高的食物有鲜牛奶、乳制品、豆制品、海产品、深绿色蔬菜、坚果、咸豌豆等。含磷较高的食物有炖鲫鱼、小杂鱼干、蛇肉、小鱼干、咸鱼干、大马哈鱼干等。含维生素D较高的食物有禽、蛋、肝、鱼肝油、熏大马哈鱼、沙丁鱼、鲣鱼罐头、咸鲣鱼等。可根据患者的嗜好自由选择搭配。

3. 休息与运动　在医护人员指导下尽力而为、适量活动，并制订合理的运动计划。每天散步，有助于保持骨骼强壮，减少跌倒机会。颈、腰椎退行性变的老年人学会使用支架、颈托、腰围及其他骨科器械。因疼痛而活动受限的老年人，应维持关节功能位，同时进行肌肉收缩训练，保持肌张力。可户外活动，多晒太阳，增强钙的吸收。

4. 减轻或缓解疼痛　骨质疏松症疼痛的根本原因与腰背部肌肉紧张、椎体压缩性骨折有关，故需卧床休息，放松腰部软组织和肌群，可使疼痛显著减轻。休息时卧于铺薄垫木板或硬棕床上，仰卧时头不可过高，腰下垫一薄枕。必要时使用紧身衣、背架等，限制脊柱活动。也可采用热水浴、按摩等方法促进肌肉放松。疼痛严重可使用止痛剂、肌肉松弛剂等药物，骨折者采用牵引或手术方法缓解疼痛。

5. 观察病情　观察骨、关节疼痛的部位、性质、持续时间等，疼痛与活动的关系，加重的诱因及缓解方法，关节活动受限的程度、对日常生活有无影响及有无知觉改变等。

6. 预防并发症　避免弯腰、负重、跌倒等情况发生，为老年人提供安全的生活环境或装备，如光线充足、地面铺防滑垫、卫生间和楼道安扶手、日常用品放在易取之处、穿防滑拖鞋、着装舒适等。对骨折的老年人每2小时翻身1次，定时保护、按摩受压部位，指导老年人进行正确的呼吸和有效咳嗽训练等。

7. 用药护理　目前治疗的药物主要有：①钙制剂：碳酸钙、葡萄糖酸钙等，不与绿叶蔬菜同用，防止降低钙的吸收；多饮水，防止泌尿系统结石和便秘。②钙调节剂：降钙素、维生素D和雌激素，注意观察有

无低血钙、甲状旁腺功能亢进的表现。③二磷酸盐：依替膦酸二钠、帕米膦酸钠、阿化膦酸钠等，应晨起空腹服用，同时饮水200~300ml，至少30分钟内不能进食或喝饮料，也不能平卧。

考点提示：老年骨质疏松症患者的护理措施

五、健康指导

1. 疾病知识　利用各种途径宣讲骨质疏松症的病因、机制、表现、治疗、预防等知识。

2. 日常活动　适度运动和户外日光照晒，每天进行，坚持不懈，对预防骨质疏松意义重大。日常活动时，避免过度用力，防止跌倒，可使用辅助工具来完成。

3. 饮食习惯　与老年人共同制定食谱，知道各种营养素如何搭配更合理，特别注意摄入含钙、磷、维生素D丰富的食物。

4. 正确用药　老年人可服用咀嚼的片状钙剂，饭前1小时及睡前服用，钙剂应与维生素D同服，并教会老年人对药物的不良反应进行观察。

小　结

骨质疏松症是一种以低骨量、骨组织微结构破坏，导致骨骼脆性增加及骨折危险性增高的代谢性骨病。老年人中以原发性骨质疏松最常见。临床表现以疼痛、身长缩短、骨折为主。影像学示骨透亮度增加，骨密度检测是主要检查方法。护理诊断有慢性疼痛、活动障碍等。护理措施主要是摄入含钙与维生素D丰富的食物、增加户外日照活动、预防骨折。

第12节　老年颈椎病患者的护理

案例8-11

患者，男，50岁。肩颈痛1周。1周前受风着凉后，患者感觉左侧颈根部、肩部、上臂疼痛，咳嗽、喷嚏时加重。查体：颈部僵硬，向右侧倾斜，活动受限，头颈后仰及向左侧旋转时疼痛加剧，颈部有压痛，左侧肩胛内侧缘、肩胛区与肩部均有压痛，并向左侧上肢放射。X线：颈曲有轻度侧弯，椎间孔变窄。

问题：1. 初步诊断该患者是什么病？

2. 你将为该患者采取哪些专科护理措施？

3. 你将对患者进行什么样的健康教育？

一、概　述

颈椎病是因颈椎间盘退行性变、颈椎骨质增生所

致脊髓、神经、血管损害的综合征，表现为颈肩痛，放射到头枕部或上肢，甚至出现双下肢痉挛，行走困难，以至于四肢瘫痪。据统计，颈椎病发病率随年龄升高而上升，多见于老年人。在颈椎病的发生发展中，慢性劳损是罪魁祸首，长期局部肌肉、韧带、关节囊的损伤，可引起局部出血、水肿，发生炎症改变，在病变部位逐渐出现炎症机化，并形成骨质增生，影响局部的神经及血管。

颈椎病的病因主要有：①颈椎间盘退行性变：是颈椎病的基本原因。由于椎间盘退变使椎间隙狭窄，关节囊、韧带松弛，脊柱活动稳定性降低，引起椎体、颈椎间关节、韧带等变性、增生、钙化，最后脊髓、神经、血管受到压迫而出现症状。②损伤：急性损伤可使原来已经退变的颈椎和椎间盘损害加重而诱发颈椎病；慢性损伤加速已退变颈椎病变过程而提前出现症状。③颈椎先天性椎管狭窄：老年人少见（图8-8）。

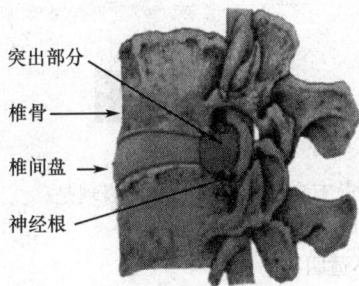

图 8-8　椎间盘突出

二、护理评估

（一）健康史、致病因素

询问患者有无长时间低头工作、躺在床上看电视、看书、高枕等工作、生活习惯，有无颈部大幅度运动及直接损伤等因素存在。

（二）临床表现

1. 症状和体征　由于颈椎病临床表现多样，主要有下列四型：

（1）神经根型颈椎病：在颈椎病中发病率最高（50%～60%）。开始多为颈肩痛，短期内加重，并向头枕部和上肢放射。皮肤可有麻木、过敏等感觉异常。一侧肩背部沉重感，上肢肌力下降、手握物无力、手指动作不灵活等。

（2）脊髓型颈椎病：颈痛不明显，而以四肢乏力，行走、持物不稳为最先表现。有的以上肢开始发病，向下肢发展；有的以下肢开始发病，向上肢发展。

（3）交感神经型颈椎病：交感神经兴奋时，表现为头痛或偏头痛，头晕伴恶心、呕吐；视物模糊、视力下降、心跳加速、心律不齐等。交感神经抑制时出现头晕、眼花、流泪、鼻塞等症状。

（4）椎动脉型颈椎病：患者表现为眩晕、头痛、视觉障碍、猝倒等症状。

2. 心理、社会状况　老年人肩颈部的疼痛已经严重影响到生活质量，若还有肌力下降，甚至瘫痪的症状，使老年人生活不能自理，需要他人协助完成，使老年人精神高度紧张，担心会给子女带来麻烦、变成累赘，易产生自责和恐慌的情绪。

（三）辅助检查

1. 影像学检查　X线表现为颈椎正常生理曲度消失或反张，椎间隙狭窄，椎管狭窄，椎体后缘骨赘形成，在颈椎的过伸过屈位片上还可以观察到颈椎节段性不稳定；CT可更清晰的观察到颈椎的增生钙化情况，对于椎管狭窄、椎体后缘骨赘形成具有明确的诊断价值；MRI可以清晰地观察到椎间盘突出压迫脊髓，用以明确手术的节段及切除范围。

2. 椎-基底动脉多普勒　检测椎动脉血流的情况，可以观察椎动脉的走行，对于眩晕为主要症状的患者来说鉴别诊断价值较高。

三、护理诊断

1. 疼痛　与颈椎间盘病变压迫神经根有关。
2. 生活能力缺陷　与肢体无力有关。
3. 知识缺乏　与老年患者对颈椎病认识不足有关。
4. 焦虑　与患者长期疼痛、肢体失用有关。
5. 有失用综合征的危险　与肢体无力、未及时进行肢体康复锻炼有关。

四、护理措施

1. 心理护理　老年人对反复发生的颈肩痛、甚至肢体无力、瘫痪等心存恐惧，因日常生活受限、不能自由运动，易产生焦虑情绪，因此在精神上安慰、鼓励老年人，建立老年人的自信，使之可以更好地配合医护人员进行治疗。

2. 生活护理　老年患者生活环境要舒适、安静，取仰卧位，重者去枕平卧，睡硬板床，采用低盐、低脂、清淡、易消化饮食。

3. 口服药物　非甾体消炎药、肌松弛剂及镇静剂均属对症治疗药物，长期使用可产生一定副作用，故宜在症状剧烈、影响生活及睡眠时才短期、交替使用，但不能从根本上治疗颈椎病。对于伴有四肢无力或麻木的患者来说，还可以使用神经营养药物辅助治疗，促进受压神经的恢复。

4. 牵引　正确有效牵引，可解除机械性压迫。注意牵引时的姿势、位置及牵引重量，并及时发现牵引过程中的反应，如是否有头晕、恶心、心悸等。正确应用理疗、按摩、药物等综合治疗，以解除病痛。

5. 颈部护理　正确进行头颈功能锻炼，坚持每日定时颈部活动锻炼，方法为前、后、左、右活动及左、右旋转活动，速度适中，不能过快。另外可做两手捏橡皮球或毛巾的训练，以及手指的各种运动训练。颈椎病患者注意休息，劳逸结合，避免头颈部受重及剧烈活动，睡硬板床，睡觉时或天凉时注意肩颈部保暖，避免长时间埋头做一件事情，不要总是让颈椎处于弯曲状态，需定时改变头颈部体位，可抬头向四周各方向适当地轻轻活动颈部。伏案工作不宜一次持续很长时间，若≥2小时，则难以使颈椎椎间隙内的高压在短时间内得到有效的恢复缓解，这样会加重颈椎退变。

6. 病情观察　非手术治疗过程中注意疼痛性质、肢体麻木无力的变化，定时监测体温、脉搏、呼吸、血压，应注意长期卧床患者并发症的预防。经常用50％红花乙醇溶液按摩患者骨突部位，如骶骨、尾骨、足跟处、内外踝等，按摩上、下肢肌肉，鼓励患者主动加强各关节活动。

考点提示：老年颈椎病患者的专科护理

链接

颈椎病的手术治疗

　　对颈椎病诊断明确，神经根压迫症状严重，保守治疗无效，或反复发作，或症状进行性加重者应采取手术治疗。主要手术方法有以下两种：①颈前路手术：即在颈部前面进行的手术，目前大部分颈前路手术都是微创技术，手术切口小，术后恢复快。②颈后路手术：即从颈部后方进行的手术，主要通过切除全部或部分后方的椎板来达到间接减压的目的，手术风险比前路要小，暴露简单，对于颈椎本身生理曲度存在的患者来说疗效较好。

五、健康指导

1. 健康宣教　把颈椎病的相关知识向患者和家属进行宣传，让患者认识到预防的重要性、使疾病的治疗能有效进行，从而减少复发。

2. 坚持锻炼　特别要进行瘫痪肢体的锻炼，重在坚持，制定康复锻炼计划，严格按照计划进行。

3. 生活规律　养成良好的生活习惯，如在工作空闲做头颈部运动、避免高枕睡眠、避免睡席梦思等

软垫床、注意颈肩部保暖、避免过度疲劳、坐车时不打瞌睡避免急刹车时头颈受伤等。

4. 自我观察　患者学会正确观察一侧肢体是否无力、是否感觉异常等，如果发现及时就医。

小　结

　　颈椎病是因颈椎间盘退行性变、颈椎骨质增生所致脊髓、神经、血管损害的综合征，表现为颈肩痛，放射到头枕部或上肢，甚至出现双下肢痉挛，行走困难，以至于四肢瘫痪。与颈椎间盘退行性变有关，多见于老年人。临床分四型：神经根型、脊髓型、交感神经型、椎动脉型，神经根型颈椎病发病率最高。临床表现主要为颈肩痛、皮肤麻木、四肢乏力、行走持物不稳、头痛、眩晕。护理诊断主要为疼痛、生活能力缺陷、知识缺乏、有失用综合征的危险。主要护理措施是注重颈部护理、有效进行牵引。

目标检测

A₁ 型题

1. 最能提示慢支合并肺气肿的临床表现是（　　）
　A. 咳嗽、咳痰加重
　B. 胸痛不适明显
　C. 厌食、恶心、呕吐
　D. 烦躁、焦虑
　E. 逐渐加重的呼吸困难

2. 原发性高血压患者每日摄钠量不应超过（　　）
　A. 2g　　　　　　　　B. 4g
　C. 5g　　　　　　　　D. 8g
　E. 10g

3. WHO 提出的高血压诊断标准为（　　）
　A. ≥120/80mmHg　　B. ≥130/85mmHg
　C. ≥140/90mmHg　　D. ≥150/90mmHg
　E. ≥160/95mmHg

4. 心绞痛发作时首要的护理诊断是（　　）
　A. 恐惧　　　　　　　B. 胸痛
　C. 心排血量减少　　　D. 自理能力缺陷
　E. 组织灌注量不足

5. 急性心肌梗死患者发病 48 小时，要求到厕所大便，护理人员应该（　　）
　A. 用开塞露后再去
　B. 先给缓泻药再去
　C. 如无便秘可去
　D. 指导床上使用便盆
　E. 嘱咐家人陪同

6. 肾盂肾炎最常见的感染途径是（　　）
　A. 血型感染　　　　　B. 直接感染
　C. 淋巴道感染　　　　D. 上行感染

E. 临近器官组织炎症的蔓延

7. 糖尿病患者控制饮食的主要目的是（ ）
   A. 预防各种并发症
   B. 降低血糖的浓度
   C. 防止水、电解质紊乱
   D. 减少热量，防止肥胖
   E. 保持大便通畅

8. 脑血栓形成护理评估不正确的是（ ）
   A. 可有发声障碍
   B. 有动脉粥样硬化病史
   C. 晨起出现半身不遂
   D. 有严重的意识障碍
   E. 安静状态下发病

9. 下列哪些是帕金森病最早期表现（ ）
   A. 肌肉强直   B. 静止性震颤
   C. 运动减少   D. 体位不稳
   E. 偏瘫

A₂ 型题

10. 患者，男，78 岁。慢性咳嗽、咳痰、气短十多年，肺功能检查：残气量增加，残气量占肺总量比值为 40%，最可能的诊断是（ ）
    A. 自发性气胸   B. 肺结核
    C. 支气管哮喘   D. 阻塞性肺气肿
    E. 肺心病

11. 患者，女，70 岁。冠心病心绞痛发作，护理措施错误的是（ ）
    A. 少量多餐，不宜过饱
    B. 注意保暖，室温不宜过低
    C. 戒烟
    D. 高热量饮食
    E. 发作时就地休息

12. 患者，68 岁。有吸烟史，较胖，血压 150/95mmHg，下列健康教育哪项是错误的（ ）
    A. 适量运动   B. 控制血压
    C. 戒烟   D. 高热量、高糖饮食
    E. 保持情绪稳定

13. 患者，女，患急性心肌梗死入院，入院后病情平稳，未出现并发症，第一周正确的护理措施是（ ）
    A. 进食、洗漱由护理人员协助
    B. 高热量、高蛋白饮食
    C. 大小便由人扶至厕所
    D. 乙醇湿化给氧
    E. 床上伸展四肢

14. 患者，女，67 岁。急性心肌梗死出院后，护理人员对其进行健康教育不恰当的是（ ）
    A. 自觉戒烟
    B. 合理饮食
    C. 随身携带保健盒
    D. 于心肌梗死后第一周进行室内锻炼
    E. 定期复查

15. 患者，男，69 岁。有糖尿病史 12 年，近 3 月发现视力模糊，入院查血糖：餐后血糖是 15mmol/L，该患者可能是患有（ ）
    A. 黄斑变性
    B. 老花眼
    C. 角膜溃疡
    D. 糖尿病视网膜病变
    E. 动脉粥样硬化

16. 患者，男，70 岁。糖尿病史 7 年，通过饮食治疗效果不理想，建议增加运动疗法，护士在指导进行有氧运动时，心率应控制在（ ）
    A. 100 次/分   B. 110 次/分
    C. 120 次/分   D. 130 次/分
    E. 140 次/分

17. 患者，女，65 岁。165cm，体重为 80kg，该老人属于（ ）
    A. 超重   B. 轻度肥胖
    C. 中度肥胖   D. 重度肥胖
    E. 超重度肥胖

A₃ 型题

（18、19 题共同题干）

患者，男，76 岁。因慢阻肺合并急性感染入院，护理体检：神情合作，气促，痰黄黏稠，不易咳出，不能平卧。

18. 对此患者需要吸氧，浓度为（ ）
    A. 35%～39%   B. 25%～29%
    C. 30%～35%   D. 25%～30%
    E. 20%～30%

19. 对此患者采取下列哪种措施排痰最好（ ）
    A. 帮助翻身、拍背
    B. 雾化吸入
    C. 指导有效咳嗽
    D. 体位引流
    E. 吸痰

（20～23 题共同题干）

患者，男，67 岁。患 2 型糖尿病 6 年。患者于晨起锻炼时，突然出现出汗、心悸，强烈饥饿感，随即昏迷。路人马上拨打 120 急救。

20. 该患者可能出现了（ ）
    A. 急性左心衰竭
    B. 糖尿病肾病
    C. 糖尿病酮症酸中毒
    D. 高渗性非酮症糖尿病昏迷
    E. 低血糖昏迷

21. 护理人员到场后，首要的抢救措施是（ ）
    A. 纠正酸中毒
    B. 用呼吸兴奋剂
    C. 静脉注射 50% 葡萄糖溶液
    D. 注射胰岛素
    E. 注射肾上腺素

22. 糖尿病患者在运动疗法中,错误的是(　　)
　　A. 餐后1小时　　　B. 餐后2小时
　　C. 餐后半小时　　　D. 餐后即可
　　E. 餐前1小时

23. 使用胰岛素时,说法错误的是(　　)
　　A. 剂量准确

B. 应经常更换注射部位

C. 胰岛素使用期间应放在＜28℃常温下

D. 长、短效胰岛素合用时应先抽长效,再抽短效

E. 胰岛素皮下注射必须使用专用注射器

（刘新平　刘　凯）

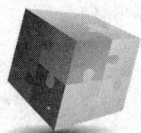

第9章 临终关怀

患者，男，70 岁，农民。三年前因吞咽有哽咽感，到医院检查，诊断为食管癌。手术治疗后，又进行了化疗，恢复后还能从事一些农活。半年前感到呼吸困难，情绪烦躁不安，到医院检查后，有胸水，是癌肿肺转移，身体状况不佳，住院后医生将胸水抽出，进行了抗感染治疗等，害怕身体承受不了其他化疗等抗癌疗法。老人感觉好转，不愿意在医院，吵着要求回家，责备孩子"你们就让我死在医院里"。老人有五个儿女，有的孩子感到现在经济条件很好，让住院继续化疗，看是否能延长寿命；有的觉得害怕化疗加快老人死亡，希望去临终关怀医院，让老人在生命的最后，有医护人员照顾，生活得舒服点，心理平静愉快，顺其自然。

问题：1. 你作为专业人员认为老人的孩子应该让老人住在哪里较好。

2. 老人现在处于什么状态？心理上处于什么期？

3. 假如住进临终关怀医院对老人的护理理念是什么？

4. 我们应怎样护理这位老人？

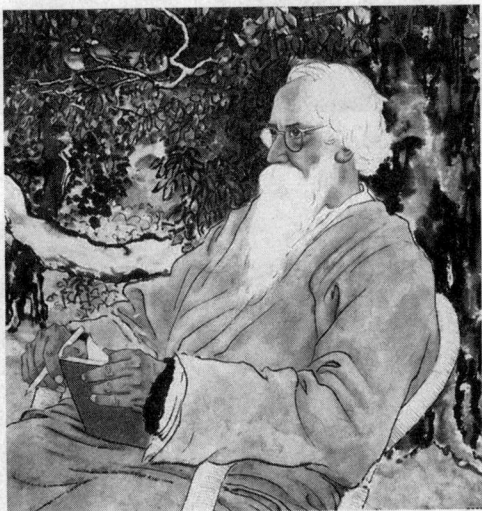

图 9-1 临终老人

生老病死是人生的自然规律，人最宝贵的是生命，出生是生命的第一站，给人带来生机与活力，临终则是生命的最后阶段，换句话说每个人都要经历一个临终状态。老年人由于正常的衰退，或者再患有疾病，即将步入此过程。老年人虽然认识到要顺其自然，但都害怕面对死亡，而又必须面对，不可避免，所以，对处于临终状态的老年人，适时给予必要的临终关怀，解除痛苦，树立正确的人生观和死亡观，使他们有尊严地、宁静安然地走完人生的最后旅程，如印度近代诗人泰戈尔说："生似夏花之绚烂，死如秋叶之静美"。正是临终关怀的宗旨（图 9-1）。

第 1 节　临终关怀的发展

一、临终关怀的概念

临终关怀（hospice care）又称善终服务、宁养服务、安宁照顾、安息所等。是向临终患者及其家属提供一种全面的照料，包括生理、心理、社会等方面，使临终患者生命得到尊重，症状得到控制，生命质量得到提高，家属的身心健康得到维护和增强，使患者在临终时能够无痛苦、安宁、舒适地走完人生的最后旅程。

临终关怀不追求猛烈的、可能给患者增添痛苦的或无意义的治疗，但要求医务人员以熟练的业务和良好的服务来控制患者的症状。

二、临终关怀的兴起和发展

临终关怀（hospice）一词，始于中世纪，现已成为国际通用的术语。当时，是用来做朝圣者或旅客中途休息，重新补足体力的一个中途驿站，现引申其义，用来指一套组织化的医护方案，帮助那些暂停于人生路途最后一站的人。现代意义的临终关怀始于 20 世纪 60 年代，英国圣约瑟安宁院的一位护士西塞莉·桑德斯女士，在长期工作中看到濒死患者的痛苦景象，心情很沉重，一位癌症患者经历剧烈疼痛而死去，留下 500 英镑当作基金，劝她将来设立一所更人性化的 hospice，于是她着手研究如何使患者舒适地度过这一阶段。后来她发奋读书，先后获得医学学士学位和社会学学士学位，把护理学、医学、社会学等结合起来，创建了临终关怀学，用临终关怀的知识积极为临终患者服务。1967

年,她在伦敦创办世界第一个现代临终关怀机构:圣·克里斯多佛临终关怀院,被誉为"点燃了临终关怀运动的灯塔",标志着现代临终关怀运动的开始。继英国之后,美国等60多个国家和地区相继发展临终关怀服务,1976年,西希里·桑德斯协助美国成立了一所美国新港临终关怀院。1990年后,亚洲的部分国家和地区成立了临终关怀机构。世界上较著名的临终关怀机构除了英国圣·克里斯多佛临终关怀院,美国新港临终关怀院,还有加拿大皇家维多利亚安息护理病区(1975年)、日本淀川基督教医院附设临终关怀机构(1984年)。如今,美国国家临终关怀组织在50个州正在运行和计划之中的临终关怀计划超过3100个,近年来,临终关怀运动在全世界又有了长足发展,成为社会医疗卫生保健体系的重要组成部分。

临终关怀事业开始进入了全面发展时期。并经多年筹备,创刊《临终关怀杂志》,以推动临终关怀事业的进一步发展(图9-4)。

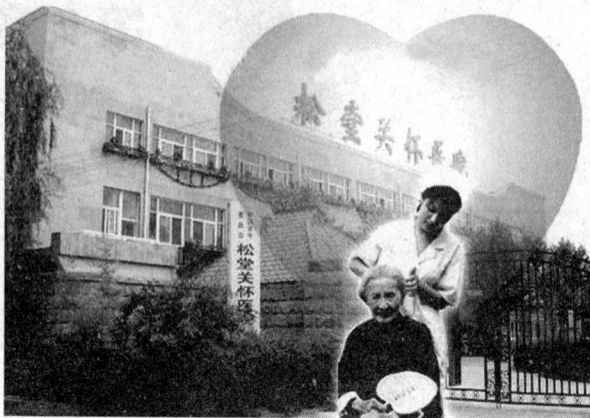

图9-2　北京松堂关怀医院

三、我国临终关怀的发展现状

(一)我国临终关怀的发展现状

1988年8月,我国第一个研究死亡的机构——天津临终关怀研究中心在天津医学院成立,之后,中国心理卫生协会临终关怀专业委员会和临终关怀基金会也相继成立。1988年上海创建了第一个临终关怀机构——南汇护理院,1992年,北京市接收濒危患者的松堂医院正式成立(图9-2~图9-3)。多年来,临终关怀医院在上海、北京、安徽、西安、浙江、广州等许多城市纷纷涌现,我国的临终关怀事业正在不断发展。我国临终关怀事业发展大体经历了三个阶段,即理论引进和研究起步阶段、宣传普及和专业培训阶段及学术研究和临床实践全面发展阶段(图9-4)。

1991年3月,临终关怀研究中心召开了"首次全国临终关怀学术研讨会暨讲习班"。在此基础上,又先后举办了五期临终关怀讲习班。其中包括两期"中美临终心理关怀研习班"和"中英临终关怀研习班"、"93北京临终关怀国际研习班"等,并在天津、北京、西安、武汉、唐山、青岛、烟台、庐山等地举办临终关怀学术报告会或临终关怀系列讲座,先后有近2000名从事医疗、护理、心理等方面工作的人参加,从而促成了临终关怀事业队伍在中国的形成和发展。1992年5月,经国家科委批准,天津医学院与美国东西方死亡教育研究学会联合在天津举办"首届东方临终关怀国际研讨会",卫生部长陈敏章等领导出席会议并讲话,他对临终关怀事业给予充分肯定,认为这次会议应载入中国卫生事业发展的史册。卫生部决定将其纳入全国医疗卫生工作发展规划。国际研讨会之后,临终关怀机构如雨后春笋在全国很多省市建立,中国

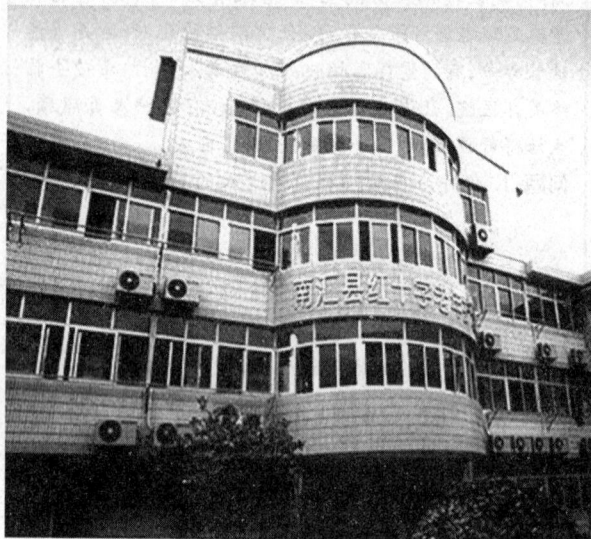

图9-3　上海南汇老年护理院

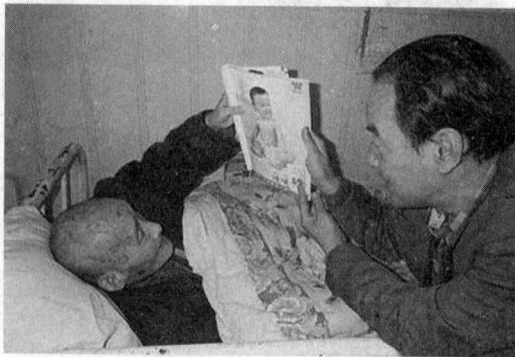

图9-4　临终老人的生活

(二)美国临终关怀对中国的启示

1. 人口老龄化有对临终关怀的需求。

2. 在发展临终关怀机构的过程中,既要注意多渠道,又要注意其福利性,更需要由政府出面组织发展。

3. 濒死患者需要多方面的服务,临终关怀将家庭成员的工作转移到社会,使照料工作社会化,实质是将家庭责任转由社会来承担。

4. 临终关怀的制度化,美国临终关怀已经走上制度化道路,临终关怀服务大部分纳入到医疗保险之中,从而扩大临终关怀服务的覆盖面,使得更多的患者享受这一福利。

5. 承认死亡,承认医治对某些濒死患者是无效的客观现实,通过对他们提供舒适的照料来替代卫生资源的无谓消耗,实质上体现了对患者及大多数人真正的人道主义精神。

(三) 影响我国开展临终关怀的原因

1. **孝观念的制约** 生命不息,治疗不止。在现行的医疗制度下,国内医生对治疗无望的患者没有决定放弃治疗,实行临终关怀的权力。大部分临终患者及家属不愿放弃治疗,仍希望有转机;家属也认为只有用药到最后一刻才是孝,才不后悔,很多患者及家属不愿接受宁养疗护。

2. **经济条件的制约** 许多患者在治疗期间花费了所有的积蓄,宁养疗护费用没有被社会医疗保障机构纳入保障范围内,费用需自己承担,很多人无支付宁养服务费的能力。

3. **伦理环境的制约** 北京两所三甲医院的医护人员进行死亡观的调查显示,能公开谈论死亡的仅占37%,多数人认为晦气、不吉利。百姓认为临终关怀院就是火葬场的前期,感到晦气。人们不能接受在一定程度上制约了临终关怀事业的发展。

4. **临终关怀服务质量有待提高** 其实临终护理可大量节约国家、社会、家庭的财力、物力和人力,老人享受善始善终,是夕阳人的朝阳事业,只要从教育开始,让人们接受良好的死亡教育;只要我们坚持身体力行,让国家、社会、家庭和老人感受到临终关怀的确实好处;只要电视媒体积极介入宣传,政府、保险公司投入经济支持,临终关怀护理事业一定能更好地发展。

临终关怀不仅是社会发展对生命尊重的体现,也是人口老龄化社会的需要和社会文明进步的标志。相信在不久的将来,随着国民文化素质的提高和多元文化的影响,会有更多的人投入到临终关怀事业,也会有更多的国民接受临终关怀服务。

第2节 临终关怀的内涵

一、临终关怀的理念

> **链接**
>
> 你是重要的
> 因为你是你
> 即使活到最后一刻
> 你仍然是那么重要
> 我们会尽一切努力
> 帮助你安然逝去
> 但也会尽一切努力
> 让你活到最后一刻
> ——临终护理之母 桑得斯博士

(一) 以治愈为主的治疗转变为以对症为主的照料

关注护理而非治疗,在医疗无能为力的情况下,护理更显示出其独特的主导性,对于临终关怀,护理的重点也从生理上转移到心理、社会、精神等方面,这给护士的理论知识也带来巨大的挑战。要求我们扩大知识面,加强心理学、社会学等方面的理论学习。

(二) 以延长患者的生存时间转变为提高患者的生命质量

生命质量是生命伦理学的一项基本要素,对生命质量进行医学评价,并将评价结果应用于治疗方案的选择中,这是生命伦理学在医疗实践中的一项具体应用。"注重生命质量"的提出,无疑反映了护理模式的转变。

(三) 尊重临终患者的尊严和权利

临终患者只要没有进入昏迷状态,就仍有思维、意识、情感,仍有个人的尊严和权利。医护人员应注意维护和保持人的价值和尊严,在临终照料中应允许患者保留原有的生活方式、尽量满足其合理要求、保留个人隐私权利,参与医护方案的制订等,协助患者安静地、有尊严地死去。

(四) 注重临终患者家属的心理支持

去者能善终,留者能善留,患者安静地、有尊严地死去,是临终关怀的结果,但不是终点。古语曰:死者何辜,生者何堪? 对于所爱的人的死去,我们由震惊而哀恸、绝望,对已故者的感觉由悲转怒,进而出现抑郁等强烈过度的哀伤。所以我们也不能忽略对患者家属的抚慰。

（五）尊重生命

我们顽固地用高科技的呼吸机、起搏器等强拉硬拽着的生命是否值得尊重呢？热爱生命是否就意味着义无反顾地拒绝死亡呢？这是我们实实在在面临的伦理彷徨。

完整的生命过程应包括死亡过程，这是不容置疑的客观事实。试想，如果没有死亡，人口数量无限制增长，地球资源被吃光用尽，人类还能生存发展吗？因此，死亡的不可避免是人类延续的必要条件，从这个意义上讲，死亡是伟大的。所以，完整的尊敬生命应包括尊敬死亡。尊敬死亡是我们迈出的第一步，它属于死亡教育的一部分。

考点提示：临终关怀的理念

二、临终关怀的目的

1. 以照护为主。
2. 尊重患者的权利与尊严。
3. 重视患者的生命质量。
4. 保护和增强临终患者家属的身心健康。

三、临终关怀与安乐死的联系与区别

1. **联系**　在患者死亡前，尽可能地减少其躯体及精神上的痛苦。
2. **区别**　安乐死强调死的尊严，快速停止生命，去除痛苦。临终关怀强调有限的生命活得有尊严、既不促进也不延迟患者死亡。

> **链接**
>
> **安乐死的定义**
>
> 原意是指安逸地死去，快乐的死亡，有尊严的死亡。患不治之症的患者在垂危的情况下，由于精神和躯体极端痛苦，在患者和亲属的要求下，经医生认可，用人道方法使患者无痛苦的结束生命的过程。日本、瑞士等国和美国的一些州通过了安乐死法案。我国至今尚未为之立法。

四、临终关怀的主要内容

临终关怀是一门涉及医学、护理学、社会学、心理学、伦理学等诸多学科的新兴交叉学科，但它有其独特的研究对象（即临终患者的生理、心理及照护）和发展规律，其发展是以人的意志为转移的。

临终关怀作为一种新的医疗服务，弥补现行医疗保健体系忽视临终患者需求的缺陷，符合人道主义精神和人类生命发展的需求，从而使医疗保健体系更趋完美。其主要内容包括以下三个方面。

（一）对症处理疼痛等，减轻患者痛苦

常见慢性疾病患者临终前的痛苦主要来自肉体和精神两个方面。临终关怀对躯体疼痛的处理原则是以患者无痛苦为目的，基本不控制止痛剂的使用。对精神上的痛苦，通过医生、护理人员及家属齐心协力，主动倾听患者诉说，而后根据患者心理状况予以解脱，使其安度余生。

（二）美化生活环境，慰藉患者心灵

临终作为人生的最后阶段，关怀的目的是实现"优死，安乐"，因而，临终关怀十分注重患者的生活美化，使其在"有生之年"活得更逍遥自在。美化生活环境主要包括温暖舒适，整洁明亮，气味宜人等诸多方面。另外，要对患者进行心理护理，使其适应并接受死亡是生命正常发展过程这一事实，可以通过佛教法师进行"临终助念"，念佛往生形式等，解除心理压力和痛苦，安然祥和地告别人生。

> **链接**
>
> **临终助念**
>
> 临终助念的功德意义包括下面六方面的内容：一、悲苦交集，极需助念；二、临终修善，闻名灭罪；三、亲见往生，坚固信愿；四、现前有缘，随之度脱；五、弘法利生，移风易俗；六、送人往生，送人成佛。
>
> 临终助念的基础理念包括：一、万法无常，生必有死：无常是万事万物的变化规律。并对亡者地水火风四大分解的过程和相状进行剖析；二、死后再生，相似相续；三、因缘果报，生死流转；四、六道轮回，净土为归。

（三）加强关怀照顾，安抚患者家属

患者临终前后，其亲属也将承受巨大的痛苦和折磨，因此，安抚照顾患者家属同样是临终关怀的工作内容。一方面，通过对患者的关怀照顾，使家属的心理得到安慰，另一方面要使家属尽早对患者的病情进展及预后有一个正确的了解和认识，在有充分心理准备的基础上，积极主动地配合医护人员，完成对患者的临终关怀，并共同努力料理后事，从而使患者"善终"，使亲属"好生"。

五、临终关怀的组织形式

（一）独立临终关怀医院

临终关怀院一般都不大，所设置床位一般为30～50张，因为大多数临终患者的预期生命一般不会超

过6个月,新住院者和死亡出院的轮换较快。像英国伦敦的圣·克里斯多佛临终关怀院,设置床位也不过40多张,另外,加拿大多伦多的艾滋病患者的临终关怀院、香港的白普理疗养中心等也是独立的临终关怀院。设施像宾馆一样,有精心设计的庭院、繁茂的草木、花香鸟语、会客厅、美容、美体室;居室的摆设、装饰、卫生间设置家庭化,给人感觉非常温馨;专业医护人员针对患者不同需要给予周全照顾,患者在很舒适的环境度过余生。但运作成本较贵。

(二)居家服务

居家服务即家庭病床,美国、加拿大主要是这种形式,在临终关怀中心的医生、护士、心理咨询人员、志愿者(义工),有组织地每人负责若干居家的临终患者,定期巡诊送药。虽然服务不全,但项目费用可供选择,适宜家境不宽裕的患者。

(三)在医院或护理院中设病区或科

在我国临终关怀事业发展以来的前十年,都是以这种形式进行工作的。综合医院有的设临终护理病房,或者现代老年公寓中设有宁养区,如天津医科大学第二医院中开设的"内科五组病房",后改名为"中西结合病房",天津市第一中心医院的"疗养院病房",北京东方医院的"顾养院病房"。又如北京朝阳医院的临终关怀病区,松堂医院的临终关怀病房,上海南汇老年护理院中的临终关怀病房,上海的许多街道医院内设临终关怀病房等。服务的覆盖面广,城镇很多临终患者从此走向生命终点。优点是医护服务专业周到,缺点是心理服务与社会服务的内容仍有欠缺。

考点提示:临终关怀的组织形式

六、临终关怀医院的特点

1. 对象 主要对象是临终患者,需要更多的身心照顾。

2. 方法 以临终患者为中心的整体照护,不以治疗疾病为主,而是支持、控制症状、减轻痛苦、姑息治疗、心理安慰等。

3. 目的 不以延长患者的生存时间为主,而以提高临终患者临终阶段的生命质量为宗旨。

4. 病房设置 充满了家庭式的温暖及关怀。

5. 服务时间 24小时的全天候服务。

七、临终关怀的基本原则

1. 适合社会经济发展原则 以照护为主,适合我国国情。

2. 全方位照护原则 对象不仅是患者,而且还有家属;内容不仅包括患者生前的全面照护和对家属的身心关怀,还要帮助及指导其处理社会事件及居丧照护,如保险赔偿等。

3. 人道主义原则 对临终患者实施临终服务,同时向临终患者及家属提供精神、心理和社会支持。

4. 适度治疗原则 姑息治疗为主,不追求猛烈的、可能给患者增添痛苦的或无意义的治疗。护理的重点也从生理上转移到心理、社会、精神等方面。

第3节 临终患者和家属的护理

一、临终的概念

临终又称濒死,是指各种疾病和损伤造成人体主要器官趋于衰竭,患者接受对症和姑息治疗后,虽意识清楚,但病情加速恶化,各种迹象显示生命即将结束。

临终关怀就是帮助临终患者"优死"和家属"好生",使患者死的无憾、家属活得无虑的一种医疗服务及其他社会方面的服务。老年人是临终患者中的主要部分。老人是家庭和社会的功臣,怎样使临终老人身心无痛苦地、平静地死亡,是我们老年护理工作者的神圣职责。

二、死 亡

(一)死亡的定义

死亡是生命活动不可逆的终止,是人体本质永久性的消失,是机体完整性的破坏和新陈代谢的停止。

(二)死亡的标准

传统的死亡观把心跳和呼吸停止作为判断死亡的唯一标准沿袭了几千年。但随着现代医学的发展和进步,复苏术和器官移植的广泛应用,心跳停止而大脑功能尚保持完整的患者仍可依靠机器来维持生命,甚至治愈。而一旦脑死亡,其生命活动终将停止无法逆转,提示人的生命已经结束。现代医学界提出以"脑死亡"作为判断死亡的标准。

1. 世界第一个脑死亡标准 1966年美国提出脑死亡是临床死亡的标志。在1968年在第22届世界医学大会上,美国哈佛医学院脑死亡定义审查特别委员会提出了"脑功能不可逆性丧失"作为新的死亡标准,并制定了世界上第一个脑死亡诊断标准:①不可逆的深度昏迷;②自发呼吸停止;③脑干反射消失;④脑电波消失(平坦)。

凡符合以上标准,并在24小时或72小时内反复测试,多次检查,结果无变化,即可宣告死亡。但需排除体温过低(<32.2℃)或刚服用过巴比妥类及其他中枢神经系统抑制剂两种情况。

2. 中国脑死亡的诊断标准 脑死亡是包括脑干在内的全脑机能丧失的不可逆转的状态。先决条件包括:昏迷原因明确,排除各种原因的可逆性昏迷。诊断标准:深昏迷,脑干反射全部消失,无自主呼吸。以上必须全部具备。确认试验,脑电图平直,经颅脑多普勒超声呈脑死亡图形,体感诱发电位p14以上波形消失。此三项中必须有一项阳性。脑死亡观察时间:首次确诊后,观察12小时无变化,方可确认为脑死亡。

考点提示:死亡的概念及脑死亡的标准

(三) 死亡过程的分期

死亡是一个逐渐进展、由量变到质变的过程。一般分为三个时期。

1. 濒死期 此期是死亡过程的开始阶段,机体各系统功能严重紊乱,中枢神经系统脑干以上功能处于抑制状态;表现为意识模糊或丧失;各种反射减弱或迟钝;肌张力减退或消失;心跳减弱、血压下降、呼吸微弱或出现潮式及间断呼吸。由于个体状况和死亡原因不同,濒死期所持续的时间也不相同(2天~2周)(图9-6)。

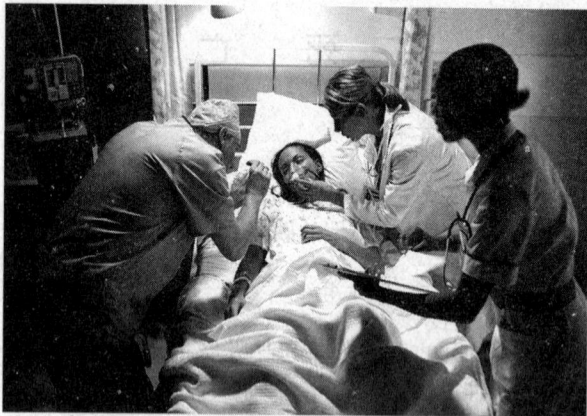

图9-6 濒死期患者的护理

2. 临床死亡期 此期中枢神经系统的抑制过程已由大脑皮质扩散到皮质下部位,延髓处于极度抑制状态。表现为心跳、呼吸完全停止,瞳孔散大,各种反射消失,但各种组织细胞仍有微弱而短暂的代谢活动。此期一般持续5~6min,时间过长,大脑将发生不可逆的变化。

3. 生物学死亡期 此期是死亡过程的最后阶段。整个中枢神经系统及器官的新陈代谢相继停止,并出现不可逆变化,整个机体不可能复活。随着生物学死亡期的进展,相继出现:

(1) 尸冷:是最先出现的尸体现象,死亡后体内产热停止,散热继续,体温逐渐降低称尸冷。大约24小时后,尸温与环境温度相同。

(2) 尸斑:死亡后血液循环停止,血液向身体的最低部位坠积,该处皮肤呈暗红色斑块或条纹称尸斑。死亡后2~4小时出现,12小时后就发生永久性变色,故尸体料理时,应注意仰卧,头下垫枕,以防面部变色。

(3) 尸僵:尸体肌肉僵硬,并使关节固定称为尸僵。发生的机制是死后肌肉中的ATP不断分解而不能再合成,致使肌肉收缩,尸体变硬。先由咬肌、颈肌开始,向下至躯体、上肢和下肢。一般在死后1~3小时开始出现,4~6小时扩展到全身,12~16小时发展到高峰,24小时后尸僵开始减弱,肌肉逐渐变软,称为尸僵缓解。

(4) 尸体腐败:死后机体组织的蛋白质、脂肪和糖类在细菌作用下的过程称为尸体腐败。表现为尸臭、尸绿等,一般在死后24小时先在腹部出现,气温高低可影响尸体腐败出现的时间和快慢。

三、临终患者的护理

(一) 临终患者的生理性变化和护理

1. 生理性变化及临床表现

(1) 肌肉失去张力:表现为大小便失禁,吞咽困难;无法维持良好、舒适的功能体位,肢体软弱无力,不能进行自主躯体活动,脸部外观改变(面肌消瘦,嘴唇、面颊松弛,下颌下垂,眼眶凹陷,双眼半睁半滞)。

(2) 胃肠蠕动减弱:表现为食欲不振、恶心、呕吐、腹胀、脱水、口干。

(3) 循环功能减退:表现为皮肤苍白、湿冷、大量出汗,四肢发肿、发硬,出现斑点,然后向中央发展,脉搏快而弱,不规则甚至测不出,血压逐渐降低甚至测不出,心尖搏动减弱。

(4) 呼吸功能减弱:表现为呼吸频率由快变慢,呼吸深度由深变浅,出现鼻翼扇动、叹息样呼吸、张口呼吸等,由于分泌物在支气管内潴留,出现痰鸣音及鼾声呼吸,最终呼吸停止。

(5) 意识的改变:未侵犯神经系统的疾病,患者直到死亡神志仍可清醒。病变在脑部的疾病,则很早就会出现意识障碍。一般临终前患者的意识状态分为三期:①昏睡,对周围事物无反应,处于睡眠状态,强烈刺激可暂时转醒;②木僵,是一种可以唤醒的无意识状态;③昏迷,是一种唤不醒的无意识状态,意识完全丧失。

（6）感觉、知觉改变：表现为视觉逐渐减退，由视觉模糊只能看清近物，发展到只有光感，最后视力消失，分泌物增多。听觉是最后消失的感觉功能。疼痛是患者临终前最严重的症状，也是最痛苦的。表现为烦躁不安，血压及心率改变，呼吸变快或减慢，瞳孔放大，不寻常的姿势，疼痛面容（五官扭曲、眉头紧锁、眼睛睁大或紧闭、双眼无神、咬牙）。

（7）临近死亡的体征：各种反射逐渐消失，肌力减退、丧失，脉搏快而弱，血压降低，呼吸急促、困难，出现潮式呼吸，皮肤湿冷。通常呼吸先停止，随后心跳停止。

2. 护理措施

（1）止痛：疼痛是癌症患者临终前最严重的症状。疼痛会影响患者的饮食、休息、睡眠，还可使患者沮丧、失望、焦虑，疼痛的控制最为重要。①观察疼痛的性质、部位、程度及持续时间。②协助患者选择减轻疼痛的最有效方法。若患者选择药物止痛，可采用WHO推荐的三步阶梯疗法控制疼痛。注意观察用药后的反应，把握好用药的阶段，选择恰当的剂量和给药方式，达到控制疼痛的目的。③某些非药物控制方法也能取得一定的镇痛效果，如松弛术、音乐疗法、催眠意象疗法、外周神经阻断术、针灸疗法、生物反馈法等。

> **链接**
>
> **WHO推荐控制疼痛的三部阶梯疗法**
>
> 1. 轻度疼痛：选非阿片类止痛药、解热镇痛药、抗炎类药，如阿司匹林、布洛芬等。
>
> 2. 中度疼痛：非阿片类止痛药无效，可选弱阿片类止痛药，如可待因、布桂嗪、曲马朵等。
>
> 3. 重度疼痛：选强阿片类药，如吗啡、哌替啶、美沙酮等。
>
> 4. 辅助用药：疼痛治疗中，常采用联合用药的方法，即加用一些辅助药以减少主药的用量和副作用。常用辅助药有：非甾体消炎药，如阿司匹林类；弱安定类，如艾司唑仑和地西泮等；强安定类，如氯丙嗪和氟哌啶醇等；抗抑郁药，如阿米替林。

（2）环境：保持病室环境安静、整洁、空气新鲜、温湿度适宜，注意患者的保暖，提供给患者舒适、温馨的环境。

（3）促进患者舒适：①维持良好、舒适的体位，定时翻身，更换体位，避免某一部位长期受压，促进血液循环。②加强皮肤护理，以防压疮产生。大小便失禁者，注意会阴、肛门附近皮肤的清洁、干燥，必要时留置导尿；大量出汗时，应及时擦洗干净，勤换衣裤。床单位保持清洁、干燥、平整、无碎屑。③重视口腔护理，晨起、餐后、睡前协助患者漱口，保持口腔清洁卫生；口唇干裂者可涂石蜡油，有溃疡或真菌感染者酌情涂药；口唇干燥者可适量喂水，也可用湿棉签湿润口唇或用湿纱布覆盖。

（4）增进食欲，营养支持：①主动向患者和家属解释恶心、呕吐的原因，以减少焦虑，取得心理支持。②注意食物的色、香、味，少量多餐，以减轻恶心，增进食欲。③给予流质或半流质饮食，便于患者吞咽。必要时采用鼻饲法或完全胃肠外营养（TPN），保证患者营养供给。④加强监测，观察患者电解质指标及营养状况。

（5）促进血液循环：①观察体温、脉搏、呼吸、血压、皮肤色泽和温度。②患者四肢冰冷不适时，应加强保暖，必要时给予热水袋。③注意皮肤清洁、干燥。

（6）改善呼吸功能：①保持室内空气新鲜，定时通风换气。②神志清醒者，采用半卧位，扩大胸腔容量，减少回心血量，改善呼吸困难。昏迷者，采用仰卧位头偏向一侧或侧卧位，防止呼吸道分泌物误入气管引起窒息或肺部并发症。③必要时使用吸引器吸出痰液，保持呼吸道通畅。④视呼吸困难程度给予吸氧，纠正缺氧状态，改善呼吸功能。

（7）减轻感、知觉改变的影响：①适当的照明，避免临终患者视觉模糊产生害怕、恐惧心理，增加安全感。②及时用湿纱布拭去眼部分泌物，如患者眼睑不能闭合，可涂金霉素、红霉素眼膏或覆盖凡士林纱布，以保护角膜，防止角膜干燥发生溃疡或角膜炎。③护理中应避免在患者周围窃窃私语，以免增加患者的焦虑。可采用触摸患者的非语言交流方式，配合柔软温和的语调、清晰的语言交谈，使临终者感到即使在生命的最后时刻，也并不孤独。④护理人员采用同情、安慰、鼓励方法与患者交谈沟通，稳定患者情绪，并适当引导使其注意力转移减轻疼痛。

考点提示：临终患者的生理变化和护理要点

（二）临终患者的心理变化和护理

1. 心理变化　当一个个体接近死亡时，其心理反应是十分复杂的。心理学家罗斯博士（Dr. Elisabeth Kubler-Ross）观察了400位临终患者，提出临终患者通常经历五个心理反应阶段，即否认期、愤怒期、协议期、忧郁期、接受期。

（1）否认期：当患者得知自己病重即将面临死亡，其心理反应是"不，这不会是我"或"不可能"。患者可能会采取复查、转院等方式试图证实诊断是错误的。这些反应是一种防卫机制，否认是为了暂时逃避现实的压力，它可减少不良信息对患者的刺激，这段时间的长短因人而异，大部分患者能很快停止否认，而有些人甚至会持续地否认直至死亡。

（2）愤怒期：当否认无法再持续下去时，患者常表现为生气与愤怒，产生"为什么是我，这不公平"的心理，往往将愤怒的情绪向医护人员、朋友、家属等接近他的人发泄，或对医院的制度、治疗等方面表示不满，以弥补内心的不平。

（3）协议期：患者承认已存在的事实，但祈求奇迹发生。为了延长生命，有些患者许愿或做善事，希望能扭转死亡的命运。此期患者对自己的病情抱有希望，能配合治疗。

（4）忧郁期：当患者发现身体状况日益恶化，协商无法阻止死亡来临，产生很强烈的失落感"好吧，那就是我"，出现悲伤、退缩、情绪低落、沉默、哭泣等反应，要求与亲朋好友见面，希望有他喜爱的人陪伴照顾。

（5）接受期：这是临终的最后阶段。在一切的努力、挣扎之后，患者变得平静，产生"好吧，既然是我，那就去面对吧"的心理，接受即将面临死亡的事实，患者喜欢独处，睡眠时间增加，情感减退，静等死亡的到来。

上述五个心理反应阶段，是因人而异的，有的可以重合，有的可以提前，有的可以推后，也有的可以始终停留在否认期。

2. 护理措施

（1）否认期：①护理人员应具有真诚、忠实的态度，不要揭穿患者的防卫机制，也不要欺骗患者，坦诚温和地回答患者对病情的询问，且注意医护人员对患者病情的言语一致性。②经常陪伴在患者身旁，注意非语言交流，协助患者满足心理方面的需要，让他感到他并没有被抛弃，时刻受到护理人员的关心。③在与患者沟通中，护理人员要注意自己的言行，可主动地表示愿意和患者一起讨论死亡，在交谈中因势利导，循循善诱，使患者逐步面对现实。

（2）愤怒期：①护理人员认真倾听患者的心理感受，并将患者的发怒看成是一种有益健康的正常行为，允许患者以发怒、抱怨、不合作行为来宣泄内心的不快，护士要理解患者发怒是源于害怕和无助，而不是针对护士本身，但应注意预防意外事件的发生。②做好患者家属的工作，给予患者宽容、关爱和理解。

（3）协议期：①处于这一时期的患者对治疗是积极的，因为其抱有希望，试图通过自己的合作，友善的态度改变命运，延长生命。②护理人员应当给予指导和关心，加强护理，尽量满足患者的要求，使患者更好地配合治疗，以减轻痛苦，控制症状。③患者的协议行为可能是私下进行的，护理人员不一定能观察到，在交谈中，应鼓励患者说出内心的感受，尊重患者的信仰，积极引导，减轻压力。

（4）忧郁期：①护理人员应多给予同情和照顾，经常陪伴患者，允许其用不同方式宣泄情感，如忧伤、哭泣等。②给予精神支持，尽量满足患者的合理要

求，安排亲朋好友见面、相聚，并尽量让家属陪伴在身旁。③注意安全，预防患者的自杀倾向。④若患者因心情忧郁忽视个人清洁卫生，护理人员应协助和鼓励患者保持身体的清洁与舒适。

（5）接受期：①尊重患者，不要强迫与其交谈，给予临终患者一个安静、明亮、单独的环境，减少外界干扰。②继续保持对患者的关心、支持，加强生活护理，让其安详、平静地离开人间。

考点提示：临终患者的心理反应和护理要点

四、临终患者家属的护理

（一）临终患者家属的压力

患者的临终过程也是其家属心理应激的过程，也会经历否认期、愤怒期、协议期、忧郁期、接受期的心理反应阶段。临终患者常给家庭带来生理、心理、社会压力。他们在感情上难以接受即将失去亲人的现实，在行动上四处求医以求得奇迹出现，延长亲人的生命。当看到亲人死亡不可避免时，他们的心情十分沉重、苦恼、烦躁不安。临终患者家庭可出现以下改变。

1. 个人需求的推迟或放弃　一人生病，牵动全家，治病的花费会使经济条件改变，平静生活的失衡，精神支柱的倒塌。

2. 家庭中角色与职务的调整与再适应　患者社会角色的减退或失去，使家人要重新调整担当，如长姐如母，慈母兼严父，长兄如父，保持家庭的稳定。

3. 压力增加，社会性互动减少　照料临终患者期间，家属因精神的哀伤，体力、财力的消耗，会感到心力交瘁，可能对患者产生欲其生，有时无望时又欲其死以免连累全家的矛盾心理，这又会导致家属内疚与负罪感。

（二）临终患者家属的护理

护士耐心、关怀的态度和支持性行为，有利于家属面对自己的失落和悲哀过程，使其内心感到平静。

1. 满足家属照顾患者的需要。

2. 鼓励家属表达感情。

3. 指导家属对患者的生活照料。

4. 协助维持家庭的完整性　在医院环境里，安排平时的家庭活动，如共进晚餐、看电视、下棋等，增进患者的心理调适。

5. 满足家属本身的生理需求　帮助安排其陪护期间的生活需要，尽量解决实际困难。

五、善终服务

提供患者符合其文化或宗教信仰所要求的善终服务,如牧师或僧尼的协谈、临终的理念、合适的死亡地点等。医疗人员应先询问患者和家属在患者过世后,希望如何处理遗体,尽量在实际及仪式上全力配合,尊重患者的善终权,对家属也是心灵的慰藉。

尸体护理见《护理学基础》。

第4节 死亡教育

一、死亡教育的定义

《医学伦理学辞典》对于死亡教育做出了明确的定义:死亡教育是就如何认识和对待死亡而对人进行的教育,其主旨是使人们正确地认识和对待死亡。实际上,死亡教育就是帮助人们面对他人和自己的死亡时寻求良好的心理支持,其实质是帮助人们认清生命的本质,让人们接受生命的自然规律。死亡教育的目的并非劝导人们死亡,而是帮助人们活的更好。

二、死亡教育的兴起和发展

死亡教育源于美国,时间是 1928 年,正式兴起是在 20 世纪 50 年代末。学者 Herman Feifel 于 1959 年发表了第一部死亡教育的代表著作《死亡的意义》。1963 年,Robert Fulton 在美国明尼苏达州的大学里首次开设了美国大学的第一门正规死亡教育课程。1970 年,第一次死亡教育的研讨会在哈姆莱恩大学举行,之后死亡教育渐受重视。据统计,1973 年美国已有 600 所大学开设死亡教育课程;发展到 1976 年,除了有 1500 所中小学实施死亡教育课程外,还成立了"死亡教育和咨商协会",这是美国最重要的死亡教育专业组织,也是国际最大的科学的死亡学领域的组织。死亡教育与咨商协会还建立了"死亡教育师"与"悲伤咨商师"等专业执照。

国内开展死亡教育起步较晚,中国台湾地区教育界将死亡教育和生死教育整合,称为"生命教育",港台地区的生命教育近年来取得了显著的成绩。1996 年我国台湾地区设立了"生命教育委员会",并把 2001 年定为"生命教育年",生命教育在台湾开始蓬勃发展。20 世纪末,香港对生命教育也有了极大关注,其生命教育从宗教的角度开展,内容涉及宗教教育、德育、伦理、公民教育等二十几个科目,开办了"宗教与人生——优质生命教育的追寻"等网站,出版了《香港

的生命教育》等专著,取得了一些成果。2002 年香港教育学院公民教育中心明确提出以生命教育整合公民教育及价值教育,并在多所学校推广正规和非正规的教育课程,让学生体会生命的意义,增强抵抗逆境的能力。

在我国死亡是一件很隐晦的事情,年轻人朝气蓬勃,感觉死亡距他们非常遥远,不关心此事;老年人日渐衰退,觉得与死亡很近,有些恐惧,回避不愿谈及,认为常把死亡挂在嘴边是不吉利的。由此我们无意中给死亡穿上了一件神秘的外衣。不仅在日常生活中尽量不对孩子谈及,而且在我国很少或几乎没有学校会开展死亡教育。但是实际上我们有生命就会面对死亡,即使不谈也是无法避免的。将其坚决地拒之于教育的门外是不合理的。在许多孩子的模糊意识里,死亡就是"到很远很远的地方去了",死亡就是"上天堂去了",死亡就是"去另一个世界享福去了"……这些片段式的模糊理解并不能帮助他们理解死亡的含义。而死亡教育对青少年又尤为重要。不对孩子进行死亡教育,并不代表他们已经了解该领域的知识。孩子们通过不正当、不合理的渠道和途径在潜意识里获得的"死亡教育",注定是不全面的、偏激的,甚至是畸形的。针对青少年屡见不鲜的轻视生命、曲解死亡和恐惧死亡的现实,以及老年人在临终时对死亡的极端恐惧,死亡教育的实施有着重要的现实意义。

三、死亡教育的意义

(一) 临终者对死亡教育的需要

在我国人们多没有宗教信仰,也没有科学的死亡观,他们忌讳谈死,或极端恐惧死亡,或者从来没有考虑过什么是死亡。导致患者在临终阶段既有肉体的痛苦,更有精神慰藉的渴求,无法接受死亡,呼唤死亡教育的人本关怀。

(二) 护士对死亡教育的需要

医护人员最常和临终患者直接接触,尤其是宁养机构和临终病房建立,把医护人员推到死亡教育的最前沿,仅做好基础护理,而没有能力面对临终者心理最深层次的需要是绝对不行的。因此,护士有必要接受与临终患者沟通方面的知识和技能的培训。

(三) 中国大众对死亡的态度

促进人们树立正确的人生观、价值观。"不知死,焉知生",死亡教育虽名为谈死亡,实乃谈生。死亡教育会使人们对人生的价值及意义作深刻的检讨,会使人充分体会"置之死地而后生"的境界,从而珍惜生命

的每一天,保护生命,正确面对自己和别人的死亡。

四、对临终老人进行死亡教育的要点

(一)科学地认识死亡

爱因斯坦临终时说过:"死亡是值得庆幸的,没有个体的死亡,就没有物种的繁衍。"人生自古谁无死?

中国人常以儒家乐生哀死、道家苦生乐死、佛家超越生死这三种不同观点来看待生死。人固有一死,死亡是不分贵贱、贫富、老少、男女、种族、宗教、善恶等的。庄子妻死,惠子悼之,庄子却"鼓盆而歌"并答曰"相与为春夏秋冬四时行也",把生死当做四季轮回,春之萌芽、夏之绚烂、秋之静美、冬之肃杀,一视同仁。以平和之心,理性对待,才能做到生如夏花之绚烂,死如秋叶之静美,实现生之美丽、死之尊严。

人们若明白了人之生必然相伴于死,我们每个人从生下来的那一刻开始,便步入了走向死亡的过程,自然规律不可违背。那么,我们在生的过程就应该从观念上去体验死、去沉思死,从对死的叩问而让自我的生命获得长足的发展,建构出一个健康正确的人生观,从而使我们的生活更加有价值。这种方法可称之为"生死相长"。

1. 死亡的存在及我们对死亡的沉思,可以让我们意识到生命的有限性 这就能使我们更加珍惜生命中的每一分每一秒。让生命的每一刻都充满内容,都能够留下不可磨灭的印迹。可见,"死"的存在不是使"生"毫无意义,而是更凸显出"生"的价值。当一个人能够牢牢抓住生活,不浪费人生中的宝贵时光,努力地从事各种创造活动,珍惜生活中的亲情、友情、爱情、人情,尽可能多地品尝人生的滋味,那么,人们就能在死亡来临之际,毫无恐惧、心安理得,并为自己即将永久地安息和为别的生命之诞生做基础而欣喜不已,这就达到了生死两相安的最佳境界了。

2. 死亡的存在使我们能够拥有更健康的人生观 在现实生活中我们常看到许多人埋首于求这求那,总以为拥有的越多越好;在为人处世时,刻薄、吝啬、毫无怜悯心,无所不为。也许他的确成功了,拥有了很多,可是他在这个世界上不爱别人,不帮助别人,当然也就得不到别人的爱和帮助。所以他在现实的生活中非常孤独;而当他面对死亡时,他会因所拥有的一切都将永久的失去而痛苦万分。人之生死之吊诡性就在于:人们生前拥有的少,死时丧失的少,其痛苦也就相对要小;相反生前拥有的越多,死时丧失的越多,按逻辑痛苦就必然会大。对于在人世间一心只知攫取者而言,这一生死的规律实在是太可怕了。

因此,为了避免死时更大的痛苦,我们有必要对自己的人生观做极大的改变。为了生存,我们要去谋生,要去赚钱;但不能以赚钱作为人生的唯一目标,不能以聚财为全部生活中唯一的兴奋点。要明白一个深刻的生死之理:人世间的物质性拥有不是人生的一切,甚至不是人生中最主要的东西;人活着时最重要的除了创造外,就是一个"情"字,是和谐的人际关系,是温馨的亲情和友情。所以,我们在世间生活,要对物质性的东西拿得起放得下,要以与人和谐生活、爱和助人为乐作为人生中最值得追求的东西,并发展为实际的生活准则,这样做的结果,我们既能在生活中得到他人的爱和帮助,也因对死亡的体认获得了做人的正确立场。

3. 死亡的存在还能让我们拥有更好的人生态度 日常生活中很多人与人相处斤斤计较,害怕吃亏,不能宽容大方。如果能超越自我,学会由死观生的方法,心胸便会豁然开朗,意识到:我们生在这个世间时,是一无所有地来;而我们死时离开这个世间,也将赤条条的去。生前的所有,都为暂时而已,又何必执着?在人世间结识的各种人际关系都是缘,是唯一珍贵的,又何必与他人计较。所以,在我们生的过程,稍稍去想想死的问题,生活中的许多事情就都会想得开,各种复杂的关系会处理的更好,自己也就过得开心,何乐而不为呢?这似乎只能建立在对死亡沉思的基础上。

4. 死亡的存在让我们时刻意识到生命的可贵与脆弱 死亡的现实,让我们要珍爱生命,人虽万物之灵,但也非常的脆弱,人的生命只有一次,不仅在有限的时间里充分利用,更要爱惜身体,珍惜生活,更不要采取自杀等一些过激行为;也要尊重别人的生命。

(二)正确地对待死亡

对死亡的畏惧也是人的本能,但正确的生死观应该是:敬畏生命、尊重生命,正确认识死亡。可以从以下方面教育临终患者正确对待死亡。

1. 疾病的折磨是痛苦的,知道自己不久于人世也是痛苦的,从某种意义上讲,不如把死亡看做是对这些痛苦的自然解脱方式。

2. 死亡本身并不痛苦。

3. 死亡是人生发展的必然结果,任何人都不能避免。

4. 既然死亡是人生发展的必然规律,就要顺其自然,不要惋惜,更无需有后顾之忧,亲人自会平安生活,未竟事业也会后继有人。

(三)协助临终老人减轻焦虑、恐惧情绪

美国医学家伊丽莎白·库布勒总结临床发现时认为,多数临终者存在 5 个心理阶段:难以承受事

实;焦躁不安;向医生、亲友、上帝许诺生活;失败后消沉;挣扎后正视死。由此发现人们对死亡还具有一种由无知而引发的恐惧感、焦灼感及生死之间的距离感。在这个过程中,因人而异,经历的时间或长或短,但绝大多数患者需要一根"拐杖"才能走到最后,平静地面对死亡。这根"拐杖"就是他(她)的亲友及医护人员。通过死亡教育,让医务工作者对临终患者进行人性化关怀,而不是见惯不怪,漠视麻木,进而让众生在无可逃避的死亡面前也能感悟到死如秋叶之静美的深邃魅力。对死者这是对其生命的真正尊重;而对于生者,又是一种直观现实的发现,原来生命可以如此完美,死亡并非阴沉和肮脏。从而帮助人们正确地面对自我之死和他人之死,当疾病缠身、死神威胁时能以现实而超脱的态度调动内在生命力接受挑战,抗衡病魔,或情愿安详地接受死亡,走完人生的最后路程。

小 结

临终关怀事业是崇高神圣的事业,是全民的事业,每个人在他(她)必然经历的人生最后一段旅程中,都应得到必要的关怀。临终关怀在我国还在探索和发展阶段,要推行适合我国国情的形式和方法,通过死亡教育,使临终患者树立正确的人生观、死亡观,好好地生,坦然地死。医护人员要掌握死亡的分期、临终患者的生理、心理变化及护理要点,能很好地做到临终关怀,以提高其生命质量,使他们能够舒适、无痛苦、安详、有尊严,为人生画上圆满的句号。人虽然是哭着来到世界的,但愿我们都能笑着离开……

目标检测

A₁ 型题

1. 濒死患者的临床表现是( )
   A. 呼吸停止
   B. 心跳停止
   C. 反射性反应消失
   D. 体温逐渐下降,接近室温
   E. 呼吸衰竭

2. 生物学死亡期的特征是( )
   A. 呼吸停止　　　　B. 心跳停止
   C. 尸斑出现　　　　D. 各种反射消失
   E. 神志不清

3. 尸斑多出现在死亡后( )
   A. 2~8 小时　　　　B. 2~4 小时
   C. 4~6 小时　　　　D. 6~8 小时
   E. 6~10 小时

4. 尸体腐败主要是由于何种原因造成的( )
   A. 腐败细菌的作用导致机体组织的分解
   B. 新陈代谢障碍,组织氧化还原作用
   C. 血液循环障碍导致组织缺血缺氧
   D. 脑细胞坏死
   E. 糖原氧化分解作用

5. 对濒死期循环衰竭临床表现的描述,错误的是( )
   A. 皮肤苍白　　　　B. 心音低而无力
   C. 四肢冰冷　　　　D. 脉搏呈洪脉
   E. 血压下降

6. 目前医学界逐渐开始以哪项作为死亡的判断标准( )
   A. 呼吸停止
   B. 心跳停止
   C. 各种反射消失
   D. 脑死亡
   E. 瞳孔散大,对光反射消失

7. 临终患者最早出现的心理反应期是( )
   A. 否认期　　　　B. 愤怒期
   C. 协议期　　　　D. 忧郁期
   E. 接受期

8. 尸斑一般出现在尸体的哪个部位( )
   A. 头部　　　　B. 腹部
   C. 胸部　　　　D. 足部
   E. 最低部

9. 濒死期患者最后消失的感觉是( )
   A. 视觉　　　　B. 听觉
   C. 味觉　　　　D. 嗅觉
   E. 触觉

10. 对濒死期患者的心理护理下列哪项不妥( )
    A. 理解患者的心理需求
    B. 对患者攻击行为应无声地接受
    C. 尽量满足患者的意愿
    D. 对患者否认期的言行应好心矫正
    E. 语言亲切,照顾要周到

11. 对死者家属的护理不包括( )
    A. 说明患者的病情及抢救过程
    B. 对患者遗物的整理与移交
    C. 态度真诚,表情同情、理解
    D. 有条件者,做好对死者家属的随访
    E. 尸体护理时,请家属在旁以便安慰

12. 濒死患者肌肉张力丧失的表现是( )
    A. 吞咽困难　　　　B. 食欲不振
    C. 皮肤苍白　　　　D. 张口呼吸
    E. 视觉减退

13. 临床死亡期的特征是( )
    A. 循环衰竭　　　　B. 心跳停止
    C. 肌张力丧失　　　　D. 神志不清
    E. 呼吸衰竭

14. 临终患者心理反应否认期可有( )
    A. 患者忧郁、悲哀、关心亲人生活
    B. 极度疲劳、表情淡漠、嗜睡
    C. 患者心情不好对工作人员发脾气
    D. 患者不承认自己的病情,认为"不可能"

E. 患者配合治疗,想尽一切办法延长自己的寿命

A₂ 型题

15. 患者,男,50 岁。患尿毒症,目前神志不清,肌张力消失,心音低钝,脉搏细弱,血压下降,呼吸呈间歇呼吸,请问患者属于(　　)

A. 濒死期　　　　B. 临床死亡期

C. 生理学死亡期　　D. 生物学死亡期

E. 脑死亡期

16. 患者,男,54 岁。患肺癌广泛转移,病情日趋恶化,患者心情不好,对医务人员工作不满,常对其陪伴亲属发脾气。你认为该患者的心理反应处于(　　)

A. 忧郁期　　　　B. 愤怒期

C. 协议期　　　　D. 否认期

E. 接受期

17. 患者,女,75 岁。肝癌晚期,肺转移住院,不定时的疼痛,胸腔有积水,呼吸困难,患者极度痛苦,这种情况下我们给患者临终关怀护理理念应该是(　　)

A. 对症治疗,减轻疼痛及呼吸困难等不适

B. 进行化疗控制癌细胞,以延长生命

C. 限制止痛药,以免引起不良反应

D. 限制家属探视,以免影响患者休息

E. 以上都不是

(秦勤爱)

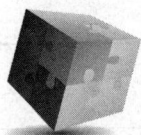

老年护理教学大纲

一、课程性质与任务

老年护理是研究老年人健康问题,为老年人提供预防、保健、护理服务,使老年人减少疾病、延长寿命、提高生命质量的一门科学。

老年人是社区人群的主体,其人群特征是慢性病发病率高、活动能力日趋衰退,生活自理能力下降或不能自理。我国即将进入老龄化发展高峰期,老年人口总数居世界第一,老年护理人员严重短缺,供求矛盾十分突出,而一些发达国家早已拥有老年专科护士,也就是护士持有普通护士资格证的基础上又考有老年护理资格证,与此相比,我国老年护理发展滞后,专业老年护士几乎没有。中专卫生学校老年护理课程开设也比较晚,教材编写难易程度把握不够,课时相对少,尤其实践课时偏少,学生学习兴趣不足,本教材主要是针对中职护理教育特点,编写内容浅显易懂,紧密结合临床,实用性强,以培养应用型、技能型老年护理人才,来满足社会的需求。

本课程主要任务是通过教学,使学生掌握老年期的特殊生理、心理特点及老年人的主要健康问题;能够以老年人健康为中心,对老年疾病起到初步预防保健作用,对老年常见病进行有效的护理,维护和促进老年人的健康状态,提高老年人的生活生命质量。

二、课程教学目标

1. 知识培养目标
(1) 了解老年护理发展过程及老年护理的特点。
(2) 熟悉老年保健的原则、基本任务及策略。
(3) 理解老年人精神心理特点。
(4) 掌握老年人健康评估的方法及内容。
(5) 熟悉老年人日常生活护理知识。
(6) 熟悉老年人常见疾病基本护理知识。
(7) 掌握老年人安全用药的相关知识。
(8) 熟悉老年人临终关怀相关知识。
2. 技能培养目标
(1) 能对老年人常见健康问题进行护理评估。
(2) 能应用所学保健知识、策略对老年人实施健康保健,同时提高老年人自我保健意识、促进其自我保健行为。
(3) 能应用相关知识和工具对老年人日常生活能力进行评估。
(4) 能应用相关知识对老年人及其家属用药进行正确指导。
(5) 能对老年人心理健康问题进行分析识别并给予初步护理。
(6) 能对老年人常见疾病进行基本护理。
(7) 能对临终老年人心理生理进行评估,并给予临终关怀。
3. 职业素质培养目标
(1) 能与老年人进行良好的沟通。
(2) 能够对老年人给予理解、尊重,表现出应有的爱心、耐心及关心。
(3) 能够树立预防、保健的卫生观,具有慎独精神,具备良好的职业素养及全心全意为老年人服务的工作态度。

三、课时分配

本课程开设54学时,其中理论40学时,实践、实训14学时。

教学内容及学时分配表

序号	基本内容	学时数		
		理论	实践	合计
1	老年护理概述	2		2
2	老年人健康保健	2		2
3	老年人健康评估	2	2	4
4	老年人心理卫生及心理护理	8	2	10
5	老年人日常生活护理	6	4	10
6	老年人安全用药护理	4	2	6
7	老年人常见健康问题及护理	2		2
8	老年人常见疾病护理	10	4	14
9	老年人临终关怀	4		4
	合计	40	14	54

四、教学内容及要求

教学内容	记忆	理解	应用	教学内容	记忆	理解	应用
第1章　老年护理概述				二、体格检查			✓
一、老化与人口老龄化				三、功能状态的评估			✓
(一)老化和人口老龄化的概念	✓			第2节　老年人心理评估			
(二)人的寿命与老年人的年龄划分标准	✓			一、老年人人格的评估			✓
(三)老龄化社会的划分标准	✓			二、认知状态的评估			✓
(四)人口老化趋势和特点		✓		三、情绪与情感评估			✓
(五)中国人口老龄化面临的社会问题		✓		第3节　老年人社会评估			
二、老年护理的概念及范畴				一、角色功能的评估			✓
(一)老年护理概念		✓		二、家庭评估			✓
(二)老年护理的研究范畴		✓		三、环境评估			✓
三、老年护理的发展				第4节　老年人健康评估的注意事项			
(一)国外老年护理的发展		✓		一、评估时常见的问题	✓		
(二)中国老年护理的发展		✓		二、健康评估的注意事项			✓
四、老年护理的特点		✓		第5节　老年人生活质量综合评估			
五、老年护理人员应具备的职业素质				一、老年人生活质量的评估内容			✓
(一)良好的职业道德		✓		二、老年人生活质量的测评工具			✓
(二)具备老年护理执业标准			✓	第4章　老年人心理卫生及心理护理			
六、老年护理的目标及新世纪养老模式				第1节　老年人心理特点及影响因素			
(一)老年护理的目标	✓			一、老年人的心理特点		✓	
(二)养老模式		✓		二、老年人心理变化的影响因素		✓	
第2章　老年人健康保健				第2节　老年人常见心理问题及护理			
第一节　老年保健的概念及重点人群				一、老年人常见的心理问题		✓	
一、老年保健的概念	✓			二、老年人常见的心理护理诊断和护理措施			✓
二、老年保健的新理念		✓		第3节　老年焦虑症患者的护理			
三、老年保健的重点人群	✓			一、概述	✓		
第2节　老年保健的原则、任务和策略				二、护理评估			✓
一、老年保健的原则	✓			三、护理诊断			✓
二、老年保健的基本任务		✓		四、护理措施			✓
三、中国特色的老年保健策略			✓	五、健康指导			✓
第3节　老年保健的自我意识及行为促进				第4节　老年抑郁症患者的护理			
一、老年人自我保健的概述	✓			一、概述	✓		
二、老年人自我保健的基本环节	✓			二、护理评估			✓
三、培养提高自我保健意识和能力		✓		三、护理诊断			✓
四、老年人保健的行为促进		✓		四、护理措施			✓
五、养老方式介绍			✓	五、健康指导			✓
第3章　老年人健康评估				第5节　老年离退休综合征患者的护理			
第1节　老年人躯体评估				一、概述	✓		
一、健康史的采集			✓	二、护理评估			✓

教学内容	记忆	理解	应用	教学内容	记忆	理解	应用
三、护理诊断			√	三、评估结果的意义		√	
四、护理措施			√	第2节 老年人常见安全问题及护理			
五、健康指导			√	一、老年人常见安全问题的原因	√		
第6节 阿尔茨海默病患者的护理				二、老年人常见安全问题的预防及护理		√	
一、概述	√			三、社区安全保护		√	
二、护理评估			√	第3节 老年人饮食与健康护理			
三、护理诊断			√	一、衰老与营养		√	
四、护理措施			√	二、老年人的营养特点	√		
五、健康指导			√	三、老年人的饮食原则	√		
第7节 老年疑病性神经症患者的护理				四、老年人进餐的护理			√
一、概述	√			第4节 老年人排泄护理			
二、护理评估			√	一、排尿护理			√
三、护理诊断			√	二、排便护理			√
四、护理措施			√	第5节 老年人休息与活动的护理			
五、健康指导			√	一、休息		√	
第8节 空巢综合征患者的护理				二、活动		√	
一、概述	√			第6节 老年人清洁与舒适的护理			
二、护理评估			√	一、老年人皮肤的特点	√		
三、护理诊断			√	二、老年人皮肤清洁与护理		√	
四、护理措施			√	三、老年人着装与卫生			√
五、健康指导			√	第7节 老年人性生活护理			
第9节 高楼住宅综合征患者的护理				一、老年人的性需求		√	
一、概述	√			二、老年人性生活现状		√	
二、护理评估			√	三、性生活影响因素		√	
三、护理诊断			√	四、老年人性生活的评估		√	
四、护理措施			√	五、老年性生活护理与保健			√
五、健康指导			√	第8节 沟通与交流			
第10节 农村留守老人的护理				一、沟通与交流的概念	√		
一、农村留守老人的主要心理和社会问题		√		二、与老年人沟通的特点	√		
二、对农村留守老人的干预措施			√	三、与老人有效沟通的方法			√
第11节 受虐老人的护理				第6章 老年人安全用药护理			
一、概述	√			第1节 老年人用药特点			
二、护理评估			√	一、老年人药物代谢动力学特点		√	
三、干预措施			√	二、老年人药物效应动力学特点		√	
第12节 失独老人的护理				三、老年人发生药物不良反应的特点		√	
一、概述	√			四、老年人服药依从性差		√	
二、对失独老人的干预措施			√	第2节 老年人用药原则			
第5章 老年人日常生活护理				一、选药原则	√		
第1节 老年人日常生活功能状态评估				二、用药原则	√		
一、对老年人进行功能状态评估的内容及注意事项	√			第3节 老年人用药护理			
二、常用的功能状态评估工具			√	一、护理评估			√

续表

教学内容	教学要求			教学内容	教学要求		
	记忆	理解	应用		记忆	理解	应用
二、安全用药的护理		√		一、概述	√		
第7章　老年人常见健康问题及护理				二、护理评估			√
第1节　老年人跌倒的预防和护理				三、主要护理诊断及合作性问题			√
一、护理评估			√	四、护理措施			√
二、护理诊断			√	五、健康指导			√
三、跌倒的预防措施			√	第5节　老年尿路感染患者的护理			
四、跌倒后的处理			√	一、概述	√		
五、健康指导			√	二、护理评估			√
第2节　疼痛的护理				三、主要护理诊断及合作性问题			√
一、老年人疼痛的特点		√		四、护理措施			√
二、疼痛的评估			√	五、健康指导			√
三、护理诊断			√	第6节　老年前列腺增生患者的护理			
四、护理措施			√	一、概述	√		
五、健康指导			√	二、护理评估			√
第3节　老年视听障碍护理				三、护理诊断及医护合作问题			√
一、视觉障碍的护理			√	四、护理措施			√
二、听力障碍的护理			√	五、健康指导			√
第8章　老年人常见疾病的护理				第7节　老年糖尿病患者的护理			
第1节　老年人各系统老化改变				一、概述	√		
一、呼吸系统的老化	√			二、护理评估			√
二、循环系统的老化	√			三、护理诊断及医护合作问题			√
三、消化系统的老化改变	√			四、护理措施			√
四、泌尿系统的老化	√			五、健康指导			√
五、生殖系统的老化	√			第8节　老年肥胖症患者的护理			
六、内分泌系统的老化	√			一、概述	√		
七、神经系统的老化	√			二、护理评估			√
八、感官系统的老化	√			三、护理诊断			√
第2节　老年慢性阻塞性肺部疾病患者的护理				四、护理措施			√
一、概述	√			五、健康指导			√
二、护理评估			√	第9节　帕金森患者的护理			
三、主要护理诊断及合作性问题			√	一、概述	√		
四、护理措施			√	二、护理评估			√
五、健康指导			√	三、护理诊断及医护合作问题			√
第3节　老年高血压患者的护理				四、护理措施			√
一、概述	√			五、健康指导			√
二、护理评估			√	第10节　老年脑梗死患者的护理			
三、主要护理诊断及合作性问题			√	一、概述	√		
四、护理措施			√	二、护理评估			√
五、健康指导			√	三、护理诊断及医护合作问题			√
第4节　老年冠心病患者的护理				四、护理措施			√

续表

教学内容	记忆	理解	应用	教学内容	记忆	理解	应用
五、健康指导			√	一、临终关怀的理念		√	
第 11 节　老年骨质疏松症患者的护理				二、临终关怀的目的		√	
一、概述	√			三、临终关怀与安乐死的区别		√	
二、护理评估			√	四、临终关怀的主要内容	√		
三、护理诊断及医护合作问题			√	五、临终关怀的组织形式	√		
四、护理措施			√	六、临终关怀医院的特点		√	
五、健康指导			√	七、临终关怀的基本原则	√		
第 12 节　老年颈椎病患者的护理				第 3 节　临终患者和家属的护理			
一、概述	√			一、临终的概念	√		
二、护理评估			√	二、死亡	√		
三、护理诊断及医护合作问题			√	三、临终患者的护理			√
四、护理措施			√	四、临终患者家属的护理			√
五、健康指导			√	五、善终服务			√
第 9 章　临终关怀				第 4 节　死亡教育			
第 1 节　临终关怀的发展				一、死亡教育的定义	√		
一、临终关怀的概念	√			二、死亡教育的兴起和发展		√	
二、临终关怀的兴起和发展		√		三、死亡教育的意义		√	
三、我国临终关怀的发展现状		√		四、对临终老人进行死亡教育的要点	√		
第 2 节　临终关怀的内涵							

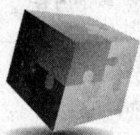

目标检测参考答案

第1章

1. D 2. C 3. C 4. A 5. C

第2章

1. C 2. E 3. A

第3章

1. E 2. B 3. D 4. A 5. D 6. B 7. E 8. D 9. A 10. E 11. A

第4章

1. D 2. C 3. A 4. E 5. D 6. D 7. D 8. E 9. D 10. C 11. C 12. A 13. A 14. B 15. C

第5章

1. E 2. A 3. C 4. B 5. A 6. B 7. A 8. B 9. C 10. E 11. C 12. E 13. A 14. C 15. E 16. C
17. B 18. A 19. E 20. D

第6章

1. A 2. A 3. A 4. C 5. E 6. E 7. A 8. B 9. C 10. A 11. A 12. E

第7章

1. C 2. E 3. E 4. A 5. D 6. C

第8章

1. E 2. C 3. C 4. B 5. D 6. D 7. D 8. D 9. B 10. D 11. D 12. D 13. E 14. D 15. D 16. A
17. C 18. B 19. B 20. E 21. C 22. E 23. C

第9章

1. E 2. C 3. B 4. A 5. D 6. D 7. A 8. E 9. B 10. D 11. E 12. A 13. B 14. D 15. A 16. B
17. A

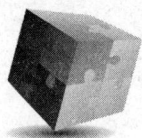

参考文献

蔡晋 . 2007. 内科护理 . 北京 : 科学出版社

化前珍 . 2006. 老年护理学 . 第 2 版 . 北京 : 人民卫生出版社

黄金 . 2009. 老年护理学 . 北京 : 高等教育出版社

李丽华 . 2008. 心理与精神护理 . 第 2 版 . 北京 : 人民卫生出版社

申丽静 . 2011. 老年护理学 . 郑州 : 郑州大学出版社

王海平 , 陈静 . 2010. 护士执业资格考试指南 . 北京 : 科学出版社

王海霞 . 2008. 老年护理学 . 上海 : 同济大学出版社

吴丽文 , 史俊萍 . 2012. 老年护理 . 第 3 版 . 北京 : 科学出版社

吴丽文 , 史学敏 . 2007. 老年护理 . 第 2 版 . 北京 : 科学出版社

夏晓萍 . 2004. 老年护理学 . 北京 : 人民卫生出版社

张小燕 . 2009. 老年护理 . 第 2 版 . 北京 : 人民卫生出版社

张蕴 . 2007. 老年护理学 . 北京 : 清华大学出版社